HAUTKRANKHEITEN UND SYPHILIS IM SÄUGLINGS= UND KINDESALTER

EIN ATLAS

HERAUSGEGEBEN VON

PROF. DR. H. FINKELSTEIN
BERLIN

PROF. DR. E. GALEWSKY
DRESDEN

PRIV.-DOZ. DR. L. HALBERSTAEDTER
BERLIN

ZWEITE
VERMEHRTE UND VERBESSERTE AUFLAGE

MIT 137 FARBIGEN ABBILDUNGEN AUF 64 TAFELN
NACH MOULAGEN VON F. KOLBOW, A. TEMPELHOFF
M. LANDSBERG UND A. KRÖNER

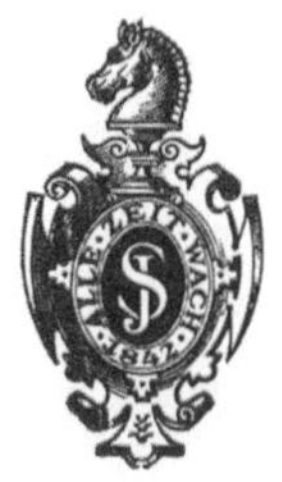

SPRINGER-VERLAG BERLIN HEIDELBERG GMBH 1924

ISBN 978-3-662-32082-2   ISBN 978-3-662-32909-2 (eBook)
DOI 10.1007/978-3-662-32909-2

IHREN LEHRERN

GEHEIMEM MEDIZINAL-RAT PROFESSOR
Dr. O. L. HEUBNER
UND
WEILAND GEHEIMEM MEDIZINAL-RAT PROFESSOR
Dr. ALBERT NEISSER

IN DANKBARKEIT
GEWIDMET

Vorwort zur ersten Auflage.

Die Erscheinungsformen der Hautkrankheiten und der Syphilis im Kindesalter bieten mancherlei Abweichungen von den Bildern, wie wir sie beim Erwachsenen gewöhnlich sehen. In den Lehrbüchern und Atlanten der Hautkrankheiten haben diese Besonderheiten bisher nicht genügend Berücksichtigung gefunden. Diese Lücke will der vorliegende Atlas, der aus gemeinschaftlicher Arbeit von Haut- und Kinderärzten hervorgegangen ist, ausfüllen.

Die Moulagen sind mit zwei Ausnahmen, die von Geh.-Rat Neißer aus der Breslauer Hautklinik zur Verfügung gestellt wurden, durchweg nach eigenen Fällen angefertigt worden und stammen aus den Sammlungen von Finkelstein und Galewsky.

Wir haben dem Atlas einen zusammenhängenden Text beigegeben, weil vorläufig nicht alle in Betracht kommenden Erscheinungsformen im Bild wiedergegeben werden konnten und um dem Besitzer des Atlasses einen kurzen Überblick über das ganze Gebiet zu geben.

Die Abbildungen waren bereits zu Beginn des Krieges fertig, konnten aber wegen technischer Schwierigkeiten bisher nicht erscheinen. Aus diesem Grunde bitten wir auch einige weniger gut gelungene Bilder zu entschuldigen.

Berlin, August 1921.

Finkelstein. Galewsky. Halberstaedter.

Vorwort zur zweiten Auflage.

Die erste Auflage war innerhalb weniger Monate vergriffen. Trotzdem die
Neubearbeitung sofort in Angriff genommen wurde, war infolge größerer Schwierigkeiten die Drucklegung erst jetzt möglich geworden. Der Text hat einige Änderungen
und Ergänzungen erfahren; vierzehn neue Abbildungen sind hinzugekommen, die
uns zum Teil von Herrn Geheimrat Jadassohn überlassen wurden.

Berlin, April 1924.

Finkelstein. Galewsky. Halberstaedter.

Inhaltsverzeichnis.

                    Inhaltsverzeichnis.

Die akuten Erytheme.

Unter einem Erythem versteht man eine auf Hyperämie beruhende pathologische Rötung der Haut; es soll offen gelassen werden, inwieweit der Begriff der Entzündung hierbei in Betracht kommt. Die Hyperämie entsteht durch eine Erweiterung der Hautgefäße, die entweder rein vasomotorisch, z. B. beim Erythema pudoris, hervorgerufen ist, oder die Reaktion der Gefäßwände auf irgend ein schädigendes Agens darstellt — Trauma, Bakterieninvasion von außen oder hämatogen, chemische oder physikalische Einwirkungen, Toxinwirkung. Diese Ursachen bewirken eine mehr oder weniger weitgehende örtliche Zellschädigung. Mit der Erweiterung der Gefäße geht ein geringerer oder stärkerer Austritt von seröser Flüssigkeit und von Formelementen in das Gewebe der Haut einher. Je nach den verschiedenen Graden dieser Reaktionen und der Art der Verteilung — punktförmig, fleckförmig, flächenhaft, serpiginös — sowie nach gewissen Lokalisationen ergeben sich bestimmte klinischsymptomatisch ähnliche Bilder, die trotzdem verschiedene Ursachen haben können.

Außer den wohlbekannten akuten infektiösen Erythemen — Masern, Scharlach, Röteln usw. — gibt es im Kindesalter noch sehr zahlreiche Erytheme auf toxischer oder infektiöser Grundlage, die manches Eigentümliche haben und wegen ihrer differentialdiagnostischen Beziehungen zu den eben genannten Erkrankungen Beachtung erfordern. Zwecks Auseinanderhaltung der verschiedenen, z. T. ätiologisch noch undurchsichtigen Zustände ist auf der einen Seite die scharfe Auffassung der feineren dermatologischen Kennzeichen und Eigenschaften erforderlich, auf der anderen Seite bedarf es der sorgfältigen Erwägung aller übrigen Symptome und des Verlaufes, um Irrtümer auszuschließen.

Für **Scharlach** (Taf. 1) ist bezeichnend das Entstehen aus gleichartigen, kleinsten, hellroten bzw. scharlachroten, punktförmigen bis höchstens stecknadelkopfgroßen, anfänglich distinkten, auf Glasdruck verschwindenden Stippchen, die erst später durch die eintretende dichte Aussaat konfluieren, so daß die einzelnen Efflorescenzen nur noch schwer erkannt werden können. Das Gesicht zeigt meist nur diffuse Röte, das Kinn, die Nase und die Mundgegend bleiben immer frei und blaß. Dazu kommt das charakteristische Enanthem (die Angina, die Himbeerzunge), das Fieber, die spätere Desquamation. Differentialdiagnostisch kommen in Frage: Röteln und vierte Krankheit, gewisse Serumexantheme, sowie toxische und infektiöse Exantheme (s. unten). Bei Miliaria (Taf. 38) besteht kein Fieber, außerdem sind von ihr meist junge Kinder befallen. Scarlatiniforme Arzneiexantheme (Aspirin, Jodoform, Antipyrin, Atropin, Quecksilber, Salvarsan) sind entweder mehr papulös, oder zeigen ein diffuses Exanthem ohne erkennbare kleinste Flecken, oder sie sind polymorpher und, wie z. B. das Aspirinerythem, von stärkerem Ödem begleitet. Dies alles gilt auch für gewisse, besonders häufig bei Säuglingen auftretende, meist von grippeartigen Erkrankungen, Sepsis oder Gastrointestinalstörungen abhängigen Erythemen.

Masern (Taf. 2, Abb. 3) sind charakterisiert durch das typische Exanthem, das aus einzelnen lebhaft roten bzw. bläulich- oder gelblich-roten, unter Glasdruck

abblassenden, stecknadelkopf- bis pfenniggoßen, z. T. konfluierenden, gezackt oder
unregelmäßig begrenzten, flachen bis leicht erhabenen Efflorescenzen besteht. Auch
das ganze Gesicht einschließlich der Kinn-, Mund- und Nasenregion ist befallen;
außerdem sind bezeichnend: das intensive Enanthem, die Koplickschen Flecke, die
Schleimhautkatarrhe (Conjunctivitis, Rhinitis), das kritische Sinken des Fiebers
nach beendeter Eruption. Namentlich die letzte Eigenschaft unterscheidet die Masern
von vielen, im Verlauf fieberhafter Zustände auftretenden masernähnlichen Exanthemen anderer z. T. unbekannter Genese, die ohne Beziehung zum Fieberverlauf
auftreten oder erst nach der Entfieberung herauskommen. In Frage kommen
zuweilen noch: kleinmaculöse Syphilide, Arzneiexantheme (Antipyrin), gewisse
Serumexantheme.

Röteln befallen gleich Masern und im Gegensatz zu Scharlach das ganze Gesicht,
die Efflorescenzen konfluieren aber nicht. Sie sind meist masernartig, bei kleinen
Flecken kann ein scharlachähnliches Bild entstehen. Sehr wichtig ist die schon in
der Prodromalzeit nachweisbare Anschwellung der Cervical- und Occipitaldrüsen
(**Theodor**sches Prodromalzeichen), namentlich auch die Schwellung der Drüsen
auf dem Process. mastoideus (**Klaat**sche Drüsen).

Vierte Krankheit ist eine durch lange Inkubationszeit ausgezeichnete infektiöse
Erkrankung mit scharlachähnlichem Hautausschlag, durch die Geringfügigkeit der
Allgemeinerscheinungen den Röteln ähnlich (Rubeolae scarlatinosae). Umgebung
des Mundes und das Kinn sind im Gegensatz zum Scharlach befallen. Die Trennung
von leichtestem Scharlach ist wohl nur bei bestehender Epidemie mit Sicherheit
möglich.

Erythema infectiosum (Taf. 4, Abb. 6) ist eine gehäuft auftretende, direkt anscheinend nur sehr wenig infektiöse Erkrankung mit meist mäßigem, selten höherem,
nur wenige Tage dauerndem Fieber, sehr geringfügigen Allgemein- und Schleimhauterscheinungen (Angina catarrhalis usw.). Beginn nach kurzen Prodromen mit rundlichen Flecken oder Quaddeln im Gesicht, die bald zu größeren, gedunsenen Partien
konfluieren, die Gesichtsmitte ganz oder nahezu freilassend, so daß ein auffallender
Kontrast zu den blauroten Backen entsteht. Hierauf erst erscheinen Efflorescenzen
an den Extremitäten, namentlich den Streckseiten, den Nates, Schultern, Hüften
in Form kleiner erhabener Flecke oder Scheiben, die zu größeren Flächen zusammenfließen und bogenförmige, polycyclische, ringförmige, girlanden- und netzartige
Zeichnungen bilden. Charakteristisch ist der überaus schnelle Wechsel des Bildes.
Der Stamm wird erst zuletzt befallen oder bleibt dauernd frei. Nach etwa einwöchiger,
selten längerer Dauer ist die Krankheit abgelaufen. Bei jungen Kindern unter drei
Jahren soll die Krankheit oft ein masernähnliches Aussehen haben; jedenfalls be-
gegnet man bei ihnen ähnlichen Exanthemen nicht selten, ohne daß eine einheitliche
Ätiologie sicher ist.

Das Erythema exsudativum multiforme.
(Taf. 5, Abb. 9.)

Unter „Erythema exsudativum multiforme" (Hebra) verstehen wir eine Dermatose noch unbekannter Ätiologie, die gehäuft, insbesondere im Herbst und Frühling auftritt und ihrer ganzen Art nach eine nahe Verwandtschaft zur Polyarthritis
rheumatica zeigt. Bei meist wenig gestörtem Allgemeinbefinden und geringen, nur
ausnahmsweise höheren Temperatursteigerungen, oft begleitet von Gelenk- und
Gliederschmerzen — namentlich an Knie und Ellenbogen — erscheinen zuerst an
Hand- und Fußrücken, dann am Unterarm und Unterschenkel linsengroße, erhabene,
lebhaft hell- bis ziegel-, bis dunkelrote Flecke, die allmählich größer werden. Im
Verlauf von 24—36 Stunden sinken die Flecke in der Mitte ein, nehmen daselbst

einen eigenartigen, bläulichen Farbenton an, während der Rand seine hellrote Farbe behält und die Neigung hat, sich konzentrisch auszubreiten. Allmählich entstehen immer mehr derartige Flecke, die mehr oder weniger kreisförmig oder annulär sind und Blasen tragen können (Erythema annulare, E. iris, E. vesiculosum). Treten an der Peripherie Bläschen auf, so nennt man die Affektion auch Herpes iris, finden sich Blutaustritte in den Blasen, so handelt es sich um die hämorrhagische Form dieser Erkrankung, die fast immer eine schwerere Abart darstellt. Es besteht also ein außerordentlich großer Polymorphismus dieser Krankheit.

Die Eruption ist von starkem Brennen und Jucken begleitet, häufig auch von einer ausgesprochenen Hyperästhesie der befallenen Partien. Die Efflorescenzen sind fast stets symmetrisch angeordnet, Hand- und Fußrücken bilden ihren typischen Sitz, zuweilen finden sie sich auch an anderen Stellen der Extremitäten, meist auf den Streckseiten, gelegentlich werden auch Rumpf und Gesicht, speziell die Ohrgegend befallen. In seltenen Fällen gehen die Flecke auf die Schleimhaut über (Lippen, Wangen, Tonsillen, Epiglottis, Vulva). Es werden auch Conjunctivitiden beschrieben, in Form von kleinen grauweißen oder gelblichen Flecken, die leicht erhaben sind und zuweilen auf die Cornea übergreifen. Zuweilen kommt es zu Erscheinungen an den inneren Organen: Hämaturie, Darmblutungen, Endokarditis. Bei schwereren inneren Erkrankungen besteht jedoch immer der Verdacht, daß es sich nicht um das eigentliche E. multiforme handelt, sondern um ein symptomatisches toxisches Erythem (s. unten).

Die Erkrankung steigt innerhalb von 24 Stunden bis zur Höhe an und verläuft bei Kindern gewöhnlich gutartig, der Ausschlag blaßt allmählich unter Hinterlassung von bräunlich-bläulichen Pigmentflecken ab und in 2—6 Wochen ist die Heilung eingetreten; vereinzelt kommen aber auch Fälle vor, in denen das Leiden schwerer verläuft, indem die Blasen den ganzen Körper bedecken und hohes, remittierendes Fieber sechs Wochen und länger andauert.

Das Er. exs. kommt gehäuft in bestimmten Jahreszeiten, insbesondere Herbst und Frühling vor, so daß man infolgedessen an eine infektiöse, fast epidemische Natur der Erkrankung denken muß. Einzelne Autoren glauben an klimatische Einflüsse, andere an die Entstehung durch Autointoxikation vom Darm aus. Vielfach ist ein Zusammenhang mit infektiösen Katarrhen der oberen Luft- und Speisewege (Angina usw.) nachweisbar, wie denn überhaupt eine sehr enge Beziehung zu den rheumatischen Erkrankungen besteht.

Differentialdiagnostisch kommen in Frage: Purpura, die polymorphen toxischen Erytheme, die Arzneiexantheme und bei der papulösen Form wohl auch Syphilis, bei der bullösen Form Pemphigus, bei der Herpes iris genannten Abart der Herpes tonsurans vesiculosus. Am leichtesten ist die Verwechslung mit den toxischen Erythemen, doch wird auch hier die Diagnose bald feststehen, wenn man den Sitz, den Verlauf und die Begleiterscheinungen berücksichtigt. Gerade die schweren Nebenerscheinungen (Endokarditis, septische Erscheinungen) werden fälschlicherweise oft dem Erythema exsudativum zugeschrieben, während es sich um toxische Erytheme handelt.

Die Prognose ist bei Kindern im allgemeinen günstig, schwere Fälle sind bei ihnen selten.

Therapie. Wenn irgend angängig, sind die Kinder im Bett zu halten. Im Hinblick auf die Möglichkeit einer Autointoxikation vom Darm als Ursache des Erythems kann ein Laxans gegeben und eine „Darmdesinfektion" angestrebt werden (z. B. durch Ichthyol 2,0, Natr. salicyl. 5,0, Aqua ad 100,0 2—3 mal täglich einen Kaffeelöffel) oder man gibt mit Rücksicht auf die rheumatoide Natur des Leidens Antirheumatica, wie Aspirin, Salipyrin usw.; auch Jodkali ist mit Erfolg angewendet worden. In schweren Fällen ist ein Versuch mit Chinin oder Acid. arsenic. empfehlenswert. Die äußere Behandlung besteht in lauen Bädern, eventuell mit Zusatz von Kamille, Kleie usw. und in der Anwendung spirituöser Abtupfungen ($^1/_4\,^0/_0$ Thymol-, $^1/_2\,^0/_0$ Carbol- und Mentholspiritus mit $10\,^0/_0$ Glycerinzusatz) und in Kühlsalben (Eucerin. anhydr., Aq. Plumbi āā oder Adip. lanae anhydr., 5,0 Vas. flav. am., Liq. aluminii acetici āā 10,0), um die juckenden und brennenden Beschwerden zu lindern. Auch Ichthyolsalben und Ichthyol. purum (als Pinselung mit nachfolgender Einpuderung) werden mit Erfolg verwendet. Ebenso können feuchte Verbände, kalte Umschläge und Puder gut wirken.

Erythema nodosum.
(Taf. 6, Abb. 10.)

Das Erythema nodosum steht dem Erythema exsudativum in mancher Hinsicht nahe. Gleich jenem tritt es zuweilen gehäuft auf und zeigt hinsichtlich der Begleiterscheinungen und der Verbindung mit Anginen und anderen Erkrankungen der oberen Luftwege ebenfalls gewisse Beziehungen zum Gelenkrheumatismus. Unter ziemlich starkem prodromalem Unbehagen, Frösteln, Temperaturerhöhungen, Schmerzen in den Gelenken und Gliedern entstehen in den tieferen Schichten des Unterhautzellgewebes und Fettgewebes derbe, teigige Knoten, die sich blaurötlich verfärben, auf Druck schmerzhaft sind, bei leichter Erhabenheit sich derb anfühlen und bis zu Hühnereigröße wachsen können (Erythema contusiforme). Sie finden sich hauptsächlich am Unterschenkel und Fußrücken und gehen gelegentlich auch auf den Rumpf und die Vorderarme über. Die Knoten, deren Größe und Zahl verschieden ist, blassen nach einiger Zeit, im allgemeinen innerhalb von 2—3 Wochen ab und hinterlassen eine braune Verfärbung, wie wir es bei allen Blutaustritten sehen. Recht häufig tritt die Eruption ziemlich akut nach längeren, fieberhaften Prodromen ein und nach ihrem Erscheinen kommt es, wie nach einer Krisis zu schneller Heilung. In schwereren Fällen können sich die Knoten durch neue Nachschübe vermehren und dadurch die Krankheit mehrere Monate unterhalten. Die Temperatur schwankt zwischen 38 und 41⁰, steigt in leichteren Fällen nur bis 38⁰, fällt allmählich ab, um jeden neuen Schub durch Anstieg wieder anzukündigen. In schweren Fällen können neben den rheumatoiden Schmerzen und Schwellungen auch Komplikationen an den Nieren, Pleuren, Gehirnhäuten, dem Endokard und Perikard auftreten. Auch Schleimhautknoten und Ulcera an den Genitalen sind beobachtet worden.

Die Erkrankung kommt bei Säuglingen kaum vor, häufiger wird sie erst nach dem dritten Lebensjahr, vornehmlich bei Mädchen. Sie befällt mit Vorliebe das jugendliche Alter und tritt hauptsächlich im Frühling und Herbst auf.

Die Ursachen dieser offenbar infektiösen Erkrankung kennen wir nicht; Familienepidemien sind in der Schweiz beobachtet worden, ebenso einzelne Fälle von Übertragung von Kind auf Kind und manchmal das Vorkommen in der Rekonvaleszenz nach Scharlach und Masern. Viele Autoren vertreten die Anschauung, daß das E. nodosum in Beziehung zu Tuberkulose stehe. In der Tat zeigt ein hoher Prozentsatz der Kranken tuberkulöse Erscheinungen oder zum mindesten positive Cutan- oder Intracutanreaktion. Doch gibt es sicher auch pirquetnegative Fälle.

Die Diagnose ist wegen der Eigenartigkeit der teigigen Knoten unter Berücksichtigung der Lokalisation und der Nebenerscheinungen im allgemeinen leicht. Differentialdiagnostisch kommen eigentlich nur das Erythema induratum (Bazin), gummöse Erkrankungen und varicöse Phlebitis in Frage, ferner eventuell Kontusionen und tuberöse Arzneiexantheme (Jod, Brom).

Die Prognose ist im ganzen gut, indessen schließt sich bei einzelnen Kranken eine Miliartuberkulose an.

Die Behandlung besteht in Bettruhe und erhöhter Lagerung der unteren Extremitäten, in leichter Diät und in Abführmitteln, oder in der inneren Darreichung von Salicylpräparaten und Ichthyol (bzw. kombiniert). Lokal wirken gut lauwarme Bäder 1—2 mal am Tage, feuchte Verbände oder Zinkleim oder Ichthyolkollodium zum Schutze der Knoten; die rheumatoiden und Gelenkschmerzen werden mit Wärme und Salicylpräparaten behandelt.

Toxische und autotoxische Erytheme.

Sehr verbreitet sind im Kindesalter und ganz besonders im Säuglingsalter autotoxische, durch die Gegenwart körperfremder Stoffe chemischer oder bakterieller Natur hervorgerufene Erytheme. Sie sind ausgezeichnet durch ihren großen Polymorphismus, ihre Flüchtigkeit und Wandelbarkeit. Es gibt masern-, scharlach-, Erythema exsudativum-artige Ausschläge, die letzten bevorzugen im Gegensatz zum E. exsudativum mehr Kopf und Rumpf und sind bald fleckartig, bald diffus über den ganzen Körper verbreitet. Große Ähnlichkeit besteht auch oft mit dem Exanthem des typischen Erythema infectiosum. Diese Exantheme entstehen entweder autotoxisch vom Darm aus, oft infolge von Obstipation oder infolge von Genuß nicht einwandfreier Nahrungsmittel (schlechtes Fleisch, Wurst) und beim Vorhandensein von Eingeweidewürmern und Stoffwechselanomalien. Am häufigsten, besonders im Säuglingsalter, ist der Zusammenhang mit infektiösen Erkrankungen: Angina, Pneumonie, Typhus, Diphtherie, Grippe usw. (s. auch unter septischen Exanthemen). Bereits beim Neugeborenen sind die toxischen Erytheme häufig als Ausdruck des intrauterinen Überganges körperfremder Substanzen von der Mutter auf das Kind zu beobachten. Bei jungen Säuglingen kommt auch besonders oft ein gutartiges, kleinfleckiges masern- und gleichzeitig urticariaähnliches, flüchtiges Exanthem vor, das Erythema toxicum neonatorum (Leiner). Masern- und E. exsudativumähnliche Exantheme sieht man ferner nicht so selten im Anschluß an die Impfung (Taf. 7, Abb. 14, 15).

Häufig ist namentlich bei kleinen Kindern mit dem Erythem ein flüchtiges, bald mäßiges, bald hochgradiges Ödem verbunden, das bald kleine Bezirke, bald ganze Glieder- und Körperhälften befällt. Bei jungen Säuglingen überwiegen die septischen Ödeme dieser Art, bei älteren Säuglingen und Kindern sieht man dagegen häufiger die auf gutartiger Grundlage — heilbarer infektiöser Darmstörung — entstandenen Formen. Zuweilen wird das Ödem auch hämorrhagisch (Taf. 10, Abb. 25).

Serumexantheme. Diese bestbekannte Form, gleichzeitig ein Prototyp für die Entstehungsweise der toxischen Erytheme sind die im Anschluß an die Injektion von artfremdem Serum auftretenden Serumexantheme, die eine hervorragende praktische Bedeutung seit Einführung der spezifischen Diphtheriebehandlung gewonnen haben. Nach der gegenwärtigen Auffassung ruft die Injektion des artfremden Serums die Bildung von Antikörpern hervor, die, wenn in genügender Menge vorhanden, mit dem zirkulierenden fremden Eiweiß in Reaktion treten. Als Symptom dieser Reaktion erscheint die „Serumkrankheit", gekennzeichnet durch Fieber, allgemeine Drüsenschwellung und Exanthem, das sehr häufig mit Ödem verbunden ist. In vielen Fällen kommen auch Gelenkschmerzen und Gelenkschwellungen vor. Die Dauer der Erkrankung erstreckt sich gewöhnlich nur über wenige Tage. Der Verlauf wird um so langwieriger und quälender, je größer die injizierte Serummenge war; aus diesem Grunde sieht man schwerere Formen besonders nach Injektion von größeren Mengen Antistreptocokkenserum.

Im typischen Fall tritt die Serumkrankheit bzw. das Serumexanthem am 8. bis 12. Tage nach der Injektion auf, und zwar pflegen die Hauterscheinungen von der Umgebung der Injektionsstelle ihren Ausgang zu nehmen. Die häufigste Erscheinungsform ist die einer diffusen, stark juckenden Urticaria, deren Efflorescenzen bis zu größeren Infiltraten anwachsen können. Es gibt aber auch Ausschläge, welche masern-, scharlach-, E. multiforme- und E. infectiosumähnlich sind (Taf. 4, Abb. 7).

Die scharlachartigen Formen sind vom echten Scharlach nur durch den typischen Termin der Eruption und durch das Fehlen des Rachenerythems zu unterscheiden. Wird 2—8 Wochen nach der erstmaligen eine zweite Seruminjektion vorgenommen, so kann es innerhalb von 24 Stunden zu einem Erythem an der Einstichstelle und im Anschluß daran zum Ausbruch eines Serumexanthems kommen („sofortige Reaktion"). Bekanntlich besteht bei der Reinjektion auch die Gefahr des Kollapses infolge „anaphylaktischen Schocks". Häufig tritt 4—6 Tage später ein erneuter Urticariaausbruch ein. Bei späterer Injektion wird die Inkubationszeit bis zum Ausbruch des Exanthems auf 4—6 Tage verkürzt („beschleunigte Reaktion"). Selten reagieren auch erstmalig Injizierte sofort.

Zur Verhütung der Serumkrankheit hat man die Darreichung von Kalksalzen vom Zeitpunkt der Injektion an empfohlen (Sol. calcii lactici oder Sol. calcii chlorati sicc. 10 : 200, 3 mal täglich 10—15 g). Kollapse bei Reinjektionen, die übrigens fast nur bei intravenöser Applikation zu befürchten sind, vermeidet man am sichersten durch subcutane Injektion einer anderen, als der vorher verwandten Serumart (Diphtherieserum vom Rind anstatt vom Pferd). Da die Serummenge eine Rolle spielt, sollen möglichst hochwertige Sera benutzt werden, damit die injizierte Menge möglichst klein ist.

Therapie: Wie bei Erythema exsudativum bzw. Urticaria, insbesondere Kochsalzinfusionen.

Purpura.
(Taf. 9, Abb. 20.)

Als Purpura bezeichnet man multiple Blutungen in der Haut, die bald in größerer, bald in kleinerer Zahl erscheinen und je nach der Lage des Falles Petechien, Ekchymosen oder Suffusionen darstellen. Oftmals gesellen sich zu den Hautblutungen noch Blutungen in den äußeren oder inneren Schleimhäuten oder in beiden zugleich, und gelegentlich kommt es zu beträchtlichen Blutverlusten nach außen (Nasen-, Mundschleimhaut-, Magendarmblutungen, Hämaturie usw.).

Eine bestimmte Gruppe dieser Blutungen ist gekennzeichnet durch den bedeutenden Umfang der Blutaustritte bei geringer oder wenigstens nicht allzu großer Zahl der Blutungsorte. Die Ekchymosen und Suffusionen herrschen vor, die Petechien spielen nur eine Nebenrolle. Blutungen in und aus den Schleimhäuten sind häufig ausgiebig und schwer stillbar. Diese Gruppe wird kurz auch als „Typus Werlhof" bezeichnet. Der Besonderheit der hämorrhagischen Erscheinungen entspricht eine besondere Beschaffenheit des Blutes. Bei normaler Gerinnungszeit ist die Blutungszeit aus einer vorhandenen Wunde (Nadelstich) stark verlängert, vor allem ist die Zahl der Blutplättchen erheblich, zu mindesten unter 30 000 vermindert (Thrombopenie, thrombopenische Purpura). Der eigentliche Morbus maculosus Werlhofii (essentielle Thrombopenie) beruht auf einer konstitutionellen Anlage, die von einem gewissen Zeitpunkt an sich in Blutungen geltend macht, in manchen Fällen kontinuierlich, in anderen schubweise intermittierend. Durch die Größe der Blutverluste oder durch den Übergang in aplastische Anämie kann sie tödlich werden. Neben dem eigentlichen Werlhof gibt es auch einen symptomatischen, der sich akut im Verlaufe von Blutkrankheiten (schwere Anämien, Leukämie) und Infektionen (besonders Sepsis und Diphtherie) entwickelt.

Wesentlich verschieden ist die zweite Gruppe der Purpuraerkrankungen. Hier sind die Blutungen kleiner, petechial oder wenig größer, Schleimhautblutungen sind seltener und geringen Ausmaßes, Blutungszeit und Gerinnungszeit sind normal, die Zahl der Blutplättchen ist etwas vermehrt. Auch hier gibt es symptomatische Formen, die sich im Verlaufe von Allgemeininfektionen (epidemischer Meningitis, Sepsis, Masern, Tuberkulose u. a.) ausbilden und idiopathische Formen (Schönlein-

Henochsche Gruppe), deren Ursachen unbekannt sind, mit denen des Erythema exsudativum verwandt sein dürften und für „anaphylactoid" oder infektiös erklärt werden. Der Verlauf pflegt chronisch-intermittierend zu sein. Je nach der Art der Efflorescenzen und etwaigen Begleitsymptomen unterscheidet man eine Purpura simplex, eine Purpura urticans erythematosa, eine Purpura mit Ödemen, eine Purpura mit Gelenkerscheinungen (Peliosis rheumatica), eine Purpura mit Albuminurie oder hämorrhagischer Nephritis und eine Purpura abdominalis mit Darmblutungen und Koliken (Henochsche Purpura). In vielen Fällen zeigt sich ein orthostatischer Typus der Blutungen, d. h. eine Lokalisation der Petechien an den abhängigen Teilen, vornehmlich also an den Beinen. Alle diese Formen sind gutartig; namentlich die Purpura simplex dauert nur kurze Zeit. Aber auch die chronisch intermittierenden Fälle heilen schließlich ab. Im Gegensatz dazu steht die seltene, hyperakute, tödliche Purpura fulminans.

Zur Behandlung der Purpura ist in jedem Falle Bettruhe ratsam. Zur Vermeidung orthostatischer Blutungen bei zu frühem Aufstehen dienen Bindeneinwicklung der Beine. Die Kost sei lactovegetabil. Gegen Gelenkschmerzen werden Salicylpräparate verordnet. Im übrigen ist ein Einschreiten nur bei gehäuften größeren Suffusionen und bei Blutungen nach außen nötig. Verordnet pflegen hier zu werden: Kalkpräparate per os (Calc. chlorat., lacticum oder acetic. 4—6 bzw. 8—12 g in 10%iger Lösung täglich), sterilisierte Gelatine (Mercksches Präparat) subcutan und Gelatinelimonaden als Getränk. (Bei hämorrhagischer Nephritis können Gelatineinjektionen zu Anurie führen, bei einfacher Hämaturie sind sie nicht bedenklich.) Auch Seruminjektionen und intravenöse Einspritzung von 3—5 ccm einer 10%igen Kochsalzlösung können versucht werden. Örtlich kommt Bestreuung bzw. Tamponade mit Koagulen und Clauden in Frage. Bei den Darmblutungen der abdominalen Form wird ein Einfluß von Atropininjektionen (0,3—0,5 mg) berichtet.

Beim Typus Werlhof versprechen nur solche Maßnahmen Erfolg, die eine Vermehrung der Blutplättchenzahl bewirken. In leichten Fällen scheint dieses zuweilen durch eine Arsenkur unterstützt werden zu können; in schweren sieht man von Injektion oder Transfusion von menschlichem Blut nicht selten eine entschiedene Besserung. Neuerdings werden auffallende Besserungen nach Milzexstirpation berichtet, bei Röntgenbestrahlung der Milz ist dagegen der Erfolg sehr zweifelhaft.

Hämorrhagische Erscheinungen bei der Möller-Barlowschen Krankheit.

(Taf. 10, Abb. 21—24.)

Ähnliche Hauthämorrhagien (Petechien, Suffusionen und Hämatome) wie bei Morbus maculosus finden sich auch bei der Möller-Barlowschen Krankheit — dem „kindlichen Skorbut". In dem Alter, in dem diese Krankheit zumeist auftritt (2. bis 4. Halbjahr) ist Purpura selten, so daß von vornherein Blutungen bei diesen jungen Kindern zuerst an Barlow denken lassen müssen. Entscheidend ist dann der Befund von Knochenschmerzhaftigkeit, häufig mit Schwellungen und Auftreibungen an den Diaphysenenden, die sich des öfteren bis weit über den Schaft hin ausdehnen, besonders an den Tibien (subperiostale Hämatome). In vielen Fällen ist auch Hämaturie, oft allerdings nur mikroskopisch nachweisbar, vorhanden und zur Diagnose verwertbar.

Ganz besonders kennzeichnend ist für die Barlowsche Krankheit die Gingivitis, die sich allerdings erst bei Kindern mit Zähnen oder wenigstens im Beginne der Zahnung stehenden Kindern findet. In voller Ausbildung erscheint sie als schwammige, durch Blutaustritte blaurot bis schwarzrot verfärbte Schwellung um die vorhandenen Zähne (Taf. 10, Abb. 24). In fortgeschrittenen Stadien ist eine starke hämorrhagische

Infarzierung bemerkbar (Taf. 9, Abb. 23), Geschwürsbildung fehlt dabei. Weniger augenfällig, aber für die Frühdiagnose wichtig, sind die Zahnfleischerscheinungen im Beginn, die von wenig geübten Augen erfahrungsgemäß oft übersehen werden. Sie stellen sich in Form einer geringfügigen Schwellung und gelbrötlichen bis blaurötlichen Verfärbung dar, in der Blutungen noch fehlen (Taf. 9, Abb. 22). Über weitere klinische Verhältnisse sei auf die Lehrbücher der Kinderheilkunde verwiesen.

Die Behandlung knüpft an die Erfahrungstatsache an, daß die Krankheit bei fehlerhafter Ernährung, insbesondere bei Ernährung mit Konserven, sterilisierter Milch, einseitiger Mehlkost und ähnlichem zur Ausbildung gelangt. Es ist also zuerst eine vernünftige, gemischte Diät mit frischen Gemüsen, Fruchtsäften, Obst anzuordnen und eine möglichst frische, ganz kurz erhitzte, bei sicherer Tuberkulosefreiheit auch rohe Milch zu verabreichen. Milch, die älter als zwölf Stunden ist, ist zur Barlowbehandlung nicht verwendbar. Eine äußere Behandlung ist, abgesehen von resorptionsbefördernden Umschlägen, nicht erforderlich.

Septische Exantheme.
(Taf. 6, Abb. 11 u. 12.)

Eine häufige Ursache von Exanthemen, im Säuglingsalter wohl die wichtigste, ist die septische Infektion. Die in ihrem Verlauf vorkommenden Exantheme sind außerordentlich mannigfaltig und umfassen Formen, die allen den verschiedenen, oben beschriebenen Erythemen und hämorrhagischen Exanthemen gleichen können. Den direkten Anstoß zur Bildung des Exanthems geben teils toxische Schädigungen, teils lokale Ansiedlung der im Blut zirkulierenden Sepsiserreger in den Hautcapillaren (Pyämide). In vielen Fällen gehen beide Ursachen Hand in Hand.

Es kommen vor: Erytheme von scharlach- und masernähnlichem Aussehen, solche, die dem Erythema infectiosum gleichen, ohne dessen typische Lokalisation zu besitzen, ferner einfache diffuse Erytheme, ohne und solche mit ödematösen Anschwellungen der Haut und des Unterhautgewebes, manchmal sehr ausgedehnter Natur, bald mehr stabil, bald flüchtiger, urticariaartig. Sehr häufig sind hämorrhagische Ausschläge, von Petechien an bis zu den größten Suffusionen. Die embolischen Prozesse erscheinen teils als Blutungen, teils als Quaddeln oder als Quaddeln mit Bläschen oder Blasen, teils als abszedierende Knoten, teils als Erytheme, die oft in der Mitte nekrotisch werden.

Als bakterielle Erreger kommen in erster Reihe Staphylocokken und Streptocokken in Betracht, ferner Pyocyaneus, Diphtheriebacillen, Typhusbacillen oder noch unbekannte Erreger, wie z. B. der des Typhus exanthematicus.

Hautdiphtherie.
(Taf. 2, Abb. 2.)

Die Hautdiphtherie entsteht durch Übertragung des Diphtheriebacillus auf intertriginöse, ekzematöse oder aus irgendwelchen Gründen der Epidermis beraubten Haut. Entweder erscheinen die wunden Stellen mit einem zarten, schleierartigen Häutchen überzogen, oder es bilden sich oberflächliche, unregelmäßig begrenzte Geschwüre, die konfluieren können. Der Geschwürsgrund ist mit einem typischen, membranösen, grauen oder grauweißen Belag bedeckt, der fest haftet. Die Umgebung ist häufig ödematös und entzündlich infiltriert, der Rand mitunter leicht unterminiert. Manche Fälle können gangrän- oder selbst nomaähnlich aussehen. In den Membranen ist der Diphtheriebacillus stets nachzuweisen. Bei eintretender Besserung reinigen sich die Stellen verhältnismäßig schnell und heilen bald ab. Die Erkrankung findet sich hauptsächlich an den Stellen, die zu Intertrigo und Ekzem neigen, also vor allen Dingen in der Genital- und Analgegend. Bei Neugeborenen ist zuweilen der Nabel befallen. Diese Diphtherie der Nabelwunde erscheint als derbes oder hartes Infiltrat, das auf der Höhe einen mit Membranen bedeckten Hautdefekt trägt. Das Infiltrat kann unter Umständen handtellergroß werden. Eine Nasen- oder Rachendiphtherie kann dabei vorhanden sein (sekundäre Hautdiphtherie) oder fehlen (primäre Hautdiphtherie).

Der Verlauf der Hautdiphtherie hängt vom Allgemeinzustand und vom Verlauf einer etwa vorhandenen Diphtherie der Luftwege oder des Rachens ab. Auch bei reiner primärer Hautdiphtherie kommt es bisweilen zu Temperatursteigerungen, Schwellungen der regionären Drüsen und postdiphtherischen Lähmungen. Schwerere Fälle können letal enden, teils durch die Diphtherie selbst, teils durch das Eintreten sekundärer Sepsis; im allgemeinen aber ist die Erkrankung gutartig.

Bei der Behandlung steht die Seruminjektion in erster Reihe. Die äußere Therapie besteht in: Reinigen mit Wasserstoffsuperoxyd, Bepinseln mit 2—5$^0/_0$iger Arg. nitr.-Lösung oder verdünnter Jodtinktur, darüber Jodoform, Xeroform, Airolpuder. Besonders gelobt wird Flavizidsalbe.

Varicellen.
(Taf. 3, Abb. 5.)

Die Varicellen beginnen nach rund zweiwöchiger Inkubation unter Fieber mit einer Aussaat roseolaartiger, bald papelförmig erhabener, bis linsengroßer Efflorescenzen, die zuerst am Kopf und im Gesicht, später am Körper auftreten. Bald erscheinen auf ihnen Bläschen, die entweder die ganze Efflorescenz einnehmen, oder noch einen Teil der Papel freilassen. Der Inhalt ist zunächst klar, später wird er eitrig. In der Folge kommt es zur Eindellung der Bläschen. Nach 1—2 Tagen beginnt die Eintrocknung und Bildung eines Schorfes, der nach 2—3 Wochen abfällt und nur an einzelnen Stellen eine kreisrunde Narbe zurückläßt. Bezeichnend ist die gleichzeitige Gegenwart von Efflorescenzen verschiedener Größe („sternkartenartig") und verschiedenen Entwicklungszustandes. Die Zahl der Efflorescenzen schwankt in weiten Grenzen. In seltenen Fällen ist sie sehr groß und es kann unter hohem Fieber durch Konfluenz zur Ausbildung beetartiger Herde kommen. Auf diese Weise entsteht ein variolaähnliches Bild.

Auch die Schleimhäute werden befallen, insbesondere die des Mundes, seltener die Conjunctiven.

An Stellen, wo zwei Hautflächen aneinanderliegen, können bei mangelnder Sauberkeit aus den Blasen Geschwüre entstehen, so namentlich an der Vulva. Auch bei kachektischen Kindern wird der Ausschlag oft ulcerös. Zuweilen erfolgt sogar der Übergang in Ecthyma gangraenosum. Die Möglichkeit eitriger und septischer Sekundärinfektionen örtlicher und allgemeiner Art liegt vor.

Diagnose. In schwereren Fällen ist die Unterscheidung von der Variolois manchmal nicht leicht. Sie ergibt sich aus dem Fehlen von Prodromen, der Gegenwart von Efflorescenzen verschiedener Art und verschiedenen Alters. Der mitunter ähnlich aussehende Strophulus juckt, macht länger dauernde Schübe und kehrt immer wieder.

Prognose. Die Prognose ist bei kräftigen Kindern gut, bei schwächlichen und kachektischen durch die Möglichkeit der Entwicklung von Komplikationen schlechter.

Prophylaktisch hat sich in Kinderanstalten die Verimpfung des Blaseninhaltes bewährt. Wenn die Impfung angeht, was aber nicht immer der Fall ist, wird der Allgemeinausbruch verhindert.

Behandlung. Vor Verhütung örtlicher Komplikationen schützt Sauberkeit. Im übrigen genügt Einpudern. Geschwürige Stellen werden mit geeigneten Salben versorgt.

Vaccine.
(Taf. 7, 8 u. 9, Abb. 13—19.)

In dem bekannten Bilde der Vaccine unterscheidet man die Impfpapel, die etwa vom 5. Tage ab sich in das porzellanähnliche Impfbläschen verwandelt, das auf gerötetem Hofe (Aula) steht. In den nächsten Tagen nimmt das Bläschen an Umfang zu, dellt sich und entleert beim Anstechen helle Lymphe. Am Ende der ersten Woche wird dagegen ihr Inhalt eitrig, während gleichzeitig um die Impfstelle eine stärkere und umfangreichere Rötung und Schwellung (Area) erscheint. Am 9.—10. Tage ist der Höhepunkt erreicht; dann beginnt die Rückbildung; die Pusteln trocknen ein, verschorfen und der Schorf fällt in der dritten bis vierten Woche unter Hinterlassung einer Narbe ab.

Abweichungen von dem gewöhnlichen Verlaufe sind gegeben durch die Bildung scharf ausgeschlagener Geschwüre an Stelle des Schorfes (bei Kachektischen und wohl auch bei Feuchthaltung der Impfstellen), ferner durch das gleichzeitig mit der Hauptpustel erfolgende Aufschießen einer wechselnd großen Zahl von „Nebenpocken" (Taf. 7, Abb. 13). Zuweilen erscheinen auch gegen Ende der ersten und Beginn der zweiten Woche Vaccineexantheme, die bald masernartig, bald urticaria-, scharlach-, Erythema exsudativum-artig aussehen und auch noch andere Gestalt annehmen können (Taf. 7, Abb. 14, 15). In seltenen Fällen hat das Exanthem das Aussehen von Vaccinepusteln bzw. es gleicht dem Exanthem der Variolois. Da es sich hier um eine Generalisierung der Impfkrankheit handelt, spricht man von Vaccine generalisata.

Eine ausgedehnte Verbreitung der Vaccine kann auch durch äußere Verimpfung stattfinden, am ehesten dann, wenn die Vaccine auf ein ekzemkrankes Kind übertragen wird und durch Verschmieren auf die der Oberhaut beraubten Flächen gelangt (Eczema vaccinatum [Taf. 8, Abb. 18], vgl. auch unter Ekzem). Während die generalisierte Vaccine gutartig ist, pflegt diese Form eine schwere, hochfieberhafte, oftmals tödliche Erkrankung darzustellen.

Aphthen.
(Stomatitis aphthosa.)
(Taf. 50, Abb. 103.)

Aphthen sind weiße oder leicht gelbliche, rundliche, leicht erhabene, hyperämisch umrandete, etwa linsengroße, zuweilen zu größeren Gebilden zusammenfließende Plaques, hauptsächlich im vorderen Teile der Mundhöhle, auf der inneren Lippenschleimhaut, auf der Zunge und den weiblichen Genitalien. Sie sind der Ausdruck einer fibrinösen Exsudation zwischen die oberen Schichten des Epithels.

Die Aphthen entstehen akut unter Fieber, örtlichen Beschwerden, Fötor, also nach Art einer infektiösen Erkrankung. Tatsächlich handelt es sich, wie schon die Übertragbarkeit auf andere Kinder lehrt, um eine solche von allerdings noch unbekannter Ursache. Bei kräftigen Kindern ist die Prognose gut, bei schwächlichen oder bereits vorher kranken liegt die Gefahr der Möglichkeit ernsterer Ernährungsstörungen, Lungenentzündungen und örtlicher septischer oder eitriger Komplikationen vor.

Differentialdiagnostisch kommen besonders Munddiphtherie (größere, unregelmäßiger gestaltete Plaques, Bacillennachweis), Stomatitis herpetica (gruppiertes Auftreten, anfänglich Bläschen), syphilitische Kondylome (meist fieberlos, spärlichere Zahl, andere Zeichen von Syphilis) in Frage. Auch die Impetigo contagiosa kann aphthenähnliche Erscheinungen auf der Schleimhaut (insbesonders der Vulva) hervorrufen.

Bei der Behandlung genügen Spülungen oder Bespritzungen mit milden lauen Flüssigkeiten [Kamillen-, Malven- oder Salbeiabkochungen oder leicht antiseptischen Lösungen (übermangansaures Kali, $2^0/_0$iges Borwasser, $3^0/_0$iges Wasserstoffsuperoxyd)]. Ätzungen mit Carbol oder Argentum, Pinselungen mit Myrrhentinktur sind zu widerraten. Besondere Sorgfalt ist der durch die Schmerzen erschwerten Ernährung zuzuwenden. Pinselungen mit $1^0/_0$iger Novocain-, $3^0/_0$iger Eucain. lactic., $10^0/_0$iger Anästhesinlösung oder Einstäubungen von Anästhesin, Propäsin oder Orthoform (mit 1—2 Teilen Sacch. lactis), Zergehenlassen eines Anästhesinbonbons vor der Mahlzeit erleichtern die Nahrungszufuhr.

Soor.
(Taf. 50, Abb. 105.)

Der Soor des Mundes wird hervorgerufen durch Ansiedlung des Soorpilzes, dessen Mycelfäden und runde Gonidien jederzeit im Abstrich nachweisbar sind und so die Diagnose sichern. Die Pilzrasen stellen sich als kleine oder größere, oft zu dicken, zusammenhängenden Membranen konfluierende, weißliche oder durch Blutungen bräunlich verfärbte Auflagerungen dar, die ziemlich fest auf der Schleimhaut haften. Zunge und Wangenschleimhaut ist der Lieblingssitz, doch können auch andere Stellen befallen werden; in schweren Fällen ist die ganze Mundhöhle ausgekleidet und auch der Rachen und die Speiseröhre können befallen werden.

Auch auf der äußeren Haut kann der Soorpilz Erscheinungen machen, namentlich am Unterleib in der näheren und weiteren Umgebung des Afters und der Genitalöffnungen. Hier finden sich zuweilen serös-eitrige oder eitrige Bläschen auf gerötetem Grund, in denen der Pilz nachweisbar ist.

Der Soor ist ein ziemlich harmloser Nosoparasit, und seine Ansiedlung zeigt immer an, daß eine Krankheit besteht, die die Mundschleimhaut für seine Ansiedlung geeignet macht, während er auf einer normalen Schleimhaut nicht Fuß faßt. Bei Säuglingen genügen schon sehr geringfügige Ernährungsstörungen, um sein Haften zu ermöglichen; deshalb findet er sich hier besonders häufig. Bei älteren Kindern kommt er nur bei schwereren Grundkrankheiten vor.

Eine richtige Prophylaxe des Säuglingssoors ist die Unterlassung der Mundwaschung, die das Epithel schädigt und damit die Ansiedlungsbedingungen schafft. Auch wenn bereits Soor vorhanden ist, muß bei der Behandlung jeder Versuch der mechanischen Entfernung verboten werden. Die Hauptaufgabe ist die Behebung der primären Erkrankung oder Ernährungsstörung; ist sie erfüllbar, schwindet auch der Soor. Allenfalls kann durch Saugen an mit $20^0/_0$igem Boraxglycerin befeuchteten, mit Mull umhüllten Watteschnullern die Selbstreinigung der Mundhöhle beschleunigt werden.

Urticaria.
(Taf. 10, Abb. 25.)

Als Urticaria bezeichnet man das akut einsetzende Auftreten von stark juckenden Nesseln oder Quaddeln. Die Quaddel entsteht durch ein örtliches Ödem, das die Zellen der Epidermis und Cutis, eventuell des subcutanen Bindegewebes auseinanderdrängt. Später wandern weiße Blutkörperchen und Mastzellen aus. Der Quaddelbildung geht meist eine plötzlich einsetzende circumscripte kongestive Hyperämie voraus, die während der Quaddelbildung noch verharren oder bald verschwinden kann, und die häufig weit über den Bezirk der Quaddelbildung hinausgeht. Die einzelne Quaddel ist außerordentlich flüchtig, kann aber auch längere Zeit bestehen bleiben. Während die einzelne Quaddel in kurzer Zeit wieder verschwindet, treten an anderen Stellen neue auf, so daß die Urticaria selbst trotz der Flüchtigkeit der Einzelefflorescenz längere Zeit bestehen kann. Die Ursache kann von außen (Brennnesseln,

Insekten, Raupenhaare usw.) oder von innen kommen (Arzneimittel, autotoxische Substanzen, bestimmte Nahrungsmittel, gegen die eine Überempfindlichkeit besteht usw.). Auch rein physikalische Einwirkungen (Hitze, Kälte, Druck, Reibung usw.) können Urticariaquaddeln auslösen, besonders wenn sie einen Menschen treffen, der zur Zeit an Urticaria aus irgend einem Grunde leidet. Hierher gehört auch die sog. Urticaria factitia (= Dermographismus), die bei Urticariapatienten häufig auszulösen ist, oder auch als Stigma hysteriae bestehen kann und vielfach bei verschiedenen Erkrankungen des Nervensystems beobachtet wird.

Je nach der Farbe unterscheidet man eine U. rubra und eine U. porcellanea. Mitunter sind die Quaddeln von Bläschen gekrönt (U. vesiculosa), die bisweilen zu Blasen von ansehnlicher Größe anwachsen (U. bullosa). In diese Quaddeln können Blutaustritte stattfinden, so daß eine hämorrhagische Form der Urticaria entsteht (Taf. 10, Abb. 25). Die Urticariaefflorescenzen können von vornherein oder durch die Art der Ausbreitung und durch Konfluenz verschiedenartige Bilder geben (beetartig, strichförmig, striemenartig und annulär, figuriert usw.). Die Quaddeln können innerhalb weniger Stunden auftreten und verschwinden und die Krankheit kann mit einer solchen kurzen Eruption erledigt sein; sie kann sich aber auch durch hartnäckige Wiederkehr neuer Schübe lange hinziehen. Solche chronische „Nesseln" können infolge des lebhaften Juckreizes und der dadurch bedingten Schlaflosigkeit die Kinder erheblich schädigen. Häufig gehen die Schübe immer wieder von einem bestimmten Bezirk aus, an dem die erste Quaddel erscheint. In seltenen Fällen können auch die Schleimhäute des Rachens und Kehlkopfes ergriffen werden, so daß es zur Erschwerung der Atmung und anderen unangenehmen Begleiterscheinungen kommen kann; auch ist gleichzeitig Hämaturie und Albuminurie beobachtet worden. Kommen die Rückfälle regelmäßig wieder, so spricht man von einer Urticaria chronica oder Urticaria perstans. Wenn die Urticariaquaddel abgeheilt ist, so ist die befallene Hautstelle wieder völlig normal, nur bei der hämorrhagischen Form und bei längere Zeit persistierenden Efflorescenzen (U. persistens) kommt es zu örtlichen Pigmentationen. Von dieser „Urticaria cum pigmentatione" ist streng die „U. pigmentosa" zu trennen.

Es handelt sich bei der Urticaria um einen angioneurotisch-exsudativen Vorgang auf äußerer oder innerer Grundlage. Am wichtigsten ist bei Kindern die Urticaria alimentären Ursprungs. Nach dem Genuß bestimmter Speisen, verschiedener Früchte (Erdbeeren, Pfirsiche, Räucherwaren, Eier, Wild, Fische, Krebse, Senf usw.) können sich Nesselausschläge entwickeln, beim Säugling sogar auf dem Umwege über die stillende Mutter durch die Milch. Bekanntlich ist die Eigenheit, mit Urticaria zu reagieren, eine rein individuelle, durch besonders konstitutionelle Veranlagungen bedingte. Beim Kinde ist sehr oft der schuldige Nahrungsstoff nicht festzustellen. Ob die Aufnahme von Darmtoxinen eine Rolle spielt, ist nicht zu entscheiden. Gelegentlich kann Urticaria auch mit Helminthen in Beziehung stehen. Bekannt ist die Urticaria nach Punktion von Echinocockencysten.

Für die Behandlung kommt in erster Linie die Ermittlung und Ausschaltung der äußeren oder inneren Ursache, insbesondere die Feststellung des jeweilig nesselauslösenden Nahrungsstoffes in Frage. Ist dieser Forderung, wie so häufig, nicht zu genügen, so hat wenigstens eine sorgfältige Regelung der Diät (Ausschaltung der Überernährung, einseitiger Kost, vgl. bei Ekzem) mit Berücksichtigung allfällig vorhandener Störungen der Darmtätigkeit (Obstipation, dyspeptische Zustände) zu erfolgen. Im allgemeinen wird von den Kinderärzten einer vorwiegend vegetabilischen Kost mit Einschränkung der Milch und Weglassen von Eiern das Wort geredet. Für hartnäckige Fälle wird sogar zeitweilige Ernährung mit äußerster Beschränkung der Eiweißzufuhr angeraten. In frischen Fällen scheint zuweilen eine Leerstellung des Darmes durch Abführmittel und Mehlsuppenkost nützlich, später sind manchmal Darmantiseptica (Salol 3 mal 0,25—0,5, Ichthalbin 3 mal 0,2—1,0) von Nutzen.

Bei den chronisch rezidivierenden Formen älterer Kinder ist eine Karlsbader Kur oder Behandlung mit Arsenikalien in Erwägung zu ziehen, hier sind auch Belladonna-Ergotinpillen empfehlenswert.

Für die äußere Behandlung kommen spirituöse Abtupfungen ($^1/_4$—$^1/_2\,^0/_0$ Thymol-, Menthol-, Carbolspiritus) oder Waschungen mit Essigwasser oder Citronensaft, daneben kühlende Bäder mit Alaun oder Eichenrinde in Frage, ferner die Anwendung juckstillender Salben: $20\,^0/_0$ Bromokollresorbinsalbe oder Bromokollschüttelmixtur (Bromocoll. solub. 5—20, Zink. oxyd., Amyl., Glycerin āā 20,0, Aqua dest. 120,0), Anästhesin 1,5, Menthol 0,5, Vaselin, Lanolin āā ad 30,0 usw. Bei starkem Juckreiz sind auch häufig gewechselte Umschläge mit Liqu. plumbi subacetici $^1/_2$ Eßlöffel auf $^1/_2$ l Wasser empfehlenswert. Von inneren Mitteln sind Ichthyol-Präparate und gegen den Juckreiz ein Versuch mit Antipyrin 0,15—0,25 oder Chineonal 0,1—0,3 ins Auge zu fassen, zuweilen sind Brompräparate oder Schlafmittel nicht zu entbehren. Auch die Anwendung von Kalksalzen (siehe bei Purpura) ist empfohlen worden. Insbesondere gibt die intravenöse Injektion von 5—10 ccm Afenil = Calciumharnstoff oft gute Resultate. In sehr hartnäckigen Fällen käme Aderlaß und Kochsalzinfusion (Lavage du sang) oder Injektion von frischem Menschen- oder Tierserum nach Linser oder Ringerscher Lösung in Betracht.

Angioneurotisches Ödem.

Zur Urticaria ist das angioneurotische Ödem zu rechnen, das in dem plötzlichen Auftreten akuter Hautödeme besteht und das unter verschiedenen Namen, z. B.: circumscriptes Ödem, Quinckesches Ödem, akutes angioneurotisches Ödem u. a. beschrieben ist. Es befällt mit Vorliebe die Regionen, die durch ein sehr lockeres subcutanes Bindegewebe ausgezeichnet sind: Augenlider, Genitalien, Lippen, Gelenkgegenden. Auch Schleimhäute werden befallen: Mund, Larynx, Epiglottis (Glottisödem!). Der Beginn und die Entwicklung bis zum Höhepunkt, wobei in hochgradigen Fällen auch Blasenbildung eintreten kann, geht außerordentlich rasch vor sich und klingt meist auch wieder in verhältnismäßig kurzer Zeit ab. Die Krankheit hat die Neigung zu rezidivieren. Die Ursachen decken sich vielfach mit denen der Urticaria; familiäres Auftreten ist öfter beschrieben. Mitunter entwickelt sich die Affektion unter leichter Temperatursteigerung.

Therapie siehe Urticaria.

Strophulus (Lichen urticatus).
(Taf. 12, Abb. 27.)

Eine besondere Art der kindlichen Urticaria ist der Strophulus. Die Erkrankung besteht in dem schubweise erfolgendem Auftreten größerer oder kleinerer, quaddelartiger, stark juckender Efflorescenzen, die in der Mitte ein kegelförmiges stumpfes Knötchen tragen und sich gelegentlich blasig umwandeln können. Nach kurzer Zeit blaßt der urticarielle Hof ab und es bleiben dann kleine, wachsartige, derbe Knötchen zurück. Die Blasen wachsen meist nicht über Erbsengröße heran, nur in manchen Fällen erreichen sie einen größeren Umfang (Strophulus bullosus) (Taf. 13, Abb. 28—30). Die Eruption befällt hauptsächlich den Rumpf, das Gesäß und die Extremitäten, bisweilen auch die Fußsohlen (Taf. 13, Abb. 30; Taf. 64, Abb. 137). Die ersten Schübe treten oft schon im Beginn des zweiten Halbjahres auf, sie pflegen sich mit kürzeren oder längeren Pausen zu wiederholen, in seltenen Fällen sogar bis über die Pubertät anzudauern. Die lebhaft juckenden Knötchen quälen die Kinder stark und gefährden den Schlaf; kehren die Anfälle häufiger wieder, so werden die Kinder erheblich mitgenommen. Das dauernde Kratzen kann die Haut in einen Zustand bringen, der an Prurigo erinnert. Die Meinung der Mütter, daß die Strophuluseruption oft mit dem Durchbruch eines Zahnes zusammenhängt („Zahnpocken") dürfte nur für wenige Fälle zutreffen. Die Hauptursache des Leidens ist jedenfalls — gleichwie bei der Urticaria — die Aufnahme angioneurotisch wirkender Stoffe vom Magendarmkanal aus. Manchmal treten die Schübe im Gefolge einer Infektion (Grippe, Varicellen, Vaccine) auf. Vielleicht ist der Strophulus nur eine durch Besonderheiten der Kinder bedingte Form der Urticaria. Auch die Anwesenheit von Würmern scheint oft Anfälle auszulösen.

Von der Urticaria unterscheidet sich der Strophulus durch den entzündlichen Conus und das derbe Knötchen auf und in der Quaddel, von der Prurigo durch die Gegenwart der Quaddel, die dem Prurigoknötchen fehlt, von den Varicellen durch das Jucken, die häufigen Rückfälle und das Fehlen der Delle auf den Efflorescenzen. Mitunter kann durch Sekundärinfektion an den Kratzstellen die Bildung impetiginöser Borken hervorgerufen werden, die das Krankheitsbild verschleiern und die auch zu leichter Schwellung der Regionärlymphdrüsen führen.

Die Erkrankung verläuft im allgemeinen günstig und heilt fast immer im Laufe der Zeit ab.

Die Behandlung ist zum größten Teil die gleiche wie bei der Urticaria. In manchen chronischen Fällen von Strophulus bullosus kann man durch sehr energisch durchgeführte kochsalzarme Ernährung offensichtliche Besserungen erzielen; auch von lang angewendeten Schwefelbädern sind gute Erfolge zu sehen.

Urticaria pigmentosa (Saugster).
(Taf. 11, Abb. 26.)

Die Urticaria pigmentosa ist eine von der Urticaria cum pigmentatione streng zu scheidende Erkrankung, welche meistens unmittelbar nach der Geburt oder spätestens im ersten Lebensjahre beginnt; in einzelnen Fällen ist sogar intrauteriner Beginn beschrieben worden. Sie erzeugt lebhaft rote urticarielle Herde von rundlicher, manchmal unregelmäßiger Form, die bald braunrot bis sepiabraun oder gelblich-braun werden, lange Zeit bestehen bleiben und der Haut ein eigenartiges gescheckstes oder getigertes Aussehen verleihen. Manchmal erscheinen die Efflorescenzen als braune, quaddelartige Erhebungen, die beetartig oder auch strichförmig angeordnet einen leicht geschwulstartigen Charakter zeigen. Die Herde sitzen am Rumpf, Kopf, Extremitäten und Gesicht. Ein Teil der Kinder zeigt das Symptom der Urticaria factitia und auch sonst Neigung zu erythematösen und urticariellen Erscheinungen. Auch wenn von rein urticariellen Efflorescenzen zur Zeit nichts zu sehen ist, kann man durch Reiben ein typisches, quaddelartiges Hervortreten der pigmentierten Herde anregen. Die Erkrankung ist verhältnismäßig selten. Die Eruptionen können sich namentlich im ersten Jahre häufig wiederholen; gegen das 20. Jahr hören sie allmählich auf, nur selten gehen sie bis ins dritte Dezennium hinüber, können aber auch erst beim Erwachsenen auftreten. Als Komplikation wurde Asthma beobachtet; in der Regel ist das Allgemeinbefinden und das Gedeihen völlig ungestört.

Die Ursache der Erkrankung ist absolut unbekannt. Die Diagnose wird gesichert durch die Farbstoffbildung, das eigenartige Reizphänomen der erkrankten Stellen, in zweifelhaften Fällen durch die mikroskopische Untersuchung einer excidierten Efflorescenz, die eine typische und charakteristische Anhäufung von Mastzellen erkennen läßt. Differentialdiagnostisch kommt nur die mit Farbstoffbildung abheilende hämorrhagische Urticaria in Betracht.

Die Therapie ist bisher absolut machtlos gewesen. (Ob die Urticaria xanthelasmoidea (Tilbury - Fox) mit der Urticaria pigmentosa identisch ist oder eine Krankheit sui generis darstellt, ist noch nicht mit Sicherheit zu entscheiden.)

Prurigo (Hebra).
(Taf. 14, Abb. 31 u. 32.)

Als Prurigo bezeichnet man eine Hautaffektion, welche Kinder am Ende des ersten und zweiten Jahres befällt und deren charakteristische Efflorescenzen kleine, stecknadel- bis hanfkorngroße, stark juckende Knötchen sind, die blaßrot oder weißlich aussehen, wohl auch in der Haut durch das Auge nicht wahrnehmbar sein können und mehr durch das Gefühl als derbe, in der Cutis sitzende Knötchen festzustellen sind (Prurigoknötchen). Die Affektion ist vor allem an den Streckseiten der Extremitäten lokalisiert. Oft gehen dem Erscheinen der Knötchen in der frühesten Kindheit schubförmige urticarielle Eruptionen voraus, die im Gegensatz zur gewöhnlichen Urticaria nicht abheilen und kann schließlich gegen Ende des zweiten und Anfang des dritten Jahres von der Ausbildung der eigentlichen Prurigoknötchen gefolgt sind. Durch die Aussaat der Knötchen fühlen sich die befallenen Hautpartien rauh an und machen den Eindruck eines Reibeisens. Bei längerem Bestehen wird die Haut lederartig, derb, verdickt und zum Teil lichenifiziert. Die Beugeseiten der Extremitäten, insbesondere die Gelenkbeugen bleiben fast immer von der Affektion verschont und können ganz normal erscheinen. Die Knötchen jucken außerordentlich stark, so daß sich die Kinder Tag und Nacht reiben. Bei lange bestehender Prurigo finden sich überall Kratzeffekte, Excoriationen, Pigmentierungen und in hochgradigen chronischen Fällen sogar elefantiastische Verdickungen. Pyogene, durch das Kratzen erzeugte Infektionen sind häufig und rufen impetiginöse, eitrige, sekundäre Efflorescenzen hervor. Die Lymphdrüsen schwellen stark an und namentlich die Inguinaldrüsen sind als harte, indolente Prurigobubonen charakteristisch. Im Blute finden sich bis zu $10\,^0/_0$ und darüber eosinophile Zellen.

Man unterscheidet eine Pr. mitis und Pr. ferox s. agria. Bei der ersten ist die Prognose günstig. Die Anfälle lassen allmählich nach und unter sorgfältiger Behandlung und Pflege verschwindet die Krankheit langsam. Bei der stärkeren Form, der Pr. ferox, folgt Rezidiv auf Rezidiv. Die Kinder bleiben durch die starken Juckanfälle, durch das Kratzen und den stets schlechten Schlaf in ihrer Entwicklung zurück, sie werden nervös und reizbar und fallen sofort durch ihre Blässe, Magerkeit und schlechte Entwicklung auf. Die Haut ist derb verdickt, gelblich und auch dunkel verfärbt, sie zeigt alle Stadien der Prurigo: frische Knötchen, frische Kratzstellen, impetiginöse Bläschen, frisches und chronisches Ekzem und die weißen Narben, das Endstadium der Prurigo. In schweren Fällen ist gewöhnlich der ganze Körper und das Gesicht mit befallen. Die Erkrankung, die sich seltener in den höheren als in den niederen Ständen findet, tritt hauptsächlich im Winter auf und befällt doppelt so häufig Knaben als Mädchen. Eine gewisse Vererbbarkeit scheint zu bestehen.

Die Ursache der Prurigo ist bisher gänzlich unbekannt; wahrscheinlich sind dieselben Faktoren im Spiele wie beim Strophulus, also Störung der Verdauung, Darmfäulnis, Autointoxikation, abnorme Zersetzungsprodukte auf der einen, eine konstitutionelle Disposition auf der anderen Seite; wenigstens konnte Finger auf diätetische und antifermentative innere Behandlung ohne jegliche lokale Therapie eine Reihe von Fällen heilen. Tomasoli und Besnier nehmen gleichfalls eine autotoxische Ätiologie an und sprechen von einer Prurigo diathésique; Czerny rechnet die Erkrankung ebenso wie den Strophulus zur exsudativen Diathese. Jadassohn hält wie die Mehrzahl der modernen Dermatologen die Prurigo für eine auf autotoxischer Grundlage beruhende Idiosynkrasie. Jedenfalls ist der Zusammenhang aller urticariellen Erkrankungen und ihre Beziehungen zu den Darmvorgängen offensichtlich, ohne daß bisher eine Erklärung dafür abgegeben werden kann, warum das eine Mal diese, das andere Mal jene Form entsteht; Prurigo soll besonders häufig in Familien von Alkoholikern, Tuberkulösen und Luetikern auftreten.

Differentialdiagnostisch ist an Strophulus und Urticaria zu denken, auch Scabies und chronisches Ekzem kommen in Frage. Charakteristisch ist immer die Lokalisation an den Streckseiten, das Freibleiben der Gelenkbeugen, das typische Prurigoknötchen und die Prurigodrüsen.

Die Prognose ist bei Prurigo mitis im allgemeinen günstig, weniger günstig bei der schwereren Form. Viel kommt darauf an, ob die erforderliche sorgfältige Pflege gewährleistet ist oder ob Kind und Krankheit vernachlässigt werden. Ehlers fand unter 171 Kranken im Laufe von 20 Jahren 23 Geheilte, 4 Gebesserte, 25 Ungeheilte, 7 Gestorbene; über 112 waren keine Angaben zu ermitteln. Meist schwächen sich die einzelnen Schübe gegen das Pubertätsalter hin ab; nach Ehlers sind die Fälle, welche auch nach der Pubertätszeit ungeschwächt bestehen, prognostisch ungünstig. Ferner geben auch diejenigen Fälle eine schlechte Prognose, wo neben der Prurigo noch Allgemeinerkrankungen wie Tuberkulose, Lues, Anämie usw. bestehen.

Die Behandlung besteht zunächst in Richtigstellung der Diät (vgl. unter Urticaria und Ekzem). Gelegentlich wird auf Regelung der Verdauung und medikamentöse Desinfektion Bedacht genommen werden müssen. Bei heruntergekommenen Kindern ist der Versuch reichlicherer Ernährung angezeigt, zuweilen scheint Lebertran nützlich. Gegen das Jucken können die bei Urticaria angegebenen Mittel verwendet werden. In manchen Fällen erweist sich Heißluftbehandlung erfolgreich. Der Hauptwert ist auf gute Hautpflege unter Verwendung epidermiserweichender Mittel zu legen. In leichteren Fällen gebe man häufige, protrahierte Bäder mit Kleie oder Eichenrinde, danach Einfetten der Haut mit Lanolin oder Lebertranlanolin; in schwereren Fällen sind tägliche, später seltenere Schwefel- oder Thiopinolbäder, auch Kaliumpermanganatbäder angezeigt, nach denen eine Einfettung mit $1/_2\,^0/_0$—$1\,^0/_0$iger Naphtholsalbe oder 5—$10\,^0/_0$iger Epicarinsalbe (nicht bei kleinen Kindern wegen Vergiftungsgefahr) erfolgt, nach Besserung genügt Einfetten mit 1—$3\,^0/_0$iger Salicyl- oder $5\,^0/_0$iger Schwefelsalbe. Eine andere Art der Behandlung ist die mit Schwitzpackungen, denen zweckmäßig einige Tage hindurch mehrstündige Salicylpackungen der Extremitäten (1 Messerspitze Acid. salicyl. auf eine Schüssel Wasser) vorausgehen. In schwereren Fällen sieht man noch Erfolge von wöchentlich einmal stattfindenden Schwitzprozeduren mit Holztee und dem Sirup. jaborandi (1—2 Eßlöffel in den Tee) oder mit Pilocarpin 20 Tropfen einer $1\,^0/_0$igen Lösung. Als sehr juckstillend, aber auch direkt heilend kommen Bestrahlungen mit ultraviolettem Licht in Betracht. Die ekzematösen und impetiginösen Begleiterscheinungen werden mit Ung. Wilkinsonii, Tumenolpasten usw. behandelt. Eine große Rolle spielt die vollständige Änderung der Verhältnisse, eine entsprechende Pflege, die allein oft schon genügt, einen bestehenden Schub zur Abheilung zu bringen.

Dermatitis herpetiformis (Duhring).
(Taf. 5, Abb. 8.)

Diese bei Kindern häufige Affektion ist ausgezeichnet durch die außerordentliche Mannigfaltigkeit der Hautefflorescenzen, die aber folgende Eigenschaften gemeinsam haben: die kreisförmige oder gruppenartige Anordnung, die Neigung zur Bildung von Bläschen und Blasen und das ausgesprochene anfallsweise Rezidivieren. Es finden sich alle Formen der Hautentzündung, ekzematöse, erythematöse, papulöse, vesiculöse und bullöse, nebeneinander und nacheinander. Befallen ist hauptsächlich der Rumpf, weniger die Extremitäten. Unter leichtem Fieber, begleitet von außerordentlich heftigem Jucken und Brennen kommen fortwährend neue Schübe, so daß schließlich ein sehr buntes Bild entsteht, um so mehr, als neben den primären Efflorescenzen sich noch sekundäre, durch Kratzen erzeugte pustulöse und impetiginöse Veränderungen finden. Die Erkrankung verläuft chronisch, mit kürzeren oder längeren

Pausen zwischen den einzelnen Schüben und kann sich über viele Jahre ausdehnen. Sie findet sich hauptsächlich bei Knaben (Meynet et Pehu: 17 Knaben auf 7 Mädchen). Fast alle Kinder sind Neuropathen.

Die Ätiologie ist gänzlich unbekannt.

Die Behandlung versucht durch Arsen, Eisen, Strychnin, parenterale Eiweißinjektionen, durch allgemeine Diätvorschriften usw. auf die wahrscheinlich neurotische Affektion einen Einfluß auszuüben. Daneben werden lokale Bäder, jucklindernde und deckende Salben usw. anzuwenden sein, je nach dem augenblicklichen Zustand der Haut (s. die betreffenden Kapitel).

Epidermolysis bullosa hereditaria.
(Taf. 15, Abb. 33 u. 34.)

Goldscheider und nach ihm Köbner haben eine Krankheit beschrieben, bei der geringfügige mechanische Einwirkungen (Druck, Reibung, Stoß u. dgl.) auf der Haut Blasen hervorrufen, die klares, bisweilen blutiges Serum enthalten. Die Blasen finden sich insbesondere an Füßen, Händen und Waden, können aber an jeder Körperstelle auftreten. Die Beschwerden sind, besonders wenn Hände und Füße befallen werden, mitunter so stark, daß die Kinder zu jeder Betätigung unfähig sind. Die Erkrankung findet sich häufiger bei Knaben, ist angeboren und bis in die vierte und fünfte Generation beobachtet worden. Die Blasen heilen ohne besondere Narbenbildung ab, bisweilen sieht man braune Flecke als Rest einer hämorrhagischen Blase. Die Krankheit kann das ganze Leben hindurch bestehen und für die Patienten außerordentlich beschwerlich und lästig werden.

Außer dieser Form ist von Darier, Hallopeau, Fox u. a. eine schwerere beschrieben worden, welche durch das Auftreten keloidartiger Narben, starker Pigmentierung, trophischer Störungen, sowie das Befallensein von Schleimhäuten und Nägeln charakterisiert ist (Hallopeau: Forme bulleuse et dystrophique). Vidal und Hallopeau schildern ferner noch eine weitere Abart, bei welcher die Blasenbildung verhältnismäßig selten ist, dafür aber die trophischen Anomalien der Haut in den Vordergrund treten (Forme fruste).

Die Ätiologie ist unbekannt, die Heredität scheint die Hauptrolle zu spielen. Bonajuti hat in einer Familie von 63 Mitgliedern in 5 Generationen 31 Kranke, Bettmann von einer kranken Großmutter 10 kranke Nachkommen, Galewsky in einer Familie 8 kranke Mitglieder beobachtet. Ob es sich primär um eine abnorme Verminderung der Widerstandsfähigkeit der Epidermis handelt (Acantholyse) oder um eine Angiopathie (Blumer) oder um eine Angioneurose (Hallopeau) ist noch nicht geklärt. Kaposi faßt die Affektion als traumatische Urticaria mit Blasenbildung bei angeboren entzündlich-reizbarer Haut, nicht als Krankheit sui generis auf.

Die Prognose ist insofern günstig, als schwere Folgen der Erkrankung im allgemeinen nicht zu erwarten sind, nur selten findet sich im Anschluß an die Epidermolysis das Auftreten schwererer dystrophischer Komplikationen (Raynaud usw.).

Die Therapie ist meist völlig machtlos. Man versucht, durch Alaun- oder Eichenrindenbäder usw. oder Tanninsalben die Haut zu gerben und fester zu machen; innerlich soll jedenfalls Arsen gegeben werden. Erfahrungen mit Strahlentherapie liegen noch zu wenig vor, doch scheint auf diesem Wege gelegentlich eine Beeinflussung möglich. Die ausgebildeten Blasen sind in den abhängigen Partien anzustechen und die Blasendecke nach Ablaufen der Flüssigkeit möglichst zu erhalten bis neue Epithelisierung eingetreten ist.

In einigen Fällen soll vegetarische Kost längere Remissionen erzielt haben. Ist der Zustand mit Verdauungsstörungen verbunden, was bei der trophischen Form gelegentlich vorkommt, so ist von deren Behandlung eine Einwirkung zu erwarten.

So sah Finkelstein in einem hierher gehörigen Fall weitgehende Besserung durch entsprechende Diät bei einem Knaben mit Achylie des Magens und gastrogenen Diarrhöen.

Sklerodermie.

(Taf. 21, Abb. 45 u. 46.)

Die Sklerodermie, eine im Kindesalter verhältnismäßig seltene Erkrankung, beginnt gewöhnlich ohne entzündliche Erscheinungen mit einer ödematösen, derbteigigen, später bis brettharten Schwellung eines Teiles der Hautoberfläche. Die Haut wird allmählich infolge einer Hyperplasie des Bindegewebes dicker und schließlich endet der Prozeß nach chronischem Verlauf mit einer Atrophie der erkrankten Stelle. Die Sklerodermie kann sich entweder diffus über den ganzen Körper verbreiten, oder in Form von circumscripten Herden auftreten. Im ersteren Falle breitet sie sich rasch über den ganzen Körper aus. Die Haut erscheint dabei glatt, wachs- oder leichenartig, gespannt, starr, ohne Fältelung und kaum faltbar; diese starre Härte kann sich auch auf tiefer gelegene Gewebsschichten erstrecken, so daß Bewegungen stark behindert werden und der ganze Körper etwas Lebloses, Starres bekommt. Nach kürzerem oder auch sehr langem Bestand wird die Haut allmählich atrophisch, wodurch sich die Starre löst und die Bewegungsfähigkeit wieder hergestellt wird; es kann aber auch völlige Rückbildung zur Norm erfolgen.

Neben dieser gleichzeitig oder sehr rasch hintereinander an allen befallenen Stellen auftretenden Form der diffusen Sklerodermie besteht eine zweite, sich ebenfalls diffus ausbreitende Form, die aber außerordentlich langsam, von bestimmten Prädilektionsstellen ausgehend, über die Körperoberfläche fortschreitet. Diese progrediente Form befällt zuerst mit Vorliebe Finger und Hände, häufig auch das Gesicht, und kann an diesen Stellen lange stationär bleiben, bis sie von da aus fortzukriechen beginnt. An den Händen beginnt die Erkrankung zunächst unter dem Bilde des Raynaudschen Symptomkomplexes (s. d.). Nachdem das Stadium der Asphyxie und Cyanose an den Händen eine Zeitlang bestand, wird die Haut der Finger allmählich hart, derb, gespannt, nicht faltbar. Die Finger erscheinen dünner, nach den Spitzen zu verjüngt und werden allmählich steif. Die gespannte Haut ist leicht verletzlich und infolge der schlechten Ernährung bilden sich leicht oberflächliche und tiefe Ulcerationen. Schließlich entsteht eine fortschreitende Atrophie auch der tieferen Schichten und selbst der Knochen; die Nägel werden deformiert und abgestoßen, die Fingerspitzen erscheinen wie „abgegriffen". Der Beginn kann auch im Gesicht stattfinden unter dem Bilde des „Maskengesichtes" mit starrer Haut und ohne Mimik, wobei ebenfalls mit der Zeit atrophische Vorgänge, besonders an Nase und Ohren, auftreten.

Von den primären Herden aus breitet sich die Erkrankung unter den oben beschriebenen Symptomen sehr langsam und allmählich über den ganzen Körper aus, indem auch dort die tieferen Gewebe: Muskeln, Fett usw. befallen werden können. Auch die Schleimhäute der Lippen, des Mundes, der Vagina werden bisweilen ergriffen.

Häufiger als diese beiden diffusen Formen wird die circumscripte oder lokalisierte beobachtet, welche entweder flächenhaft herdförmig (Sclerodermie en plaques, Morphea) oder strich- resp. streifenförmig (Sclerodermie en bande) auftritt. Sie beginnt mit circumscripten, einzelnen oder multiplen derb infiltrierten Herden von der oben geschilderten Hautbeschaffenheit, die durch einen bläulichen, ins violette schimmernden Ring (Lilacring) abgesetzt sind; die zentralen Partien haben einen gelblichen oder, besonders wenn das Stadium der Atrophie einsetzt, mehr bräunlichen resp. grauweißlichen Farbenton. Die Färbung ist im übrigen außerordentlich verschieden, im Beginn auch häufig rötlich, auf der Höhe der Erkrankung porzellanartig weiß. Die Herde können an allen Stellen der Körperoberfläche einschließlich des behaarten Kopfes — dort mit Haarausfall im erkrankten Bezirk — auftreten und auch die Schleimhäute, speziell die der Lippen, befallen. Die hauptsächlichste Lokalisation der streifenförmigen Sklerodermie sind die Extremitäten.

Außerordentlich selten ist die ausgesprochen halbseitige Form der Sklerodermie, die sog. „hemiplegische Sklerodermie". Ferner ist als merkwürdig zu erwähnen die Hemiatrophie des Gesichtes, wobei es sich nicht etwa immer um die Folge einer auf der betreffenden Gesichtshälfte lokalisierten Sklerodermie handelt, sondern gelegentlich um eine unabhängig davon bestehende Hemiatrophia facialis, wohl auf trophoneurotischer Basis. Auch Hemiatrophie der Zunge, ferner gleichzeitiges Bestehen von Alopecia areata ist beobachtet worden.

Die subjektiven Erscheinungen, besonders bei circumscripten Formen, sind sehr gering. Bei Lokalisation im Gesicht und in der Mundschleimhaut werden die Patienten durch den starren Bezirk gestört. Schmerzhaftigkeit besteht nicht, höchstens leichtes Jucken. Bei größeren Herden resp. bei der universellen Form ist das Spannungsgefühl und die Behinderung der Beweglichkeit recht unangenehm, besonders bei der Sklerodactylie. Bei Beteiligung des Thorax ist die Atmung, bei größeren Herden im Gesicht die Nahrungsaufnahme behindert. Störungen der Sensibilität sind meist nicht vorhanden, können aber, besonders im Stadium der Atrophie, auftreten, dagegen ist die Schweißsekretion in den befallenen Hautbezirken fast immer vermindert oder ganz aufgehoben. Die trophischen Störungen bei der Sklerodactylie, der Ausfall von Nägeln und Haaren sind bereits erwähnt.

Die Erkrankung ist im Kindesalter verhältnismäßig selten. Sie kann bereits in den ersten Lebenswochen beginnen und findet sich wohl häufiger bei Mädchen als bei Knaben. Eingeleitet wird sie oft durch prodromale Erscheinungen, Mattigkeit, Kältegefühl, leichtes Jucken, Parästhesien usw. Mitunter wird ein zeitlicher Zusammenhang mit einer starken Erkältung oder Durchnässung angegeben. Der Verlauf der Erkrankung ist immer ein außerordentlich chronischer.

Die Ursachen der Sklerodermie sind noch unbekannt. Vielleicht handelt es sich um eine autotoxische Erkrankung, die im Zusammenhange mit Erkrankungen der Schilddrüse — Myxödem oder Basedow — steht, wenigstens sind derartige Erkrankungen bei gleichzeitig bestehender Sklerodermie beobachtet worden. In zweiter Reihe kommen trophische Störungen auf der Basis einer Erkrankung der Ganglien oder Nerven in Frage.

Die Prognose der Sklerodermie ist quoad restitutionem immer mindestens zweifelhaft. Am günstigsten sind die circumscripten Formen, die schlechteste Prognose gibt die progrediente Form. In jedem Falle hat man mit einem außerordentlich langwierigen Verlauf zu rechnen. Bei den generalisierten Formen ist durch die anschließenden Störungen der Respiration, Zirkulation und der Ernährung sowie durch Infektionen von den Hautulcerationen aus der Gesamtorganismus gefährdet; häufig treten Pneumonien, Darmkatarrhe, Nephritis, Tuberkulose usw. als Komplikation hinzu und bewirken den Tod. Im allgemeinen ist die Prognose der Säuglingssklerodermie günstiger als die der Erwachsenen.

Die Behandlung der Sklerodermie ist im späteren Kindesalter wenig aussichtsreich. Durch warme Bäder, heiße Duschen, Schwitzprozeduren mit nachfolgender Massage, mit fetten Salben und Öl versucht man die Haut weicher und beweglicher zu machen. Demselben Zwecke dienen Applikationen von 5—10$^0/_0$ Salicylseifenpflaster oder -trikoplast oder 5—10$^0/_0$ Thiosinpflastermull und Salicyl-Thiosinaminsalben, die natürlich hauptsächlich bei den circumscripten Formen Anwendung finden können. Das Thiosinamin und das Fibrolysin findet auch in Form von subcutanen Injektionen in wiederholten Kuren Anwendung (10$^0/_0$ Lösung von Thiosinamin jeden dritten Tag 0,25—1,0 subcutan, oder Fibrolysin in Ampullen, jede Woche 2 Injektionen, jede Kur ungefähr 12 Injektionen). Bei dieser Behandlung kommen mitunter fieberhafte Allgemeinreaktionen vor. Sonst kann die innere Behandlung nur eine allgemein roborierende sein. Arsen-, Chinin-, Strychninpräparate werden häufig, aber ohne nennenswerten Erfolg gegeben. Der Versuch einer Behandlung mit Schilddrüsenpräparaten ist vor allem in denjenigen Fällen, bei denen ein Zusammenhang mit Erkrankung der Schilddrüse als wahrscheinlich angenommen wird, zu empfehlen. Ob mit dieser Behandlung ein besonderer Erfolg erzielt wird, läßt sich schwer beurteilen, da die Erkrankung auch spontan allmählich in das Stadium der Atrophie übergehen kann; dasselbe gilt auch von den übrigen Heilversuchen. Strahlentherapie ist bisher ohne sicheren Erfolg geblieben, bei kleinen Herden ist zuweilen Besserung durch Elektrolyse zu erzielen.

Symmetrische Fettsklerose der Säuglinge.
("Säuglingssklerodermie.")
(Taf. 22, Abb. 48.)

Diese ziemlich seltene Erkrankung beginnt in den ersten Lebenswochen. Es entstehen kleine, derbe Infiltrate, die teils ganz im Unterhautzellgewebe liegen, teils, und zwar häufiger auch in die Cutis hineinreichen. Sie sitzen ganz symmetrisch namentlich an den Wangen, Nates, Oberschenkeln, Oberarmen, manchmal auch am Rumpf, während die bei der wirklichen Sklerodermie meist befallenen peripherischen Teile frei bleiben. Die Haut über ihnen ist leicht rötlich oder blaurötlich verfärbt, nach einigen Wochen verschwindet diese Hyperämie und es beginnt langsame Rückbildung. Diese ist an den erst entstandenen Herden schon im Gange, wenn anderwärts neue Herde auftreten. Im ganzen erstreckt sich die Dauer über einige Monate. Der Ausgang ist völlige Heilung, atrophische Veränderungen dürften nur überaus selten zurückbleiben.

Im Gegensatz zur echten Sklerodermie handelt es sich hier nicht um eine Erkrankung des Hautbindegewebes, sondern des Fettes. Es finden sich in den Fettzellen reichlich nadelförmige Gebilde, vermutlich Fettsäurenadeln, die als Folge chemischer Änderungen angesehen werden müssen. Als Reaktion auf den hierdurch gesetzten Reiz entstehen in der Umgebung Wucherung junger Fettzellen, Fibroblasten, Riesenzellen, Rundzelleninfiltration.

Die Ursache ist unbekannt. Erwähnenswert erscheint, daß fast alle von dem Leiden betroffenen Kinder Geburtstraumen erlitten haben.

Konstitutionelle Akroasphyxie.
(Akrocyanose.)
(Taf. 23, Abb. 49.)

Bei der Akroasphyxie erscheinen die peripherischen Teile — Hände und Füße, Nase, Ohren — kühl und bläulich verfärbt, bei stärkeren Graden erstreckt sich die Cyanose auch auf die Unterschenkel, selbst auf die Oberschenkel und Nates; Entsprechendes findet sich an den Armen, und auch Wange und Kinn können beteiligt erscheinen. Das Aussehen entspricht dem der gewöhnlichen Kältecyanose, und in der Tat beruht es auf dem Einfluß niederer Temperaturgrade, nur daß die konstitutionelle Akrocyanose schon bei ganz geringfügiger Temperaturerniedrigung einsetzt, sich viel weiter ausdehnt als die Kältecyanose bei normalen Menschen, und sehr viel schwerer in aktive Hyperämie überzuführen ist. Diese Eigenheit ist der Ausdruck einer konstitutionellen Veranlagung. Sie ist oftmals angeboren und schon im Säuglingsalter bemerkbar. Ganz besonders häufig findet sie sich bei ekzematösen Säuglingen und Kleinkindern. Hier genügt meist das bloße Aufdecken oder Auskleiden, um die Cyanose erscheinen zu lassen, selbst bei gewöhnlicher Zimmertemperatur und auch in der wärmeren Jahreszeit. Im späteren Alter sind namentlich asthenische, neuropathische oder chlorotische Individuen betroffen.

Die Behandlung besteht in allgemeiner Kräftigung, Wärme (Wechselbäder), Massage, Bekämpfung der Chlorose und anderer vorhandener Konstitutionsstörungen.

Eine Abart der Akrocyanose ist das seltene hereditäre, cyanotische Ödem, (Taf. 23, Abb. 50, 51), das ebenfalls schon bei Säuglingen angetroffen wird, und Kinder betrifft, deren Mütter oder sonstige Verwandte den gleichen Zustand aufweisen.

Symmetrische Gangrän (Raynaud).

Unter symmetrischer Gangrän versteht man eine in einzelnen Schüben und Anfällen auftretende regionäre Ischämie, die symmetrisch ist, auf Zirkulationsstörungen beruht (lokale Asphyxie, regionäre Cyanose) und in hochgradigen Fällen zur Gangrän führen kann. Die Erkrankung ist im Kindesalter sehr selten und ergreift gewöhnlich Finger, Hände, Zehen, Füße, Ohren oder Nase. Sie tritt entweder spontan oder im Anschluß an schwere infektiöse Erkrankungen (Typhus, Masern, Scharlach) und nach Erschöpfungskrankheiten auf. Ihre Ursache ist unbekannt. Die Erkrankung beginnt gewöhnlich in der Form von Empfindungsstörungen (lokale Synkope), die mit gelblichen Verfärbungen einhergehen. Diese Verfärbungen vergehen im Anfang, kommen öfter wieder und werden nach einiger Zeit zur dauernden lokalen Asphyxie. Allmählich entwickelt sich das letzte Stadium, die Gangrän. Die Erkrankung ist bereits bei zweijährigen Kindern beobachtet worden. Durando Durante hat zwei Fälle mit letalem Ausgang bei luetischen Neugeborenen beobachtet. Rietschel hat bei symmetrischer Gangrän der Ohren Hämoglobinurie gefunden; wahrscheinlich gehört diese Erkrankung aber nicht zur Raynaudschen Erkrankung, sondern zu den Erfrierungen mit nachfolgender Gangrän. Differentialdiagnostisch kommen Sklerodermie und Erfrierungen in Betracht, bei welchen beiden das schubweise Auftreten fehlt.

Die Therapie besteht im ersten Stadium in Bädern, Einreibungen mit Salben (Perubalsam) und der Hebung des Allgemeinbefindens durch Roborantien usw. Im Stadium der Gangrän sind trockene Verbände mit Airol, Isoform, Bolus usta, Jodoform usw. sowie Perubalsam und Argentumsalben anzuwenden. Nach Raynaud soll auch der konstante Strom von Erfolg sein, im allgemeinen ist aber die Therapie so gut wie machtlos.

Hydroa vacciniforme (Bazin), Summer eruption (Hutchinson).
(Taf. 24, Abb. 43.)

Bei dieser zuerst von Bazin und später von Hutchinson beschriebenen Erkrankung erscheinen kleinste, flache, stecknadelkopfgroße Papelchen, welche sich häufig auf einer vorher erythematösen Stelle entwickeln und bald in die charakteristischen, opalinen, perlenartig aussehenden Efflorescenzen übergehen, die einen leicht erythematösen Rand haben, kreisrund oder oval sind und auf Nadelstich eine zähe Flüssigkeit entleeren, danach aber nicht völlig verschwinden. Auf dieser Entwicklungsstufe kann die Efflorescenz stehen bleiben, eintrocknen und sich mit einer Kruste bedecken, oder aber peripher weiterwachsen. Die zentrale Partie ist stets leicht vertieft. Diese nabelartige Vertiefung oder Delle ist außerordentlich charakteristisch und bedingt ein pockenähnliches Bild. Allmählich bildet sich eine festhaftende Kruste an den Efflorescenzen aus, nach deren Entfernung ein tiefgehender Substanzverlust sichtbar wird, der mit einer pockenähnlichen Narbe abheilt.

Befallen werden nur frei getragene Körperteile, am meisten Nase, Wangen, Ohren und die Dorsalseite der Hände. Bei wiederholten Rezidiven kommt es in schweren Fällen zu größeren Zerstörungen, besonders an den Ohren, die dann nur noch aus Knorpel und narbig umgewandelter Epidermis bestehen. Ebenso kann es an den

Händen, besonders wenn Sekundärinfektion der Efflorescenzen hinzutritt, zu erheblichen Schädigungen kommen. Auch Ulcerationen an der Sklera und Cornea sind beschrieben worden.

Die Krankheit wird in den verschiedensten Gegenden beobachtet, aber bisher nur bei Kranken mit weißer Hautfarbe, nur ein Fall betraf das Kind eines Mulatten. Der Beginn fällt in die frühe Jugend, meist vor das 10. Lebensjahr, doch kann sie auch später, im 24.—26. Lebensjahr auftreten. Je früher die Krankheit einsetzt, desto heftiger verläuft sie, die mildesten Fälle waren die spät auftretenden.

Aus der Tatsache, daß die Efflorescenzen stets an offen getragenen Körperteilen sitzen und sich immer im Frühjahr oder Sommer entwickeln, hatte man schon lange gefolgert, daß die Erkrankung von atmosphärischen Einflüssen abhängt und die Ursache in Licht, Wärme und Winden usw. gesucht. Aus experimentellen Untersuchungen mit künstlichem Licht geht hervor, daß die Efflorescenzen durch die Lichtstrahlen hervorgerufen werden, und zwar am stärksten durch die kurzwelligsten Strahlen, also die violetten und ultravioletten. Weiterhin wurde beobachtet, daß eine noch nicht erkrankte Hautstelle auf die erste Belichtung nur mit einem Erythem reagierte, erst wiederholte Belichtung rief die charakteristischen Efflorescenzen hervor; waren sie aber erst einmal an einer Stelle aufgetreten, so ließen sie sich durch eine erneute Belichtung immer wieder hervorrufen. In einigen Fällen ist insofern eine Art von Gewöhnung eingetreten, als die Eruptionen von Jahr zu Jahr schwächer wurden, in anderen Fällen ist die Erkrankung 20 und mehr Jahre lang immer wieder rezidiviert.

Worauf es beruht, daß die Haut mancher Individuen eine derartige spezifische Überempfindlichkeit gegen die kurzwelligen Lichtquellen besitzt, ist noch nicht genügend sichergestellt. Es liegt die Annahme nahe, daß hierbei das Vorhandensein gewisser sensibilisierender Substanzen eine Rolle spielt wie z. B. bei der Buchweizenkrankheit der Schweine und es ist möglich, daß das Hämatoporphyrin als Sensibilisator für die Lichtstrahlen wirkt, wenigstens findet man fast immer bei derartigen Patienten Hämatoporphyrinurie. Nach Untersuchungen von Groß und Volk können auch die Produkte von Bakterien sensibilisierend für Lichtstrahlen wirken. Familiäres Auftreten der Erkrankung ist wiederholt beobachtet worden.

Die Prognose ist insofern ungünstig, als die Erkrankung immer wieder die Neigung hat unter dem Einfluß des Lichtes aufzutreten und schließlich zu schweren kosmetischen Schädigungen im Gesicht und zu funktionellen Störungen an den Händen führen kann.

Eine Therapie ist unbekannt. Man muß sich darauf beschränken, prophylaktisch die kurzwelligen Strahlen des Lichtes abzuhalten. Dazu dienen Auftragung von Curcumagelatine, Chinineinpinselungen, besonders auch Zeozon- und Ultrazeozonsalben, orangefarbene und rote Schleier.

Xeroderma pigmentosum (Kaposi), Melanosis lenticularis progressiva (Pick), Liodermia cum Melanosi et Teleangiectasia (Neißer).
(Taf. 25, Abb. 54, 55.)

Das Xeroderma pigmentosum, eine verhältnismäßig seltene Erkrankung, ist hauptsächlich charakterisiert durch das Auftreten von Pigmentierungen, durch die Bildung von teleangiektatischen und angiomatösen Efflorescenzen, durch eine fortschreitende trockene Atrophie der Haut in den erkrankten Bezirken sowie schließlich durch die Neigung zur malignen Degeneration.

Die Erkrankung beginnt meist am Ende des 1.—3. Lebensjahres. An den offengetragenen Körperstellen bilden sich im Frühjahr oder Sommer unter dem Einfluß des Lichtes Erytheme, welche unter Abschuppung allmählich abheilen, aber Pigmentflecke und Gefäßerweiterungen hinterlassen. Diese Pigmentflecken sind entweder sommersprossenartig oder ähneln Pigmentnävis, die mehr oder weniger erhaben und auch verrucös sein können. Zwischen diesen Pigmentflecken und Gefäßektasien finden sich pockennarbenartige atrophische Stellen, so daß die Haut ein buntes, gesprenkeltes Aussehen bekommt. Allmählich wird sie an den befallenen Bezirken diffus rauh und trocken, rissig und fortschreitend atrophisch. Nunmehr treten eine Reihe von Folgeerscheinungen ein, z. B. schwer heilende entzündliche Prozesse auf der veränderten Haut, oder von Ulcerationen und Rhagaden besonders um die Mundspalte herum. Ferner bildet sich Ectropium der Augenlider aus mit seinen Folgen: Keratitis, Xerosis. Die schlimmste aber fast immer eintretende Folge der Erkrankung ist die maligne Degeneration an einer oder sehr vielen Stellen innerhalb der erkrankten Bezirke. Sie ist schon im dritten Lebensjahre beobachtet worden. Es bilden sich unter Umständen in großer Zahl Cancroide, carcinomatöse Geschwüre oder Sarkomknoten aus. Vielfach gehen die Kranken schon in jugendlichem Alter an allgemeiner Carcinose oder Sarkomatose zugrunde.

Die hauptsächlichste Lokalisation ist Gesicht, Hals und Nacken, Hände und Arme. Wenn es nicht früher oder später zur malignen Umwandlung kommt, so kann sich die Krankheit in fortschreitender Weise über viele Jahre erstrecken.

Die Ursachen sind noch nicht völlig geklärt. Sicher ist auch hier wie bei der Hydroa vacciniforme eine Überempfindlichkeit der Haut gegen das Sonnenlicht vorhanden, ohne daß es sich aber sagen läßt, worauf diese Überempfindlichkeit beruht. Ferner ist es noch völlig ungeklärt, welcher Art der Zusammenhang zwischen der Lichtempfindlichkeit und der Neigung zur Ausbildung der malignen Tumoren ist. Bemerkenswert ist es jedenfalls, daß die chronische Röntgendermatitis, wie sie nach kontinuierlicher Einwirkung der Röntgenstrahlen allmählich im Verlauf von Jahren entsteht, eine weitgehende Ähnlichkeit mit dem Bilde des Xeroderma pigmentosum hat und daß auch hierbei im Laufe der Zeit nicht selten an manchen Stellen der chronisch veränderten Haut maligne Degeneration erfolgt.

Nach den vorliegenden Statistiken scheint eine gewisse Familiendisposition für die Erkrankung zu bestehen; von manchen Autoren wird auch auf Blutsverwandtschaft der Eltern hingewiesen. Verhältnismäßig oft werden Angehörige ostjüdischer Herkunft befallen.

Bei Berücksichtigung der Lokalisation, des Nebeneinanderbestehens von Pigmentierung, Gefäßektasien, narbenartiger Atrophie, diffuser progredienter Atrophie und maligner Degeneration ist die Diagnose gegenüber anderen Pigmentanomalien oder der Sklerodermie in ihrem atrophischen Stadium nicht schwer zu stellen.

Die Prognose ist fast immer ungünstig.

Die Therapie ist eine rein symptomatische, vor allem muß sorgfältig auf das Entstehen maligner Herde geachtet und deren baldige Zerstörung angestrebt (chirurgisch, Röntgen, Radium) werden. Im übrigen muß man unter der Voraussetzung, daß dem Lichte eine ätiologische Bedeutung zukommt, die bei der Hydroa vacciniforme erwähnten Lichtschutzmittel anwenden.

Psoriasis vulgaris (Schuppenflechte).
(Taf. 27, Abb. 58, 59.)

Die Psoriasis ist eine chronische, meist in der Jugend beginnende, hartnäckig zu Rückfällen neigende Erkrankung der Haut. Sie ist charakterisiert durch das Auftreten hellroter, mit silberweißen Schuppen bedeckter, trockener Efflorescenzen, deren weitere Entwicklung verschiedenartig sein kann; die Abheilung erfolgt häufig mit Pigmentierung oder Pigmentverschiebung, aber nie mit Narbenbildung und Zerstörung der Haarwurzeln. Die Efflorescenzen sind zunächst klein und scharf begrenzt, wachsen häufig zu größeren Plaques an, konfluieren und können auf diese

Weise größere Flächen einnehmen. Nach Abkratzen der leicht ablösbaren oder auch fester auf der geröteten Basis aufsitzenden Schuppe mit dem Fingernagel erscheint zunächst ein charakteristisches, feines, durchscheinendes Häutchen, nach dessen Entfernung die punktförmig blutende, gerötete Epidermis freiliegt. Auf Glasdruck verschwindet die Rötung der Efflorescenz vollständig. Die punktförmigen Blutungen sind außerordentlich charakteristisch für Psoriasis, aber kein ausschließlich dieser Erkrankung zukommendes Zeichen; sie entstehen durch das Aufreißen von Papillargefäßen beim Abkratzen der Schuppe. Die jungen Psoriasisefflorescenzen sind, wenn man von der Schuppenauflagerung absieht, fast gar nicht erhaben und erscheinen dem tastenden Finger kaum infiltriert; ältere Herde können sich derber anfühlen.

Auf der Efflorescenz liegt die oben erwähnte Schuppe, die ursprünglich trocken, silberweiß glänzend, lamellös ist, verschiedene Dicke besitzt und sich nach mechanischer Ablösung bald wieder neu bildet.

Je nach der Form und Größe der Psoriasisefflorescenzen unterscheidet man eine P. punctata, guttata, gyrata, annularis, nummularis, universalis. Die verschiedenen Formen entstehen durch Vergrößerung der primären Efflorescenzen, durch Konfluenz benachbarter Herde, durch Rückbildung im Zentrum, während die Peripherie sich weiter ausbreitet usw.

Es gibt bestimmte Vorzugsorte für die Psoriasis, ohne daß irgend eine Körperstelle völlig gemieden wird. Lieblingssitze sind die Streckseiten der Extremitäten, besonders Knie und Ellenbogen (Ellenbogenpsoriasis), der behaarte Kopf, die Dorsalseite der Hände, die Nägel, während die Gelenkbeugen und vor allem die Handteller und Fußsohlen nur sehr selten befallen werden. Häufig ist die Ausbreitung symmetrisch. Nagelaffektionen finden sich bei etwa 20 % der Psoriatiker, und es gibt auch Fälle, wo die Psoriasis nur an den Nägeln zu konstatieren ist. In leichteren Fällen äußert sich die Nagelpsoriasis in Form der sog. Tüpfelnägel, das sind kleine Grübchen, die aussehen, als ob sie mit der Stecknadelspitze oder einem kleinen Stecknadelköpfchen in die Nagelsubstanz eingegraben wären. In schwereren Fällen sind die Nägel mit Längs- und Querstreifen versehen, uneben, wie gefältelt, abgeflacht oder sogar kahnförmig, brüchig, verfärbt.

Schleimhautpsoriasis ist häufig diagnostiziert worden, doch hat es sich wohl meistens um Veränderungen gehandelt, die nichts mit Psoriasis zu tun haben (Leukokeratose, Leukoplakie, Lingua geographica) und es ist sehr fraglich, ob es überhaupt eine echte Psoriasis der Mundschleimhaut gibt, wenn man von den Fällen absieht, wo Hautefflorescenzen der Mundgegend über das Lippenrot in die Schleimhaut hineinreichen. Dagegen scheint in seltenen Fällen eine Psoriasis der Augenbindehäute vorzukommen (Sack).

Die Psoriasis ist eine verhältnismäßig gutartige, aber bei jeder Behandlung zu Rückfällen neigende Erkrankung. Endgültige Heilungen gehören zu den Seltenheiten. Die Krankheit beginnt fast in der Hälfte aller Fälle vor dem 15. und nach dem 5. Lebensjahr. Sie ist jedoch — wenn auch nur vereinzelt — schon bei ganz jungen Kindern und sogar bei Säuglingen beobachtet worden; allerdings ist hier die Trennung vom psoriasiformen Ekzem (seborrhoischer Natur) nicht ganz leicht. Die Psoriasis bei Kindern bietet keine hervorstechenden Unterschiede gegenüber der bei Erwachsenen. Meist handelt es sich um nummuläre, gyrierte oder annuläre Formen mit den oben geschilderten typischen Lokalisationen. Die Herde sehen häufig viel blasser aus als für gewöhnlich bei Erwachsenen und erinnern infolge des mehr gelblichen Farbentons und der bisweilen geringen Schuppung mehr an ein seborrhoisches Ekzem. Schwere universelle sowie derbinfiltrierte Formen und solche mit Gelenkerkrankungen sind im Kindesalter kaum anzutreffen. Nagelpsoriasis scheint im frühen Kindesalter nicht vorzukommen.

Das Allgemeinbefinden ist in keiner Weise gestört, im Gegenteil handelt es sich meist um sonst gesunde, kräftige Personen. Die Untersuchung der inneren Organe, des Blutes und des Urins ergibt keinen sicheren Zusammenhang mit einem organischen Leiden.

Die Ursache der Psoriasis ist noch völlig unbekannt. Psoriasisfamilien sind nicht selten, es ist aber fraglich, ob die Krankheit als solche oder nur die Disposition vererbt wird. Auch die parasitäre Natur der Psoriasis ist noch nicht geklärt, obgleich auch sie viele Anhänger hat; neuerdings sind Strongyloplasmen beschrieben worden, die zur Gruppe der Chlamydozoen gehören. Es sind eine Reihe von Fällen publiziert, in denen Psoriasis im Anschluß an Ekzeme der Ohrmuschel, sowie nach dem Stechen von Ohrlöchern und nach der Impfung aufgetreten ist; es steht aber wohl außer Frage, daß dies nur Gelegenheitsursachen sind, die mit der Ätiologie an sich nichts zu tun haben. Häufig finden sich bei Psoriatikern, besonders bei Erwachsenen, rheumatische Affektionen, die zu schweren Gelenkveränderungen führen können; ferner bei den Patienten selbst oder in deren Familie Migräne und Gicht. Es ist fraglich, ob in derartigen Fällen ein ursächlicher Zusammenhang zwischen Psoriasis und gichtisch-rheumatischer Diathese besteht, oder ob durch die Diathese nur die Disposition für das Auftreten der Psoriasis und eine gewisse Hartnäckigkeit gegeben wird. Auch endocrine Störungen von seiten der Thymus sind dafür verantwortlich gemacht worden.

Die Diagnose der Psoriasis ist leicht bei Berücksichtigung der nicht juckenden, wenig infiltrierten, nicht nässenden Efflorescenzen, der charakteristischen Schuppung, des Auftretens der punktförmigen Blutungen nach Abkratzen der Schuppe, des Abheilens ohne Narben.

Die Prognose ist bezüglich des Allgemeinzustandes gut, die Beseitigung eines bestehenden Ausbruches gelingt meist verhältnismäßig leicht, doch sind Rezidive bisher durch kein Mittel zu verhüten.

Therapie. Ein spezifisches Mittel gegen Psoriasis existiert bisher nicht. Von innerlich anzuwendenden Medikamenten ist in erster Reihe das Arsen zu erwähnen, dessen Wirkung aber sehr unsicher ist. Bei kleineren Kindern gibt man Solutio Fowleri mit Aq. Menth. pip. 1 : 4 dreimal täglich 3—5 Tropfen nach dem Essen, bei älteren Arseninjektionen (Liqu. Kalii arsen., Aq. dest. āā 10,0 1—20 Teilstriche entsprechend dem Alter mit vorsichtigen Steigungen). Anwendung der beliebten Arsenpillen ist nicht vorteilhaft, weil sie häufig unverdaut abgehen. Von den sonst empfohlenen zahlreichen Medikamenten sei noch das Jodkalium erwähnt, das in großen Dosen eine heilende Wirkung ausüben soll, die aber noch unsicherer zu sein scheint, wie die der Arsenpräparate; dasselbe gilt von Thyreoidin, Pankreon usw. Entsprechend der später zu erwähnenden Belichtung der Thymusdrüse sind auch intramuskuläre Injektionen von Thymusextrakt (2 ccm beim Erwachsenen) empfohlen worden. Auch die Darreichung von Protojoduretpillen hatte in einer Reihe von Fällen Erfolg, ebenso intravenöse Injektionen von 20 % Lösung des Natr. salicyl. (je 2—3 g zweimal wöchentlich bei Erwachsenen). In einzelnen Fällen hat man von vegetarischer Diät, Schroth schen Kuren, Karlsbader Brunnen u. dgl. Nutzen gesehen. Meist versagen diätetische Maßnahmen, ohne gleichzeitige äußere Behandlung vollkommen.

Die äußere Behandlung hat zwei Forderungen zu erfüllen; erstens die Entfernung der Schuppen und zweitens die Beeinflussung der erkrankten Basis. Dem ersteren Zweck dienen vor allem prolongierte Bäder von 28—30⁰ von $^1/_2$—1stündiger Dauer, nachdem die erkrankten Stellen gründlich mit Schmierseife oder einer flüssigen Teerseife eingerieben sind. Im Bade werden gleichzeitig vorhandene Kopfschuppen mit Seifenspiritus oder Teerseife entfernt. Genügt diese Behandlung zur Entfernung der Schuppen nicht, was besonders bei veralteten und infiltrierten Formen der Fall sein kann, so müssen sie zunächst mit 5 % Salicylsalbenverbänden resp. 5 % Salicylölkappen abgeweicht werden. Nach dem Bade werden die erkrankten Stellen sofort mit den eigentlichen antipsoriatischen Mitteln in Form von Salben, Tinkturen oder

Pflastern behandelt. Als mildes Mittel kommt bei Kindern die weiße Präcipitatsalbe in Betracht, der man zur Verstärkung der Wirkung ein schwaches Teerpräparat zusetzen kann (Hydrarg. praec. alb. 2,0—4,0, Bismut. subnitr. 4,0, Anthrasol 0,5—2,0, Ung. lenient. ad 40,0 oder Liq. carbon. deterg. angl. 5,0, 5% Ung. Hg. praec. alb. ad 50,0 oder Acid. carbol. 0,5, Bals. peruv., Hg. praec. alb. āā 2,5, Vasel. flav. am. ad 50,0). Für den behaarten Kopf müssen die Salben mit Olivenöl verdünnt werden, oder man benutzt von vornherein Öle: Acid. salicyl., Sulfoform āā 2,0, Anthrasol 1,0, Ol. ricini 10,0, Ol. Olivar. ad 50,0.

Wesentlich energischer als das weiße Präcipitat wirkt die Pyrogallussäure schon in schwacher Konzentration ($\frac{1}{2}$—1%ig) besonders in Verbindung mit Salicyl oder Teer, z. B.: Acid. salicyl. 0,5, Pyrogallol 0,5. Vasel. flav. am. ad 50,0 (Pyrogallus ohne Salicyl verfärbt Haare und Haut stark. Bei Behandlung größerer Flächen auf Carbolharn achten!). Statt dessen können reizlosere Ersatzpräparate wie Lenigallol, Eugallol benutzt werden. Als stärkstes Mittel hat sich das Chrysarobin bewährt, welches man bei Kindern in $\frac{1}{4}$—$\frac{1}{2}$%igen Salben verwendet (Acid. salicyl. 0,5—1,5, Chrysarobin 0,1—0,25, Vasel. flav. ad 50,0). Die Salbe wird mit einem Borstenpinsel tüchtig eingerieben und entweder nur überpudert oder zur Verstärkung der Wirkung eingebunden. Chrysarobin darf wegen der Gefahr einer Conjunctivitis im Gesicht und am Kopf nicht angewandt werden und ist aus diesem Grunde bei kleinen Kindern, die sich die Salbe in die Augen reiben können, nur mit großer Vorsicht zu verwenden oder ganz zu vermeiden. (Chrysarobin verfärbt die Wäsche dauernd.)

Bei kleinen zerstreuten Herden wendet man statt der Salbe eintrocknende Tinkturen an: Chrysarobin 0,5, Traumaticin 50, die mit Borstenpinsel eingerieben werden. Oder Tinkturen des milderen Ersatzpräparates Eurobin: Eurobin 1,0, Eugallol 1,0, Aceton 50,0. An Stelle des Chrysarobin, das in seiner Zusammensetzung unsicher ist, ist auch das synthetische Chrysarobin Cignolin zu empfehlen. Es wirkt stärker als Chrysarobin, reizt weniger und verfärbt die Haut weniger. Es wird in $\frac{1}{2}$%igen Salben und $\frac{1}{2}$%igen Lösungen (Tetrachlorkohlenstoff oder Benzol) angewendet. Sobald stärkere Reizung eintritt, muß mit den oben erwähnten milderen Mitteln weiter behandelt werden. Bei älteren Kindern können dazwischen häufigere Teerbäder, am bequemsten in Form des alten Lassarschen Teerbades, gemacht werden. Das Kind wird im Bade abgeseift, dann mit folgender Mischung eingerieben: Ol. rusci, Ol. fagi, āā 40,0, Ol. Olivar., Spirit. dilut. āā 5,0. Mit dieser Pinselung bleibt es mindestens eine halbe Stunde im warmen Bade, wobei sich der Teer langsam ablöst. Bei frischen Eruptionen muß man mit jeder Behandlung vorsichtig sein und sehr milde anfangen (empfehlenswert sind auch die Balnacid Teerbäder).

Außerordentlich dankbar und sehr angenehm für die Patienten ist die Strahlenbehandlung der Psoriasis. In einzelnen Fällen genügen schon einige Bestrahlungen mit ultraviolettem Licht, um die Efflorescenzen zeitweise zum Verschwinden zu bringen. Auch beim Aufenthalt im Hochgebirge verschwinden sie mitunter. Prompter in der Wirkung und fast nie versagend sind Bestrahlungen mit Röntgen- oder Radiumstrahlen. Die hierbei in Betracht kommenden Dosen sind so außerordentlich gering, daß bei richtiger Handhabung ein Ausfall der Haare nicht eintritt und eine etwaige Störung der tiefer liegenden Organe oder etwa des Wachstums nicht zu befürchten ist. In einigen Fällen war die Bestrahlung der Thymus nach Brock erfolgreich. Bei Rezidiven ist aber zu häufige Röntgenbestrahlung in kurzen Intervallen streng zu vermeiden. Sehr bewährt hat sich ferner bei oberflächlichen Formen die Applikation einer radioaktiven Salbe oder Tinktur enthaltend Doramad: (Thorium X) ca. 500 bis 1000 elektrostatische Einheiten pro g bzw. ccm (Hersteller Deutsche Auer-Gesellschaft). In der Regel genügen 1—2 Anwendungen. Das Doramad (sehr teuer) wird nach Einreibung oder Aufpinselung möglichst luftdicht abgeschlossen. Bei allen lokalen Behandlungsmethoden muß man daran denken, daß Reizungen bzw. Provokationen und Auftreten neuer Schübe möglich sind.

Pityriasis lichenoides chronica (psoriasiform-lichenoides Exanthem; Parapsoriasis).

Dieses seltenere Leiden beginnt erst in der späteren Kindheit, zeitigstens gegen Ende des ersten Jahrzehnts. Befallen sind Stamm und Extremitäten ohne besondere Prädilektion. Das Exanthem zeichnet sich durch eine gewisse Polymorphie aus. Die Einzelefflorescenzen beginnen als stecknadelkopfgroße, rote, glatte, zunächst nicht schuppende Knötchen, die den Lichen ruber planus-Efflorescenzen ähneln. Späterhin flachen die Erhebungen ab und bedecken sich mit feinen, silberweißen, glänzenden, kleinlamellösen Schuppen. Nach Abkratzen der Schuppen tritt gar keine oder nur eine sehr geringe Blutung auf. Subjektive Beschwerden fehlen fast immer vollständig.

Ursache ist unbekannt.

Differentialdiagnostisch kommt in erster Reihe Psoriasis in Betracht.

Therapie ist vollkommen machtlos.

Lichen ruber planus.

Zu den im Kindesalter äußerst seltenen Hautleiden gehört der Lichen ruber planus. Er kommt nur im späteren Kindesalter vor, nur in ganz wenigen Fällen ist er bereits im ersten Kindesalter beobachtet worden. Der Verlauf entspricht dem bei Erwachsenen. Der Lichen beginnt mit kleinen, harten, flachen Knötchen, die hirsekorn- bis linsengroß sind und sehr oft eine kleine Delle haben. Die Knötchen ragen plateauartig über die Haut heraus, haben einen charakteristischen wachsartigen Glanz, sind im Anfang hellrötlich, gehen oft ins blaurötliche über und werden bei der Abheilung hellbraun bis sepiabraun. Es besteht starkes Jucken. Die Pigmentierung bleibt noch lange nach der Abheilung zurück. Das Exanthem findet sich hauptsächlich an der Innenfläche der Handgelenke, an den Beugeflächen, Brust, Leib, Rücken und Unterschenkel.

Die Ätiologie des Lichen ruber planus ist unbekannt. Er findet sich hauptsächlich bei nervösen Kranken; es scheint sich um eine Hautneurose zu handeln. Doch hat auch die parasitäre Ätiologie ihre Anhänger, wofür das allerdings sehr seltene Befallensein von Ehegatten spricht. Häufiger ist das Auftreten familiär.

Die Prognose ist günstig.

Bei der Behandlung hat sich das Arsen in der üblichen Dosis bewährt, bei Kindern gegeben werden kann. Wird Solutio Fowleri oder Arsen in Pillen nicht vertragen, so empfiehlt es sich, ein Arsenwasser, z. B. die Dürkheimer Maxquelle oder Levico- oder Roncegno-Wasser zu verordnen; ganz besonders wirken auch Badekuren (in warmem Arsenwasser) in diesen Badeorten auf die Erkrankung ein. Gegen den starken Juckreiz nützen schwache Carbol- 1,0, Sublimat- 0,05, Vaselinsalbe 50,0 oder heiße Begießungen mit 35⁰igem Wasser. Hartnäckige, größere Lichen ruber-Plaques, die aber bei Kindern sehr selten sind, werden mit Teer- oder Chrysarobinpinselungen behandelt (auch Röntgenbestrahlung oder Radium oder Doramadsalbe wie bei Psoriasis).

Hauttuberkulose.
(Taf. 28—31, Abb. 60—69.)

Die tuberkulösen Affektionen der Haut können sowohl in ihrem Aussehen, ihrer Ausbreitung, ihrer Verteilung, als auch in ihrem Verlauf große Verschiedenheiten darbieten. Die Vielgestaltigkeit, welche der Tuberkulose der Haut zukommt, erinnert an die Mannigfaltigkeit der Hautsyphilide. Erst allmählich haben klinische

Erfahrung, Bakteriologie und biologische Reaktionen gelehrt, daß die so außerordentlich verschieden aussehenden und verlaufenden Gebilde ein und dieselbe Ursache haben, nämlich die Ansiedlung der Tuberkelbacillen innerhalb des Gewebes. Für die Syphilis ist der Nachweis des Erregers bei allen den verschiedenartigen Formen und Stadien in viel weiterem Umfange geglückt als bei der Tuberkulose; aber auch hier sammelt sich ein immer größeres Tatsachenmaterial, das imstande sein wird, weitere Klärung zu bringen. Zur Identifizierung dienen folgende objektiven Hilfsmittel:

1. Die Herdreaktion auf Cutanimpfungen oder subcutane Injektionen sehr geringer Tuberkulinmengen. Diese sind von einer entzündlichen Rötung und Schwellung der erkrankten Herde gefolgt, vorher kaum sichtbare Efflorescenzen werden nach der Injektion deutlich wahrnehmbar, die Reaktion klingt nach einiger Zeit wieder ab und kann von einer örtlichen Besserung gefolgt sein.

2. Der Nachweis von Tuberkelbacillen im Abstrich, im Gewebsschnitt oder durch Kultur. Er ist außerordentlich schwierig, mit Hilfe der Antiforminmethode, der Serienschnittfärbung usw. aber öfters gelungen.

3. Der Nachweis der Pathogenität für Meerschweinchen durch Verimpfung exzidierter Gewebsstücke.

4. Die histologische Untersuchung, welche charakteristisches tuberkuloides Gewebe ergibt: Anhäufung von Epitheloidzellen, Langhanssche Riesenzellen, zentrale Nekrose, Rundzellenwall. Dieses tuberkuloide Gewebe tritt aber nicht nur bei Tuberkulose auf, sondern kann sich auch bei Lepra, Syphilis, ja sogar nach subcutanen Injektionen von Arzneimitteln finden.

Die häufigste und bekannteste Form der Hauttuberkulose ist der **Lupus vulgaris** (fressende Flechte) (Taf. 28, Abb. 60—62).

Der Lupus vulgaris ist eine überaus chronische, meist in jugendlichem Alter und zu Beginn der Pubertät auftretende Hauterkrankung, welche die Neigung hat, sich sowohl flächenhaft, als auch nach der Tiefe zu auszubreiten. Seine charakteristischste Efflorescenz, die, wenigstens stellenweise, fast immer nachgewiesen werden kann, ist das Lupusknötchen. Die primären Lupusknötchen treten in Form von stecknadelkopfgroßen oder größeren, in die Haut eingesprengten, gelbbraunen bis rotbraunen circumscripten Infiltraten auf, die sich nicht derb anfühlen, durch eine Sonde leicht eingedrückt werden können und auf Glasdruck nicht verschwinden, sondern als eigenartig transparente Einlagerungen deutlich erkennbar sind.

Diese Knötchen können im Beginn isoliert, zu Gruppen vereinigt, oder zu einem kleinen Herd zusammengedrängt meist an den Wangen oder in der Umgebung der Nase auftreten, aber auch Rumpf und Extremitäten können den ersten Sitz der Krankheit abgeben. Weiterhin breitet sich ein derartiger, in der Haut eingesprengter, nicht erhabener, mäßig schuppender Herd (L. maculosus) allmählich peripherisch aus, manchmal mit spontaner, narbiger Abheilung einzelner Stellen im Zentrum. Besonders an den Extremitäten und in der Gesäßgegend können auf diese Weise durch serpiginöses Fortschreiten außerordentlich große Flächen befallen werden (L. serpiginosus). Dicht gedrängte Lupusknötchen können sich zu größeren Knoten vereinigen, die nun das Niveau der Haut halbkugelig überragen; derartige Knoten selbst wieder vereinigen sich unter gleichzeitiger diffuser Infiltration und Verdickung des Gewebes (L. tumidus, L. hypertrophicus) zu größeren Herden, welche besonders gern an der Nase, der Oberlippe und angrenzenden Partien sitzen. Das weiche, morsche Granulationsgewebe ist leicht verletzlich; durch Austritt von Serum, ferner durch Eiterung infolge von Sekundärinfektion kommt es zu Borkenbildung, unter der sich weiterhin ein Zerfall vorbereiten kann, der kleinere oder größere Partien in eine Geschwürsfläche verwandelt (L. exulcerans). Die Geschwüre sind äußerst torpide, unscharf begrenzt, leicht blutend, mit gelbbrauner Borke bedeckt, wenig schmerzhaft. Häufig kommt es stellenweise zu starker papillomatöser Wucherung in Form von verrucösen, stark verhornten Efflorescenzen (L. verrucosus). Diese Formen findet man besonders in der Umgebung von Lupusherden, bei denen das Zentrum sich bereits in eine starre, sklerosierte Narbe umgewandelt hat (L. sclerosus). Das tuberkulöse Gewebe breitet sich nicht nur in der Haut flächenhaft aus, sondern dringt auch in die Tiefe und zerstört Muskeln, Sehnen, Knorpel und Knochen. Auf diese Weise kommt es zu furchtbaren Entstellungen und zu schweren funktionellen Störungen und Verstümmelungen (L. mutilans). Die stärksten Zerstörungen werden am Gesicht und an den Händen beobachtet. Außerordentlich häufig sind Einschmelzungen der Nasenspitze, in leichteren Fällen unter dem Bilde der „abgegriffenen Nase“, in schwereren Fällen wird allmählich die ganze Nase zerstört; ebenso können die Ohren verstümmelt werden. Die narbige Umwandlung führt zu Ectropium der Lider mit ihren Folgen für das Auge selbst, die Mundspalte wird verkleinert, starr, und kann schwer zum Essen geöffnet werden. Die Zerstörungen können so hochgradig sein, daß das ganze Gesicht in eine unförmige Kugel verwandelt wird, oder beinahe den Eindruck eines Totenkopfes macht. Auch an den Händen werden Sehnen und Knochen zerstört. Nicht selten findet bei Lupus der Hände eine weitere Ausbreitung des Prozesses auf dem Wege der größeren Lymphbahnen statt, in deren Verlauf es zur Bildung von tuberkulösen Knoten kommt. Auch Schleimhäute werden befallen, vor allem die Nasenschleimhaut, die in fast allen Fällen von Gesichtslupus ergriffen ist und das Zahnfleisch, das sich auflockert, leicht blutet, in Granulationsmassen umwandelt und retrahiert, so daß die Zähne verlängert aussehen. Auf der Schleimhaut des Gaumens, der Epiglottis und im Kehlkopf kommt der lupöse Prozeß häufig zur Ansiedlung, seltener auf der Conjunctiva. Der Verlauf der Erkrankung ist ein außerordentlich langwieriger und hartnäckiger. In sehr günstigen Fällen kommt bei sonst gutem Allgemeinzustand eine Spontanheilung mit Narbenbildung vor, in den meisten Fällen heilen zwar einzelne Stellen spontan ab, an anderen geht der Prozeß aber weiter. Die schweren Fälle bedürfen oft jahrelanger Beobachtung und dauernder Behandlung, um in einem erträglichen Zustand zu bleiben. Bei langem Bestande kann sich mitunter auf dem Boden des Lupus ein Hautcarcinom entwickeln, auch sarkomatöse Degeneration ist beobachtet worden.

Eine bei Kindern sehr seltene, bei Erwachsenen häufiger beobachtete, relativ gutartige Lupusform ist der **Lupus follicularis disseminatus** (Tilbury Fox), der auch als Lupus miliaris disseminatus bezeichnet wird und wohl identisch ist mit dem L. acneiformis resp. der Acnitis. Die Stellung dieser Form zur Tuberkulose war früher zweifelhaft, die Affektion muß aber wohl jetzt auf Grund des positiven Tuberkelbazillennachweises zu den echten Hauttuberkulosen gerechnet werden. Sie tritt meist erst nach der Pubertät auf und besteht in einer Aussaat etwa stecknadelkopfgroßer, scharf begrenzter, gelblicher oder rotbrauner, in der Haut gelegener, weicher Herde, die häufig um einen Follikel oder die Öffnung einer Schweißdrüse herum gelegen sind, auf Glasdruck nicht verschwinden und meistens am Gesicht, aber auch an anderen Körperstellen lokalisiert sind. Daneben bestehen größere, derbere Knötchen und Knoten, die acneähnlich aussehen und mehr aus der Tiefe zu kommen scheinen — die eigentlichen Acnitisefflorescenzen — zu zentralen Einschmelzungen neigen und mit Narbenbildung ausheilen. Das histologische Bild zeigt typische Tuberkeln mit Langhansschen Riesenzellen.

Wohl die häufigste unter den Hauttuberkulosen der Kinder ist der **Lichen scrofulosorum** (Taf. 30). Alle Kranken mit Lichen haben irgend einen tuberkulösen Herd an Knochen, Drüsen oder inneren Organen und die Hautveränderung ist wohl die Folge einer hämatogenen Tuberkelbacillenaussaat in der Haut. Der gelungene Tuberkelbacillennachweis in den Efflorescenzen und der positive Ausfall der Tierimpfung sichern dem Lichen scrofulosorum seinen Platz unter den echten Hauttuberkulosen.

Der Lichen scrofulosorum besteht in einer Aussaat kleiner follikulärer Efflorescenzen, die meist die Form von etwa stecknadelkopfgroßen, gelben oder bräunlichen, wachsartig glänzenden Knötchen haben, später ein Schüppchen tragen, und sehr an die primären Efflorescenzen des Lichen ruber planus erinnern. Die Efflorescenzen sind meist am Rumpf, seltener an den Extremitäten lokalisiert, meist in großer Anzahl vorhanden, häufig in Form aggregierter Herde. Mitunter konfluieren eine größere Anzahl von Einzelknötchen zu gelbbraunen, schuppenden, flächenhaften, zirkulären, circinären, ovalären Herden oder zu Plaques, die der Pityriasis rosea oder dem seborrhoischen Ekzem ähneln. Besonders diese letztgenannten Formen können zentral abheilen und serpiginöse Herde bilden. Manchmal sind ausgedehnte Flächen mit massenhaften, zum Teil konfluierenden Efflorescenzen bedeckt, so daß der Eindruck einer universellen Dermatose erweckt wird, wobei es schwer ist, innerhalb der diffus schuppenden Flächen die charakteristischen Knötchen zu erkennen.

In seltenen Fällen sind die Lichenefflorescenzen mit $^1/_2$—2 mm langen, feinen, kegelförmigen oder zylindrischen Hornstacheln besetzt (Lichen spinulosus), in anderen wieder sind sie größer, knotiger, neigen zu zentraler Einschmelzung und bekommen ein acneartiges Aussehen. Diese entsprechen wohl den bei dem Lupus miliaris disseminatus beschriebenen acneiformen Efflorescenzen (Acnitis) und laufen in der Literatur unter dem Namen Acne scrofulosorum. Es ist dabei zu berücksichtigen, daß hierher wohl manche Fälle von Acne cachecticorum zu rechnen sind, während andererseits zur Acne scrofulosorum manche Fälle gerechnet wurden, die nicht als Tuberkulose aufgefaßt werden können. Häufiger als diese absonderlich großen Efflorescenzen des Lichen scrofulosorum sind solche, welche der Betrachtung zunächst entgehen, und die erst nach einer Tuberkulininjektion infolge der eintretenden spezifischen örtlichen Tuberkulinreaktion sichtbar werden; besonders diese Formen sind es auch, welche nach einer oder mehreren Tuberkulininjektionen abheilen.

Eine weitere im Kindesalter und schon bei Säuglingen vorkommende Form der Hauttuberkulose ist das **papulo-nekrotische Tuberkulid** (Taf. 31, Abb. 68, 69). Es bildet sich an beliebigen Stellen ein stecknadelkopfgroßes, rundes, scharf begrenztes, das Hautniveau kaum überragendes Knötchen von bläulich- oder braunroter Farbe, in dessen Zentrum sich eine kleine Nekrose ausbildet, die dazu führt, daß eine nabelartige, meist mit einem Schüppchen bedeckte Delle entsteht. Bei leichtester Ausbildung der Nekrose erscheint diese Delle wie ein Nadelstich. Spannt man die Haut an, so zeigt die Papel einen wachsartigen Glanz. Diese Efflorescenzen, die lange persistieren können, sind manchmal in sehr geringer, manchmal in größerer Anzahl vorhanden. Es handelt sich immer um primär tuberkulöse Individuen, bei denen die Hautefflorescenzen als miliare, hämatogen entstandene Hauttuberkulose auftreten. Ihre echte tuberkulöse Natur ist durch die gelungene Überimpfung auf Meerschweinchen sichergestellt. Die Kenntnis und sichere Erkennung dieser unscheinbaren Knötchen ist von großer Wichtigkeit, weil sie das Vorhandensein einer inneren Tuberkulose anzeigen. Ferner finden sie sich, wenn auch nicht zu jeder Zeit, so doch irgend einmal während der Dauer der tuberkulösen Erkrankung bei einem außerordentlich großen Prozentsatz der tuberkulösen Kinder. In prognostischer Hinsicht besagen sie nicht viel, jedenfalls ist die Wiederherstellung der Kinder trotz bestehender papulo-nekrotischer Tuberkulide durchaus möglich.

In dieselbe Gruppe des papulo-nekrotischen Tuberkulids gehört die von Barthélemy mit dem Namen **Folliclis** belegte Hautaffektion.

(Die von Barthélemy als **Acnitis** bezeichnete Form des papulo-nekrotischen Tuberkulids, bei der es sich um tiefer sitzende, rascher einschmelzende, acneartige Efflorescenzen handelt, und die meist im Gesicht lokalisiert ist, haben wir bei dem Lupus follicularis disseminatus bereits erwähnt, von dem sie nicht scharf zu trennen ist.)

Die echten Hauttuberkulosen können ferner auftreten in Form von **tuberkulösen Hautgeschwüren,** die meist in der Umgebung der Lippen oder des Afters sitzen und wohl stets durch Autoinoculation mit Tuberkelbacillen, die aus den Luftwegen resp. dem Darmkanal des betreffenden Patienten stammen, entstanden sind. Die Geschwüre haben einen schmierigen Grund, zeigen schlaffe Granulationen und unterminierte Ränder. Tuberkelbacillen sind auf dem Geschwürsgrund häufig leicht nachweisbar.

Eine weitere Form, die im Kindesalter sehr häufig vorkommt, ist das **Scrofuloderma** (Taf. 29, Abb. 65). Am häufigsten findet sich das sekundäre Scrofuloderma, das nach seiner Entstehung und seinem Sitz von tieferen tuberkulösen Herden, zumeist von Drüsen- oder Knochenherden abhängig und als eine von diesen fortgeleitete, zur Erweichung neigende umschriebene Hauttuberkulose aufzufassen ist. Über den tiefen Herden bilden sich weiche, kirsch- bis eigroße, bläuliche, gut abgrenzbare, gummaähnliche Infiltrate, die später vereitern („kalter Absceß"), die darüber gelegene Hautdecke verdünnen, schließlich durchbrechen und sich in ein Geschwür umwandeln, von dessen Grund aus Fisteln in die primären Herde hineinführen. Die Haut ist in der Umgebung der Geschwüre weithin unterminiert und infolge des sich ziemlich reichlich absondernden Eiters meist entzündlich gereizt. Die Heilung erfolgt mit unregelmäßigen, teils eingezogenen Narben. Im Gegensatz hierzu entsteht das primäre Scrofuloderma ohne Beziehung zu tieferen Herden als selbständiger Granulationstumor der Haut und des Unterhautgewebes auf hämatogenem Wege. Wegen der Ähnlichkeit mit den syphilitischen Hautgummen werden diese Geschwülste oft als „scrofulöse Gummen" bezeichnet. Außer über tuberkulösen Drüsen bilden sich Scrofulodermherde auch über tuberkulösen Knochenherden besonders an den Tibien und den Rippen. Die gleichen Veränderungen können sich aber auch an beliebigen anderen Hautstellen, unabhängig von in der Tiefe gelegenen tuberkulösen Prozessen, bilden.

Hauptsächlich an den Extremitäten jugendlicher Personen lokalisiert ist die von Bazin unter dem Namen **Erythème induré** beschriebene Erkrankung. Sie ist durch knotige oder plattenförmige, mäßig dicke Infiltrate gekennzeichnet, welche das Hautniveau nur mäßig oder gar nicht überragen und eine rote oder bläulichrote Verfärbung aufweisen. Nach Monaten kann spontane Rückbildung eintreten oder es kommt zu Einschmelzungen mit Ausbildung außerordentlich hartnäckiger Geschwüre.

Seltener wird bei Kindern die **Tuberculosis cutis verrucosa** beobachtet, die vorzugsweise die Finger und Hände befällt und durch direkte Einimpfung von Tuberkelbacillen verschiedener Herkunft entsteht. Meist handelt es sich um die Einbringung von tuberkelbacillenhaltigem Material aus der Außenwelt wie es bei inniger Berührung mit solchem bei bestimmten Berufsklassen (Ärzte, Anatomen, Schlächter, Viehpfleger, Wäscher usw.) möglich ist. Es kann aber natürlich auch die Einimpfung eigener Tuberkelbacillen in derselben Weise die Ursache für diese Affektion abgeben. Es bilden sich circumscripte, meist rundliche, in der Cutis oder auch in der Subcutis sitzende Efflorescenzen, welche allmählich bis auf Linsen- bis Pfennigstückgröße anwachsen, von einem roten, entzündlichen Saum umgeben sind, stellenweise kleine, eitrige Einschmelzungen zeigen, und bald eine harte, meist rauhe, warzenartige Beschaffenheit annehmen. Durch Konfluenz können größere Partien befallen werden. Die Krankheit zieht sich über viele Jahre hin und bleibt fast immer rein lokal; nur bei der speziell als Leichentuberkel bezeichneten Form (Verruca necrogenica) soll ein Weitergehen des tuberkulösen Prozesses auf dem Lymphwege nicht so selten sein.

Ätiologie. Die Ursache der Hauttuberkulosen ist der Tuberkelbacillus resp. die durch ihn an Ort und Stelle erzeugten Produkte. Die frühere Ansicht, daß die von irgend einem tuberkulösen Herde in die Zirkulation gelangten Toxine in der Haut tuberkuloseartige Veränderungen hervorrufen (Tuberkulide), muß fallen gelassen werden. Am häufigsten beruht die Hauttuberkulose auf der Infektion mit dem Typus humanus, der in der Mehrzahl der Fälle von Lupus vulgaris den Erreger darstellt, doch wird auch der Typus bovinus hierbei konstatiert. Wohl die meisten Fälle von Tuberculosis cutis verrucosa sind durch den Typus Bovinus hervorgerufen. Außerordentlich selten scheint Hauttuberkulose durch den Geflügeltuberkelbacillus (Typus Gallinaceus) erzeugt zu werden, wenigstens ist bisher in der Literatur nur ein einziger derartiger Fall beschrieben (Lipschütz). Die Möglichkeiten für die Ansiedlung von Tuberkelbacillen in der Haut sind folgende:

1. Exogene Infektion mit fremden, nicht aus dem eigenen Körper stammenden Tuberkelbacillen. Dieser Modus kommt vor allem bei der Tuberculosis cutis verrucosa in Betracht, ist aber auch bei Lupus vulgaris und anderen Formen möglich.

2. Autoinocculation von außen bei bereits tuberkulösen Menschen mit eigenen Tuberkelbacillen; kommt hauptsächlich für die Entstehung des tuberkulösen Ulcus in Betracht.

3. Hämatogene Infektion durch Verschleppung eigener Tuberkelbacillen auf dem Blutwege, hauptsächlich bei Lupus disseminatus, Lichen scrofulosorum, papulonekrotischem Tuberkulid.

4. Auf dem Wege der Lymphbahnen von einem tuberkulösen Herd aus in eine Hautstelle vordringende Infektion; Scrofuloderm über tuberkulösen Drüsen- oder Knochenherden, Lupusknötchen über tuberkulösen Drüsen.

Warum trotz der gleichen bakteriellen Ursache derartig verschiedene Krankheitsbilder der Hauttuberkulose auftreten, ist noch nicht völlig geklärt; so viel ist sicher und experimentell gestützt, daß allergische Vorgänge bei der Besonderheit des klinischen Bildes eine Rolle spielen. Daneben kommen noch andere Faktoren in Betracht, wie z. B. örtliche Bildung von Toxinen, Allgemeinzustand des Patienten, eventuell auch Sensibilisierungsvorgänge für Licht.

Die verschiedenen Formen der Hauttuberkulose sind in ihrem Verlauf, ihrer Schwere und ihrer Prognose sehr verschieden, aber auch innerhalb der einzelnen Formen gibt es große Unterschiede. Zwischen den harmlosen, dem bloßen Auge beinahe entgehenden, kleinen, oberflächlichen Efflorescenzen und der schweren, unaufhaltsam vordringenden und verstümmelnden Form des Lupus vulgaris z. B. gibt es alle nur denkbaren Übergänge. Bei der Prognose kommt ferner, abgesehen von der Art des lokalen Prozesses, noch die allgemeine Tuberkuloseresistenz des Kranken in Betracht. Diese sowie der Allgemeinzustand, das Vorhandensein nachweisbarer tuberkulöser Prozesse in den Lungen, den Drüsen, Knochen und Gelenken sowie anderen Organen und die Schwere dieser Prozesse sind von der größten Wichtigkeit.

Die Behandlung hat bei allen Formen der Hauttuberkulose den Gesamtorganismus zu berücksichtigen und sich nach den Grundsätzen der allgemeinen Tuberkulosebehandlung zu richten.

Zur örtlichen Behandlung stehen folgende Maßnahmen zur Verfügung:

1. Chirurgische: Umschriebene Herde von Lupus vulgaris oder Tuberculosis cutis verrucosa können mitunter vollständig im Gesunden excidiert und der Defekt sofort durch eine entsprechende Plastik gedeckt werden. Diese chirurgische Methode ist besonders durch Lang zu einer hohen Vollendung ausgebildet worden, ist rasch, radikal und gibt häufig auch in kosmetischer Beziehung sehr gute Resultate, hat aber immerhin ein beschränktes Anwendungsgebiet.

Auskratzen mit dem scharfen Löffel und galvanokaustische Zerstörung, kombiniert oder für sich ausgeführt, kann bei kleinen Herden, z. B. bei Tuberculosis cutis verrucosa, in Betracht kommen, im allgemeinen ist diese Methode, die früher sehr viel geübt wurde, jetzt fast völlig verlassen, weil sie kosmetisch die schlechtesten Resultate gibt, die Gefahr der Verschleppung in sich birgt und selbst wenn man recht rücksichtslos vorgeht, Rezidive nicht ausschließt. Dieses Verfahren sollte eigentlich immer abgelehnt werden.

2. Behandlung mit chemischen Mitteln: Hier kommen in erster Reihe eine Anzahl von Ätzmitteln in Betracht: Cal. caustic., Liq. stibii chlorati, Resorcin, Arsen, Salzsäure usw., die in Form von Salben aufgebunden, oder in Lösungen auf die Herde gepinselt, oder mit Hilfe von Holzstäbchen in die Knötchen gebracht werden (Spickmethode von Unna). Alle diese Methoden sind schmerzhaft, langwierig und meist nicht radikal, häufig auch kosmetisch nicht befriedigend. Am meisten bewährt hat sich die Pyrogallussäure. Diese wird als 10—20%ige Pyrogallolvaseline messerrückendick auf Lint gestrichen und auf die Lupusherde aufgebunden, der Verband alle 24 Stunden erneuert. Luftdichter Abschluß vermindert die Schmerzen. Das kranke Gewebe wird durch das Pyrogallol rascher zerstört als das gesunde, daher zeigt sich bis zu einem gewissen Grade eine Art elektiver Wirkung. Nach einiger Zeit verfärbt sich das kranke Gewebe graubraun und stößt sich allmählich ab. Es empfiehlt sich dann mit der Konzentration des Pyrogallols hinunterzugehen und lange Zeit hindurch mit $^1/_4$—2%igen Salben zu verbinden. Um am Beginn die Ätzwirkung auf das kranke Gewebe rascher zu erhalten, kann man folgende Salbe benützen: Pyrogallol, Acid. salicyl., Kreosot āā 10,0, Vasel. flav. am. ad 100,0.

Zum mindesten dieselben guten Ergebnisse wie die Pyrogallolbehandlung liefert die neue, freilich auch recht schmerzhafte Kochsalzmethode. Sie eignet sich nur für Herde, die ulceriert oder wenigstens von Oberhaut entblößt sind; gegebenenfalls wird die Oberhaut durch starke Salicylsalben oder Kohlensäureschnee vorher weggeätzt. Es wird mit Wasser ein dicker Kochsalzbrei angerührt, in mehrfachen Lagen zwischen Mullschichten aufgetragen und mit Deckverband befestigt; das Auftragen wird täglich je nach dem Fall 1—2 Wochen lang erneuert, bis durch Verätzung des ganzen tuberkulösen Gewebes ein tiefes Geschwür entstanden ist, das dann unter indifferenten Salben schnell heilt. Die Schmerzen können durch Aufstreuen von Anästhesin gelindert werden.

Neuerdings wird über gute Resultate mit einer Lecithinkupfer enthaltenden Salbe berichtet. (Das Präparat wird unter dem Namen Lekutyl von den Farbenfabriken vorm. Fr. Bayer u. Co. in Handel gebracht.)

Erweichte Scrofulodermknoten heilen oft sehr schnell nach Aspiration des Eiters und Injektion von Jodoformglycerin. Nach der zweiten Injektion wird das Glycerin wieder aspiriert, durch 5%ige Tanninlösung ersetzt und der nun gebildete zähe Inhalt nach einer Stunde durch Stichincision entleert.

3. Physikalische Behandlung:

Hitze wird hauptsächlich mit Hilfe des Heißluftbrenners von Holländer angewandt und gibt besonders auch bei Behandlung des Zahnfleischlupus brauchbare Resultate.

Kälte in Gestalt des Kohlensäureschnees oder der Vereisung durch den Äthylchloridspray hat sich im allgemeinen nicht als brauchbare Methode eingebürgert.

Licht, hauptsächlich in Form örtlicher Anwendung künstlichen, konzentrierten Lichtes, liefert in jeder Beziehung ausgezeichnete Resultate in erster Reihe bei Lupus vulgaris. Die Behandlung wird am besten mit den großen Finsenlampen oder den Finsen-Reynlampen ausgeführt, ist mühevoll, sehr langwierig, nur in großen Instituten gut durchführbar, aber für Lupus des Gesichtes infolge des kosmetisch unübertrefflichen Erfolges in erste Reihe zu stellen. Gute Resultate werden auch mit der Quecksilberdampflampe erzielt, deren Handhabung einfacher ist.

Röntgenbehandlung kann ebenfalls sehr gute Resultate liefern. Hauptsächlich sind es die tumiden, hypertrophischen Formen des Gesichtslupus, welche durch eine geeignete Röntgenbehandlung in kurzer Zeit wesentlich gebessert werden, ferner die ulcerösen Formen, die Tuberculosis cutis verrucosa, das Scrofuloderm einschließlich der dabei vorhandenen Drüsentuberkulose. Schwerer sind dagegen die Formen zu beeinflussen, bei denen innerhalb einer normalen oder bereits narbig umgewandelten Haut noch Lupusknötchen eingesprengt sind. Hier müßten größere Dosen, die schon

zu stärkeren Hautschädigungen führen können, angewandt werden; infolgedessen
ist es besser, die Fälle, wenn sie auf dieses Stadium gebracht worden sind, mit der
Finsenschen Methode weiter zu behandeln.

Für Radium und Mesothorium gilt dasselbe wie für die Röntgenbehandlung.
Infolge der leichten Applikationsmöglichkeit eignen sie sich auch für die Behandlung
des Schleimhautlupus.

4. Spezifische Behandlung: Sie wird mit Alt- oder Neutuberkulin, in steigenden
Dosen subcutan injiziert, durchgeführt. Man beginnt mit geringen Mengen ($^1/_{100}$ mg)
und richtet sich mit den Intervallen und den Steigungen nach den örtlichen und
allgemeinen Reaktionen. Man sucht, vorsichtig steigend, solche Dosen zu injizieren,
die imstande sind, wenigstens leichte örtliche Reaktionen zu erzielen. Für diese
Behandlung eignen sich am besten die disseminierten Formen (Lichen scrofulosorum
und papulonekrotische Tuberkulide). Das Tuberkulin kann auch in die scarifizierte
Haut eingerieben werden (Ponndorfsche Methode). Wegen der Gefahr folgenschwerer
Herdreaktionen sind Tuberkulinkuren mit größter Vorsicht durchzuführen.

Neuerdings wird das oben erwähnte Lekutyl zur Allgemeinbehandlung der Tuberkulose in Form von subcutanen und intravenösen Injektionen, sowie als Schmierkur
und innerlich angewandt.

Lupus erythematodes.
(Taf. 32, Abb. 70, 71.)

Unter Lupus erythematodes versteht man eine mit einer Entzündung beginnende
und zur leichten Atrophie führende Erkrankung der Haut. Sie erscheint zunächst
in Form kleiner, flacher, beetartiger, runder Erhebungen von lebhaft roter oder livider
Farbe. Meist sinkt das Zentrum bald ein und blaßt ab, die Talgdrüsenöffnungen
klaffen weit und sind mit eigenartigen, grünlichen, Mitessern ähnlichen Gebilden
angefüllt. Die Fläche ist mit einer schmutziggrau aussehenden Hornschichte bedeckt.
Weiterhin bildet sich allmählich zentral eine narbenartige Atrophie aus, während
der rote Rand noch leicht erhaben ist und sich langsam peripherisch auszubreiten
pflegt, bis ein Stillstand eintritt.

Die Erkrankung kommt verhältnismäßig selten im Kindesalter vor, kann aber
bereits im dritten Jahre auftreten und lange Zeit bestehen. Sie findet sich hauptsächlich im Gesicht, und zwar an Wangen, Nasen, Ohren, häufig in Form einer
Schmetterlingsfigur über die Wangen sich erstreckend, am behaarten Kopf, an Händen
und Füßen, und ist im allgemeinen bei Kindern gutartig.

Es handelt sich um eine Granulationsgeschwulst, die vielleicht im Zusammenhang mit Tuberkulose steht und von vielen zu den „Tuberkuliden" gerechnet wird,
zumal die Tuberkulinreaktion und die Pirquetsche Probe häufig positiv ausfällt.
Neben der eben beschriebenen chronischen Form kommt eine akute, ausgebreitete,
disseminierte vor, die sich in kurzer Zeit nach Art eines septischen Exanthems verbreitet und bei der die entzündlichen Erscheinungen der Efflorescenzen überwiegen.
Diese Form, deren Zugehörigkeit zu den septischen Exanthemen noch nicht ganz
geklärt ist, führt häufig zum Tode.

Prognose: Endgültige Heilung ist nicht immer zu erreichen, doch gibt es Fälle,
die gut beeinflußbar sind und völlig ausheilen.

Therapie. Es gibt eine Unzahl von Mitteln, welche bei L. erythem. angewandt
sind, der Erfolg ist nie vorauszusagen. Grundsatz ist, zu Anfang der Behandlung
Reizwirkungen streng zu vermeiden, damit nicht ein starkes Fortschreiten des Randes
und damit erneuter Ausbruch stattfindet. Also mit den milden Mitteln beginnen und
allmählich stärker werden. Mitunter genügen Abtupfungen mehrmals am Tage mit
Spir. saponat.-kalin. Hebrae, Auflegen von Salicylseifenpflaster täglich 5—10%ig,
Carbol-Quecksilber oder Quecksilber-Guttaplast, Bepinseln mit reiner Carbolsäure

oder Jodtinktur und gleichzeitig innerlich Chinin (Holländer). Schwache Pyrogallus- (1—5 $^0/_0$ ig) und Chrysarobinsalben ($^1/_{10}$—1—2 $^0/_0$ ig) (Vorsicht für die Augen). Gefrieren mit Kohlensäureschnee, Behandlung mit der Quarzlampe, Röntgenstrahlen wirken oft ausgezeichnet, aber auch die letztgenannte Behandlung kann zu akuten Verschlechterungen führen. Neuerdings wird über sehr gute Resultate mit Radiumbehandlung berichtet.

In der letzten Zeit ist insbesondere aus der Breslauer Hautklinik über sehr günstige Heilresultate durch Injektionen mit Krysolgan berichtet worden (wöchentlich bei Erwachsenen je eine intravenöse Injektion von 0,025—0,1 steigend). Vorsichtige Dosierung ist nötig, da Krysolgan kein indifferentes Mittel ist. Auch Injektionen von Neosilbersalvarsan wirken häufig günstig.

Granuloma annulare (Radcliffe-Crocker).
(Taf. 33, Abb. 73.)

Der erste Fall von Granuloma annulare wurde im Jahre 1895 von Colcot Fox als ringed eruption beschrieben. 1902 prägte Crocker den Namen Granuloma annulare. In Deutschland wurde der erste Fall von Galewsky im Jahre 1908 veröffentlicht. Beim Granuloma annulare handelt es sich um das Auftreten von weißen oder rötlichen, keloidartigen Knötchen, die weder jucken noch schmerzen und die Finger- und Handrücken bedecken. Die Knötchen zeigen oft eine ringartige Form, sind peripher angeordnet oder bilden einen weißen, keloidartigen, wallartigen Kraterring mit eingesunkenem Zentrum. Die Krankheit besteht monate- oder jahrelang, bisweilen verschwinden die Knötchen und es treten wieder neue auf. Beide Geschlechter werden befallen, verhältnismäßig häufig junge Mädchen.

Über die Ätiologie des Granuloma annulare ist noch nichts Sicheres bekannt. Galewsky, Arndt und andere rechnen es zu den spezifischen chronischen Infektionskrankheiten der Haut, während andere an einen Zusammenhang mit den Tuberkuliden gedacht haben. Spontane Ausheilung kommt vor. Therapeutisch wirkt am besten Arsen innerlich und Röntgenbelichtung.

Lichen pilaris.
Keratosis follicularis (Unna). Sklerodermie pilaire (Besnier).

Unter Lichen pilaris verstehen wir eine follikuläre Hyperkeratose, die sich namentlich an den Streckseiten der Extremitäten findet. Hauptsächlich auf den Follikelmündungen der Oberschenkel und Oberarme erheben sich kleine, spitze Hornkegel, die oft noch Haarreste enthalten oder kleine Schüppchen tragen. Die Haut fühlt sich rauh, reibeisenartig an. Oft findet sich dazu eine leichte Hyperämie (Keratosis follicularis rubra), die namentlich bei Mädchen störend wirkt. Der Lichen pilaris kommt häufiger bei Mädchen als bei Knaben vor. Er entsteht erst in der zweiten Kindheit und schwindet von da ab nicht wieder.

Die Erkrankung scheint familiär und hereditär zu sein. Die sehr langweilige und langdauernde Behandlung, die nur temporäre Besserungen erzielt, besteht in Seifenwaschungen, Bädern und Anwendung von keratolytischen Fetten (Schwefel, Salicyl-Resorcin-Salben).

Ulerythema ophryogenes (Tänzer).
(Taf. 24, Abb. 52.)

Im frühen Kindesalter findet sich, namentlich bei blonden Kindern, an den Augenbrauen, später auf Stirn, Wangen, Hals, den Streckseiten der Oberarme und dem behaarten Kopf folgende familiär auftretende seltene Affektion: Nach einem erythematösen Vorstadium bilden sich allmählich kleine Hornkegelchen über den Follikeln, die Haare werden dünn, brechen ab oder fallen aus und zum Schluß tritt an Stelle des Erythems eine leichte follikuläre und intrafollikuläre Atrophie, die zur Bildung kleiner Grübchen führt. Wird die Erkrankung nicht im Kindesalter energisch behandelt, so findet sich bei Erwachsenen sehr oft anstatt der Augenbrauen eine leichte rötliche Verfärbung, die von kleinen atrophischen Grübchen unterbrochen ist, in deren Bereich die Haut mit vereinzelten dünnen Härchen besetzt ist.

Die Krankheit ist anscheinend familiär und hereditär.

Die **Behandlung** besteht in der Anwendung von Schwefel-, Salicyl-, Teersalben und -seifen und der Bestrahlung mit Quarzlicht, sobald die ersten Erscheinungen auftreten. Ist bereits eine Atrophie eingetreten, so ist natürlich wenig Erfolg der Behandlung zu erwarten.

Pityriasis rubra pilaris (Devergie).

Unter dem Namen Pityriasis rubra pilaris versteht man eine Erkrankung der Follikel. Auf der hyperämischen Haut, die mit einer kleienförmigen Desquamation bedeckt ist, erscheinen die Follikel mit kleinen, festen, harten Hornkegeln bedeckt, die sich namentlich an der Streckseite der Phalangen ganz besonders stark entwickeln. Starke Hornmassen finden sich an den Palmae und Plantae, an der Dorsalfläche der Gelenke, um die Fingerspitzen herum. Die Haut fühlt sich wie ein Reibeisen an und zeigt je nach dem Grade der Hyperämie einen weißlichen oder rötlichen Farbton. Die Schuppung und Rauhheit, die in schwereren Fällen immer stärker wird, kann ebenso wie die Hyperämie zunehmen, während der entzündliche Zustand der Haut ziemlich unverändert zu sein scheint. In leichteren Fällen bleibt der Zustand immer derselbe. Die Erkrankung, die sich hauptsächlich in den Beugefalten der großen Gelenke, im Gesicht, am behaarten Kopf, Hals, Brust, Glutaeen und an den Fingerphalangen in symmetrischer Ausbreitung findet, ist verhältnismäßig selten; sie beginnt bereits im frühen Kindesalter und dauert das ganze Leben hindurch.

Die **Ursache** dieser Erkrankung, bei der es sich um eine allgemeine Hyperkeratose der Haut handelt, ist völlig unbekannt.

Die **Therapie** kann nur eine Erweichung der Hornmassen und Verminderung der Schuppen bewirken; sie wird also in Bädern, Schwitzprozeduren und Salicylschwefelsalben bestehen.

Dermatomykosen.

Dermatomykosen sind durch Fadenpilze hervorgerufene örtliche Hauterkrankungen, die vornehmlich die Hornschicht der Epidermis und ihrer Anhangsgebilde (Nägel, Haare) befallen. Zu ihnen gehören der Favus, die verschiedenen Formen der Trichophytie, die Mikrosporie, das Eczema marginatum (Epidermophytie), das Erythrasma und die Pityriasis versicolor.

Zur Untersuchung auf Fadenpilze werden Haare, Schüppchen, Teile des Scutulum (bei Favus), feinste Nagelstückchen in 10—50%ige wäßrige Kalilaugenlösung (oder in Glycerin) eingelegt, mit Deckglas bedeckt und leicht und vorsichtig kurze Zeit über der Flamme erwärmt. Betrachtung nach 10—20 Minuten mit starken Trockensystemen (abgeblendet). Zur Kultur wird am besten Glykose oder Maltoseagar angewendet (Sabouraud). Als Färbung empfiehlt sich die Weigertsche.

Favus (Erbgrind). (Taf. 34, 35, Abb. 75, 76.)

Der Favus wird durch das Eindringen des Achorion Schönleinii hervorgerufen. Er ist durch die Bildung kleiner schwefel- oder ockergelber Scheibchen um die Haarfollikeln charakterisiert. Diese entstehen ganz allmählich auf dem Kopfe um die

Haarfollikel herum aus gelben, punktförmigen Auflagerungen, die sich allmählich
zu den schwefelgelben Scheiben von konkaver, in der Mitte gedellter Oberfläche
auf konvexer Unterfläche ausbilden. Die Scheibchen (Scutula) stehen zuerst einzeln,
dann konfluieren sie; die gelbliche Farbe verliert sich allmählich und wird grau,
so daß die erkrankte Partie stellenweise trocken und staubig aussieht. Bezeichnend
ist der unangenehme Geruch („Mäusegeruch"). Die Haut unter dem Scutulum ist
zuerst leicht entzündlich gerötet, dann wird sie atrophisch und sinkt ein. Hebt man
die Scheibchen ab, so sieht man infolgedessen eine grübchenförmige Vertiefung in
der im Anfang geröteten, später weißlichen Haut. Die Haare über den Scutulis selbst
werden glanzlos, oft farblos, brüchig, atrophisch und fallen aus. Überall wo die
Scutula gesessen haben, veröden die Follikel und der Papillarkörper infolge der
Entzündung und des Druckes, den die Scheibchen ausüben. Je nach der Ausdehnung,
die der Favus auf dem Körper einnimmt, sieht man einzelne rundliche Herde, in
schwereren Fällen ist der ganze behaarte Kopf ergriffen. Seine Oberfläche erscheint
in eine große atrophische Hautpartie umgewandelt, die stellenweise von gesunden
Hautinseln mit normalem Haarwuchs unterbrochen ist, während man auf der befallenen Partie entweder gar keine oder erkrankte Haare findet. Der Favus kann
sich aber auch über den ganzen Körper ausbreiten, wobei gewöhnlich zuerst zarte,
helle Bläschen auftreten (Favus herpetiformis), die ohne Narben abheilen, oft aber
von Scutulis gefolgt sind; oder die Scutula treten ohne herpetiformes Vorstadium
auf. Erkrankte Fingernägel werden brüchig und splittern ab. Die Erkrankung
findet sich besonders bei Kindern ärmerer Stände im Osten Europas und wird nach
Westen zu immer seltener. Dadurch, daß die Pilze nicht nur in den Scutulis, sondern
auch in den Wurzelscheiden der Haare, im Markraum und im Follikeltrichter sitzen,
ist die Erkrankung außerordentlich hartnäckig. Die Übertragung geschieht von
Mensch zu Mensch in Familien (Erbgrind) oder von favuskranken Tieren — Hunden,
Katzen, Kaninchen, Mäusen — aus.

Die Diagnose des Favus ist sehr leicht durch die hellgelbe Farbe der Scutula
und den Nachweis der Pilze. Ist der gelbe Farbstoff nicht mehr zu sehen, so genügt
ein einfaches Betupfen mit Alkohol, um sie wieder zum Vorschein zu bringen.

Die Behandlung erfolgte früher in einfacher aber roher Weise dadurch, daß
man den Kindern eine Pechkappe aufsetzte und mit dieser in Narkose die Haare
des ganzen Kopfes ausriß. Dieses Verfahren ist durch die Epilation mit Röntgenstrahlen abgelöst; nur gelingt es hierbei nicht immer, auch die Wurzelscheide mit
heraus zu bekommen, so daß Rezidive eintreten können. Am besten, aber auch am
langwierigsten ist die systematische Epilation der Haare mit der Pinzette; dann
wird der Kopf mit 5—10%iger Pyrogallus- oder Chrysarobin- oder Cignolinsalbe
(1—2%ig) verbunden und mit desinfizierenden Waschungen von Sublimatseife oder
Afridolseife behandelt. Tritt nach mehreren Wochen ein Rezidiv ein, so muß die
Behandlung wiederholt werden bis die Erkrankung abgeheilt ist.

Der Favus der Nägel wird mit Quecksilberpflastermull, Sublimathandbädern
und Pinselungen mit Sublimat-Alkohol oder Pyrogallus in Aceton behandelt.

Trichophytie.

Unter diesem Sammelnamen versteht man eine Gruppe von Haut- und Haar-
krankheiten, die durch verschiedene, einer großen Familie angehörige Fadenpilze,
hervorgerufen werden. Man unterscheidet mit Sabouraud nach der Größe Megalo-
und Mikrosporen, nach dem Sporensitz im Haar oder außerhalb des Haares Endo-
oder Ektothrixformen nach der Sporenbildung innerhalb oder außerhalb der Mycelien,
Ektosporen und Endosporen. Die bekanntesten Arten sind Trichophyton krateriforme, gypseum, violaceum. Infolge des Krieges hat sich die Trichophytie in Deutschland außerordentlich verbreitet.

Bei der **Mikrosporie** (Taf. 35, Abb. 74) bilden sich graue oder graugelbe Herde auf dem behaarten Kopf, die mit Schuppen bedeckt sind und 3—5 cm groß sein können. In ihrem Bereich brechen die Haare in Höhe von 6—7 mm ab und sind mit einer grauen Scheide umgeben, die sie wie eine Manschette umhüllt. Die Haare sind farblos, die Hülle besteht aus Sporen. Die Erkrankung überschreitet nicht selten auch die Haargrenze in Form kleiner, rötlicher Flecke auf Stirn und Nacken. Sie ist sehr ansteckend, verbreitet sich namentlich in Schulen, kann bereits vor dem 3. Jahre auftreten, ist schwer heilbar und erlischt gewöhnlich im 14. oder 15. Jahre von selbst. Hervorgerufen wird sie durch das Microsporon Audouini. In England und Frankreich sehr häufig, ist sie in Deutschland und Österreich früher sehr selten gewesen. Seit dem Kriege ist sie auch hier häufiger geworden (Hamburg, Berlin, Schöneberg, Aßmannshausen, Essen usw.). Größere Epidemien wurden außerdem in Basel und in Dänemark beobachtet.

Die **Trichophytie der Kinderköpfe** (Taf. 36, Abb. 78) beginnt mit kleinen, hellroten, linsenförmigen Flecken, die allmählich größer werden, in der Mitte abheilen, während der Rand weitergeht, bis die Stellen ungefähr 1 cm groß sind. Oft findet man auf denselben Bläschen und Schuppen. Gleichzeitig erscheinen auf dem Kopf an einzelnen Stellen die Haare dünner, die Haut ist mit Schuppen oder mit Borken bedeckt und leicht gerötet. Auf den erkrankten Stellen stehen farblose Haarstümpfe, die sich in die Schuppen einbohren. Derartige kleine Herde, die aus einzelnen (3—10) erkrankten Haaren bestehen, treten oft in großer Zahl auf, oder es finden sich größere Herde, in welchen gesunde und kranke Haare vorhanden sind. Die Haare splittern bei der Epilation ab und zeigen keine Hülle wie bei der Mikrosporie. Untersucht man die Haare mit Kalilauge, so sind sie innen voll von Sporen (Trichophyton krateriforme, albuminatum usw.). Die Erkrankung ist ebenfalls sehr hartnäckig und kann im Gegensatz zur Mikrosporie die Pubertät überdauern.

Bei allen Formen der Kindertrichophytie finden sich Allgemeinexantheme (sog. „Trichophytide"), bei denen der Nachweis des Pilzes im Blut und in den Efflorescenzen erbracht werden kann.

Die **eigentliche Trichophytie** (Taf. 36, Abb. 77) findet sich im Kindesalter weniger häufig und auch dann nur in dessen zweiten Hälfte. Die Erkrankung beginnt auf der nicht behaarten Haut mit der Bildung kleiner, juckender, scharf begrenzter Herde von hellroter Farbe; die einzelnen Plaques heilen im Innern ab und gehen nach außen peripher ringförmig durch Bildung neuer, kleiner, stecknadelkopf- bis hanfkorngroßer Knötchen weiter. Sie sind kreis- oder ringförmig, oder serpiginös und gegen die gesunde Haut durch einen roten, erhabenen Rand scharf abgegrenzt. Die Erkrankung kann größere Flächen einnehmen, oder es finden sich nur vereinzelte Stellen. Im Gegensatz zu den beiden vorher beschriebenen Formen sitzt der Pilz hier in der Haut, nur selten werden die Haare ergriffen. Befallen werden Kopf, Körper und auch bisweilen die Nägel. Die Erkrankung ist, da sie nur selten auch die Haare ergreift, sondern meist eine Oberflächenerkrankung bleibt, verhältnismäßig gutartig und viel schneller zu heilen als die beiden vorhergehenden.

Behandlung der verschiedenen Trichophytieformen.

Die oberflächliche Trichophytie wird im akuten Stadium am besten behandelt durch vorsichtige Pinselung mit reiner Carbolsäure (Arning), oder mit täglicher Auftragung von Jodtinktur. Gleichzeitig werden die Stellen über Nacht mit einer schwachen Schwefelnaphtholsalbe eingefettet. Die Desinfektion der Haut erfolgt durch tägliche ein- bis zweimalige Abwaschungen mit $\frac{1}{2}\,{}^0\!/_0$igen Salicylresorcinspiritus oder $\frac{1}{4}\,{}^0\!/_0$igen Naphthol(Epicarin)spiritus. An Stelle der Schwefelsalbe und des Naphtholspiritus kann auch Sublimatspiritus 1 : 100 oder Präcipitatsalbe verwendet werden. Durch die Kleidung bedeckte Stellen können auch mit Anthrarobin (Anthra-

robin 1,0, Tumenol 4,0, Äther ad 50) oder schwachen Chrysarobin- oder Cignolin-
lösungen (in Tetrachlorkohlenstoff) bepinselt werden. Hartnäckige Fälle werden mit
Chrysarobinsalben verbunden. Bei tieferen Formen der Trichophytie sind heiße Umschläge mit essigsaurer Tonerde (1 Eßlöffel auf 10 Eßlöffel Wasser) oder heiße Brei-
umschläge zu empfehlen. Umschriebene kleine Herde werden außerdem mit Salicylseifenpflaster oder Quecksilberpflaster bedeckt. Quarzlampenbestrahlung ist selbst bei
oberflächlichen Herden von unsicherer Wirkung. Bei tiefer Trichophytie ist Epilation
mit Röntgenstrahlen (eine Erythemdosis bei 0,5—1 mm Filter) vorzunehmen. Insbesondere ist diese Röntgenbehandlung, wenn nötig mit nachhelfender Epilation
durch die Pinzette, bei dem Kerion Celsi, den tiefen, wabenartigen Infiltraten auf
dem behaarten Kopfe, anzuraten. Bei älteren Kindern kann man auch zur schnelleren
Erzielung der Immunität eine spezifische Therapie mit Hilfe intradermaler Injektion
von Trichophytonextrakten versuchen. Am besten sind für diese Zwecke geeignet
das Trichophytin von Schering und das Pyhagen des Sächs. Serumwerkes.

Ganz besonders wichtig ist bei jeder Trichophytie, wie oben erwähnt, die Pilz-
kontrolle und die Nachbehandlung. Die Erkrankung der Nägel wird in gleicher
Weise behandelt, am besten wirkt Röntgenbestrahlung und Anwendung von Pflastern.

Pityriasis versicolor.

Die gegen die Pubertätszeit zu bisweilen auftretende Pityriasis versicolor
bildet gelbliche bis gelbbraune, rundliche Flecke, die mit dem Nagel leicht abzu-
kratzen sind und auf normaler Haut aufsitzen. Meist ist Brust und Rücken ergriffen. Die großen, landkartenähnlichen Plaques können hierbei so ausgebreitet
sein, daß man keine normale Haut mehr sieht. Infolge entzündlicher Reize durch
Schweiß oder Hitze tritt eine Rötung der Herde auf. Frei ist stets das Gesicht, die
Palmae und Plantae, nur selten geht die Affektion auf den Hals und die dorsale
Fläche der Hand über. Die Erkrankung, die sich zwar schnell beseitigen läßt, aber
leicht wieder kommt, ist harmlos. Der Erreger ist das Microsporon furfur, ein Faden-
pilz, dessen Gonidien in gruppierter, traubenförmiger Anordnung in den abgekratzten
Schuppen mit Kalilauge leicht nachzuweisen sind.

Die Behandlung muß eine möglichst gründliche sein, da die Sporen in den Schuppen
der Haut sitzen und infolgedessen leicht Rezidive hervorrufen. Am besten wirken
Schwefelbäder, Einreibungen mit Schmierseife oder Schwefelnaphtholseife, ferner
Abtupfungen mit Resorcin, Salicyl-, Naphthol-, Jothionspiritus (je $^1/_4\,^0/_0$ig) und
Waschungen mit Sublimat- oder Afridolseifen. Die Behandlung mit der Quarz-
lampe bewirkt schnell eine starke Abstoßung und Abschilferung der Haut.

Erythrasma.

Das Erythrasma ist eine durch das Microsporon minutissimum verursachte
Erkrankung an der Innenseite beider Oberschenkel, entsprechend den Berührungs-
flächen des Hodens. Sie wird nur bei älteren Kindern beobachtet und tritt in Form
von bräunlichen oder gelbbraunen, scharf umschriebenen, leicht schuppenden
Herden auf.

Therapie: dieselbe wie bei Pityriasis versicolor.

Eczema marginatum.

Nur bei älteren Kindern findet man — seit dem Kriege häufiger als vordem —
das Eczema marginatum (Epidermophytie), eine der Trichophytie nahe verwandte, durch das Epidermophyton verursachte Erkrankung, die vornehmlich in
der Leistengegend, Achselhöhlen usw. auftritt, oft in der Form eines intertriginösen
Ekzems und durch rote, scharf umschriebene, leicht erhabene Bogen begrenzt wird.

Übertragung erfolgt gewöhnlich von Erwachsenen auf die Kinder, durch den Abort, feuchte Packungen (schlecht gereinigte Wolltücher) usw.

Therapie: Wie bei der Trichophytie: Naphthol-Salicyl-Spiritus, Salicyl-Schwefel-Naphthol- (0,25%ige) Salben — eventuell ganz schwache Chrysarobin- oder Cignolinsalben.

Keratoma palmare et plantare hereditarium.
(Taf. 37, Abb. 79.)

Die Erkrankung beginnt in den ersten Lebenswochen mit einer scharf umschriebenen Rötung der Palmar- und Plantarflächen, welcher später starke Abschuppung und Verdickung der Hornschicht folgt. Die Hornmassen werden schwielenähnlich, gelb und glatt, oder sie sind grau, weißgrau, warzenähnlich und liegen als dicke, mehrere Millimeter starke Schichten der Haut auf. Diese Veränderungen setzen sich auf die seitlichen Finger- und Zehenflächen fort, gehen auf die Haut der Achillessehne über und sind gegen die normale Haut durch einen schmalen, roten oder blauroten Rand scharf abgegrenzt. Im allgemeinen ist die Erkrankung durch einen dicken, gelblichen oder weißgelblichen Schuppenpanzer an Handtellern und Fußsohlen charakterisiert. Beschwerden treten nur auf, wenn sich Rhagaden bilden.

Die Erkrankung ist vererbbar, ihre Ursache unbekannt.

Sie ist unheilbar und kann durch die Behandlung nur gemildert werden. Man wendet dann dieselben Mittel an wie bei der Ichthyosis, also erweichende Salicylsalben, Seifen, Pflaster und Bäder.

Milium.

Als Milium bezeichnet man hirsekorn- bis grießkorngroße, weißgelbliche, oberflächlich liegende Knötchen in der sonst normalen Gesichtshaut, hauptsächlich an den Augenlidern, der Jochbeingegend, den Schläfen und Wangen. Die Therapie der harmlosen Gebilde besteht in Ritzen der Haut und Ausquetschen der Einlagerungen.

Bei Neugeborenen findet man oft die Nasenspitze mit kleinen weißlichen Knötchen besetzt, die sich an beiden Seiten der Nase bis zu den Wangen ausbreiten können. Es handelt sich um die verschlossenen Talgdrüsen der Nase und um eine kugelige Anschwellung der Ausführungsgänge. Sie verschwinden oft erst nach Wochen und Monaten.

Molluscum contagiosum.
(Taf. 26, Abb. 57.)

Das Molluscum contagiosum, eine bei Kindern außerordentlich häufige Erkrankung, tritt vor allem im Gesicht und, von da aus übertragen, auch an beliebigen anderen Stellen in Gestalt von kleinen Knötchen auf. Diese sind stecknadelkopf- bis hanfkorngroß, weißlich, mit gedellter Mitte, wachsartig glänzend und mäßig derb. Die Delle hat in der Mitte eine kleine punktförmige Öffnung; drückt man stark an beiden Seiten, so springt ein Pfropf heraus, welcher aus den sog. Molluscumkörperchen besteht. Diese schon bei schwacher Vergrößerung gut sichtbaren, charakteristischen Gebilde wurden früher irrtümlich für Coccidien und die Erreger der Erkrankung gehalten.

Das Molluscum contagiosum ist eine gutartige, übertragbare Krankheit mit einer Inkubation von 7—11 Wochen. Das Virus ist filtrierbar und scheint in die Gruppe der Chlamydozoen zu gehören, während die Molluscumkörperchen als Reaktionsprodukte auf das eingedrungene Virus aufzufassen sind. Besonders empfänglich für die Infektion ist das kindliche und jugendliche Alter. Über Immunitätsvorgänge ist nichts bekannt.

Die Prognose ist günstig. Man exprimiert die einzelnen Knötchen, wenn nötig nach vorhergehendem Anritzen, oder entfernt sie galvanokaustisch oder elektrolytisch.

Herpes.

Der Herpes tritt in Form kleiner gruppierter Knötchen auf leicht geröteter Haut auf. In kurzer Zeit bilden sich dieselben in Blasen um, die in Gruppenform angeordnet sind. Nach 24—48 Stunden trocknen sie ein, bedecken sich mit einer Borke, unter welcher die Abheilung in einigen Tagen erfolgt. Der Herpes sitzt hauptsächlich um den Mund herum, an Ober- und Unterlippen, Nasenöffnung und an den Wangen bisweilen auch auf Mund- und Rachenschleimhaut. Sehr oft tritt er bei Kindern im Gefolge von Infektionskrankheiten (Angina follicularis, Diphtherie, Pneumonie, Meningitis usw. als Herpes febrilis) auf, auch bei der epidemischen Cerebrospinalmeningitis findet er sich in geradezu typischer Häufigkeit. Daneben gibt es einen, wenigstens scheinbar, selbständigen (infektiösen?) Herpes, der ohne andere Symptome teils fieberlos, teils mit mäßigem, kurz andauernden Fieber (Febris herpetica) verläuft. Der Herpes progenitalis ist bei Kindern außerordentlich selten.

Die Therapie besteht in möglichster Erhaltung der Bläschendecke, um das Eindringen von Keimen zu verhindern. Unter einfachen Salben, Pudern oder Trockenpinselungen (Zinkoxyd, Talcum, Glycerin āā 12, Spir. dil., Aqua dest. āā 6) oder Unnaschem Unguentum caseini erfolgt in kurzer Zeit Heilung. Nur wenn die Entzündung der Haut, auf der die Bläschen stehen, sehr stark wird, sind feuchte Umschläge anzuwenden.

Herpes zoster.

Der Herpes zoster (die Gürtelrose) ist eine bei Kindern verhältnismäßig seltene Erkrankung (das jüngste beobachtete Kind war 10 Monate alt). Unter leichten Fiebererscheinungen, Jucken und Brennen setzt eine Eruption gruppierter Bläschen auf gerötetem Grund ein, die in typischer Weise im Bezirk eines Nerven, gewöhnlich der Intercostalnerven (Gürtelrose), lokalisiert ist. Sie finden sich dann fast ausschließlich nur auf einer Seite des Rumpfes, beginnen gewöhnlich am Rückgrat und verbreiten sich teils in vereinzelten Herden, teils in massiger Eruption bis zur vorderen Medianlinie; nur bisweilen gehen sie über diese hinaus. Selten ist bei Kindern die Lokalisation im Gesicht (Herpes zoster frontalis, ophthalmicus, facialis) oder am Nacken (cervicalis), an den Extremitäten usw. In einzelnen Fällen kommt es nicht zur ausgesprochenen Blasenbildung (abortiver Zoster). Sind Bläschen da, so trüben sich diese in wenigen Tagen, die Spitze der Bläschen sinkt als Delle ein, der Inhalt wird eitrig; später erfolgt Eintrocknung und Abheilung unter der Borke, manchmal mit nachfolgender brauner Pigmentierung. Im Gegensatz zum Herpes zoster des Erwachsenen sind die Beschwerden bei den Kindern um so geringer, je jünger das Kind ist. Erst jenseits des 10. Jahres nähert sich die Schmerzhaftigkeit der beim Erwachsenen. Dagegen scheinen eigentliche Neuralgien zu fehlen. Als Komplikationen finden sich leichte Drüsenschwellungen, Keratitiden, Photophobie und Facialisparese. Fieber ist nicht immer vorhanden und übersteigt selten 38°, gewöhnlich dauert es nur einige Tage. Die schweren Formen des Herpes zoster (Zoster haemorrhagicus und gangraenosus) kommen bei Kindern kaum vor. In auffallendem Gegensatz zur Seltenheit des Zosters in Deutschland wird aus England (Crocker, Batemann, Evans) über eine hohe Frequenz auch im ersten Kindesalter berichtet.

Über die Ursache des Herpes zoster weiß man nur, daß er zu bestimmten Zeiten epidemisch auftritt (Herbst, Frühjahr), daß bestimmte toxische Substanzen einen Herpes zoster hervorrufen können, und daß durch Verletzung der grauen Substanz, also aus zentraler Ursache ein Herpes zoster entstehen kann. Ferner können äußere

Ursachen (Verletzungen der peripheren Nerven) oder nervöse Störungen Herpes zoster auslösen. Über die Art des Giftes oder der Schädlichkeit, welche den Herpes zoster veranlassen, ist noch nichts bekannt. Im allgemeinen muß man infolge des epidemischen Auftretens an ein infektiöses Agens denken. Neuerdings wird über das Vorhandensein chlamydozoonähnlicher Gebilde berichtet.

Die Diagnose des Herpes zoster ist leicht, die Prognose bei Kindern sehr günstig.

Pyodermien.

Pyodermien sind oberflächliche oder tiefere Erkrankungen der Haut, die durch Strepto- und Staphylokokken verursacht werden und leichter oder schwerer übertragbar sind. Die oberflächlichen Erkrankungen beginnen im Anfang als klare, später sich trübende, immer größer werdende Bläschen oder Blasen, die zu Krusten eintrocknen (impetiginöse Erkrankungen der Haut, Pemphigus neonatorum); bei Lokalisation an den Haarbälgen können sie auch in dem Auftreten kleinerer Pusteln bestehen (Impetigo follicularis). Tiefer greifende Erkrankungen, die mit größeren Defekten einhergehen, sind Ecthyma der Haut, die verschiedenen Formen der Furunkel und die multiplen Abscesse der Neugeborenen und Säuglinge.

Eine Reihe von Pyodermien treten im Anschluß an andere Krankheiten auf, z. B. Pediculosis, Scabies, Ekzem, Strophulus, Prurigo usw. Man achte ganz besonders bei diesen sekundären Prozessen auf das Grundübel.

Impetigo contagiosa (Tilbury Fox).
(Taf. 41, Abb. 87.)

Die Impetigo contagiosa erscheint in Form von Blasen auf gerötetem, nicht infiltriertem Grunde, die akut aufschießen und allmählich linsengroß bis zehnpfennigstückgroß, bisweilen noch größer werden können. Der Blasenbildung geht ein kurzes, erythematöses Stadium voraus. Ganz frische kleine Bläschen sind durchsichtig und mit klarer Flüssigkeit gefüllt. Der Blaseninhalt trübt sich erst später, wobei sich der eitrige Inhalt in den abhängigen Partien der Blase ansammelt. Schließlich platzt die Blasendecke, der Blaseninhalt trocknet zu einer charakteristischen bernstein- oder honiggelben durch Blutaustritte bräunlich oder schwärzlich verfärbten Borke ein. In der Peripherie dieser Borke kann sich wiederum die Hornschicht konzentrisch blasig abheben, borkig umwandeln und dadurch die Efflorescenz vergrößert werden. Wenn man die Borken abhebt, erscheint die gerötete, glatte Fläche der freiliegenden Epidermis, welche sehr rasch zu Borken eintrocknendes Serum absondert. Die Blasen können in geringer Zahl vorhanden sein und getrennt bleiben, häufiger stehen sie dicht aneinander gedrängt und konfluieren. Der Ausschlag befällt entweder nur umschriebene Bezirke oder er verbreitet sich in zahlreichen Herden über den ganzen Körper.

Zunächst oder hauptsächlich sind die unbedeckten Körperteile (Gesicht, Hände) befallen, von dort aus verbreitet sich die Krankheit häufig auf dem Wege der Selbstverimpfung weiter. In seltenen Fällen greift sie auch auf die Mundschleimhaut über und manche Fälle, die als Stomatitis aphthosa diagnostiziert werden, sind Impetigo der Mundschleimhaut. Mitunter besteht gleichzeitig eine Keratitis phlyktaenulosa.

Die Beschwerden sind außerordentlich gering, Jucken fehlt, das Allgemeinbefinden ist nur in ausgebreiteten Fällen in geringem Maße gestört.

Die Abheilung erfolgt stets ohne Narben, da der Prozeß ein ganz oberflächlicher ist und nicht zu einer Zerstörung des Rete Malpighi führt. Oft bleiben nach dem Abheilen noch längere Zeit leicht gerötete oder schwach pigmentierte Stellen zurück.

Mitunter heilen die Efflorescenzen zentral ab, während sich der Prozeß am Rand circinär oder girlandenförmig ausbreitet.

Das Leiden ist außerordentlich infektiös und wird durch direkte Berührung oder durch dritte Personen sehr leicht übertragen, und zwar anscheinend viel leichter auf Kinder als auf Erwachsene. Epidemien in Schulen, Pensionaten und nach Impfterminen sind häufig. Wenn ein Kind in einer Familie erkrankt ist, gelingt es kaum, die anderen vor der Ansteckung zu bewahren. Es werden ganz gesunde Kinder befallen, mit Vorliebe aber konstitutionell minderwertige, tuberkulöse u. a. Als Folge des Krieges ist eine außerordentliche Häufung dieser Erkrankung (auch bei Erwachsenen) wie aller Pyodermien zu konstatieren.

Die Diagnose ist auf Grund der beschriebenen Entwicklung der Blasen, der charakteristischen honiggelben Borken, der Entstehung aus getrennten Herden und der Abheilung ohne Narben sehr leicht. Dem Pemphigus fehlt die Borkenbildung, das impetiginöse Ekzem läßt die charakteristische Entwicklung der primären Blasen vermissen; die Ecthyma ist in der Basis infiltriert, führt zu Substanzverlust und heilt mit Narben aus; die Efflorescenzen der Varicellen sind kleiner, gleichartiger, zeigen eine charakteristische Delle. Bei exsudativen Kindern, bei denen die Varicellen nicht mit schnell abfallenden Borken eintrocknen, sondern wegen der Neigung zur Exsudation eine längerdauernde Bildung impetiginöser Auflagerungen stattfindet, kann die Differentialdiagnose schwierig sein. Vom Strophulus bullosus unterscheidet das Fehlen des Juckens und die Kontagiosität, vom Herpes der Mangel der Gruppierung, abgesehen von den übrigen charakteristischen Symptomen.

Als Erreger kommt ein Streptococcus longus in Betracht, den man aus den ganz klaren, noch nicht vereiterten, jüngsten Bläschen züchten kann. Daneben besteht eine Abart, welche durch Staphylokokkeninfektion hervorgerufen wird. (Über den Zusammenhang mit Pemphigus neonatorum siehe daselbst.) Es gibt also eine staphylogene und eine streptogene Impetigo.

Die Prognose ist auch bei ausgebreiteten Fällen gut.

Zur Behandlung dienen vor allem Schwefelpräparate, welche in Form von Waschungen mit Schwefelseife, Schwefelbädern und Schwefelsalben ($5^0/_0$igem Schwefelvaselin oder $5^0/_0$iger Schwefelzinkpasta) Anwendung finden. Bei Befallensein des Kopfes empfiehlt es sich, ein Salicyl-Schwefelöl aufzutragen und den Kopf damit einzupinseln (Sulfoform 2,0, Acid. salicyl. 2,0, Ol. ricini, Ol. olivar. āā 50,0). Anstatt der Schwefelpräparate finden Quecksilberverbindungen Anwendung in Form von Afridolseife und $5^0/_0$iger weißer Präcipitatsalbe Am schnellsten kommt man zum Ziel, wenn man die Borken mit warmem Öl entfernt, den geröteten Grund mit $2-5^0/_0$iger Arg. nitr.-Lösung bepinselt und sofort mit Ung. sulfurat. rubr. F. M. einbindet, oder mehrmals am Tage einfettet. Später kann man die zwar sehr rasch wirkende, aber bei ambulanter Behandlung störende rote Salbe durch $5^0/_0$iges Ung. hydrarg. praecip. alb. oder Schwefelsalbe ersetzen. Gute Resultate gibt auch die Lichtbehandlung mit künstlicher Höhensonne.

Impetigo follicularis (Bockhart) oder Impetigo simplex oder Pustulosis (Finkelstein) (Taf. 18, Abb. 39).

Während der eigentliche Furunkel und die Furunkulose der Erwachsenen und älteren Kinder sich bei Säuglingen kaum finden, nimmt in diesem Alter die Infektion der Haut mit pyogenen Kokken gewöhnlich andere Formen an. Die eine ist die der Pustulosis, die in der Form größerer oder kleinerer Efflorescenzen, gewöhnlich um die Haarbälge herum, in Anschluß an Miliaria, Maceration der Haut usw. entsteht, und verhältnismäßig häufig vorkommt. Die staphylogene Erkrankung findet sich dann gehäuft über die Haut verbreitet, ist gewöhnlich auf die Haarfollikel beschränkt, und heilt verhältnismäßig schnell unter entsprechender Behandlung

(Schwefelbäder, Kalipermanganatbäder), und lokaler Salbenbehandlung ab (Schwefel-salben, Zinnobersalben oder die entsprechenden Trockenpinselungen).

Nur bei chronisch ernährungsgestörten Kindern kann die Erkrankung schwerer verlaufen. Die herabgesetzte Immunität dieser Kranken ermöglicht leichter das Haften der Infektionserreger. Es können außerdem aus diesen entzündlichen kleinen Herden ausgedehntere phlegmonöse Prozesse entstehen. Die Erkrankung entspricht der von Bockhart beschriebenen Impetigo follicularis der Erwachsenen.

Multiple Hautabscesse. (Taf. 18, Abb. 40.)

Im Säuglingsalter entstehen durch tieferes Eindringen der Staphylokokken hell-rote, erbsengroße Knoten, die allmählich zu bläulich fluktuierenden, bis haselnuß-großen Abscessen heranwachsen, dem Scrofuloderma ähnlich sind und oft irrtümlich als kalte Abscesse bezeichnet werden. Die Zahl dieser multiplen Abscesse ist wechselnd; oft ist der ganze Körper befallen, Lieblingssitz sind Hinterkopf, Rücken, Gesäß. Auch finden sie sich ganz besonders bei in der Ernährung geschädigten oder chronisch geschwächten Kindern. Die Erkrankung geht von den Schweißdrüsen aus, tritt in Gruppen und in Schüben auf und ist recht hartnäckig. Charakteristisch ist die eigen-artige gelb-grüne, fade riechende Beschaffenheit des Absceßeiters. Fieber fehlt oder es bestehen leichte Temperatursteigerungen.

Die Behandlung besteht in der Hebung des Allgemeinbefindens und der Be-seitigung einer vorhandenen Ernährungsstörung. Eine Hauptrolle spielt daneben die sorgsamste Reinhaltung der Haut sowie die Verhütung der Eiterverschmierung. Pusteln und Abscesse sind mit Stichincision vermittelst zweischneidigen Messers zu eröffnen. Es ist beliebt, diese Incision im desinfizierenden Bade (Kalipermanganat) vorzunehmen. Auch empfiehlt es sich, vor dem Bade behufs Ausschwemmung der Kokken durch die Schweißdrüsen kräftig schwitzen zu lassen. Nachher werden Ver-bände angelegt, entweder mit Schwefelzinkpaste oder Zinnobersalbe, oder die Kinder werden ohne Verband, nur mit Schwefel- resp. Zinnobertrockenpinselung, behandelt und reichlich gepudert. In hartnäckigen Fällen ist Vaccinebehandlung, am besten mit einer Autovaccine, zu versuchen.

Ecthyma.
(Taf. 15, Abb. 35.)

Der Impetigo verwandt ist die als Ecthyma bezeichnete Erkrankung, nur steht hier das eitrige Bläschen nicht auf einer normalen Haut, sondern auf derb infiltrierter, entzündeter Basis und heilt mit einer mitunter pigmentierten Narbe ab, weil es stets zu einem Substanzverlust kommt. Es entwickelt sich zuerst ein kleines knotiges Infiltrat, dieses bedeckt sich bald mit einem Bläschen, welches vereitert, einsinkt oder größer wird und manchmal bis zu Zwei- und Dreimarkstückgröße anwächst. Hebt man die deckende, eitrige Borke ab, so sieht man, im Gegensatz zur Impetigo contagiosa, einen mehr oder weniger tiefen Substanzverlust. Die Abheilung dauert, namentlich wenn die Blasen größer sind, längere Zeit, auch die Pigmentierung wird dann deutlicher. Die Ecthymapusteln finden sich hauptsächlich an den unteren Extremitäten, an den Nates und überall da, wo die Kinder infolge Beschmutzung, Kratzen usw. Hautinfektionen leicht ausgesetzt sind. Sie sind meist durch Strepto-kokken veranlaßt und sind übertragbar. Bei kachektischen Kindern wird nach dem Platzen der Blase resp. Abstoßung der Borke der Blasengrund häufig zu einem scharf ausgeschlagenen Geschwür, das mit eingesunkener Narbe heilt, wenn es gelingt, den Kräftezustand des Kranken zu bessern (Ecthyma cachecticorum, Taf. 17, Abb. 36).

Die Prognose ist im allgemeinen gut.

Die Behandlung entspricht in den Hauptpunkten derjenigen der Impetigo und besteht, abgesehen von der notwendigen Reinlichkeit und Verhütung von Autoinoculationen in Schwefelbädern oder Bädern mit übermangansaurem Kali, Schwefeloder Schwefelzinnobersalben. Bei tieferen Geschwüren empfiehlt sich 1—2 mal täglich Reinigung der Geschwürsfläche mit Wasserstoffsuperoxyd und nachfolgender Verband mit Xeroform, Airol, Noviform oder Jodoform entweder in Pulverform oder in Form von 5—10%igen Salben. Bei schlechten Granulationen leisten einige Verbände mit Campherwein gute Dienste.

Ecthyma gangraenosum seu terebrans.
(Taf. 16, 17, Abb. 36, 37.)

In den ersten zwei Lebensjahren, selten später, kommen dem Ecthyma verwandte Zustände vor, die durch das Auftreten von multiplen, disseminierten, gangränösen Hautveränderungen charakterisiert sind. Sie beginnen mit schmutzigrot bis blaurot gefärbten Infiltraten, innerhalb derer sich sehr bald eine scharf begrenzte Nekrose bildet, die sich allmählich abstößt und an deren Stelle ein scharfgeschnittenes, wie mit dem Locheisen ausgestanztes Geschwür zurückbleibt. Diese Geschwüre vergrößern sich nach Umfang und Tiefe und können konfluieren. Die Gangrän kann nomaähnlich bis auf den Knochen reichen und auch diesen selbst ergreifen. Den nekrotischen Geschwürsgrund umgibt ein roter, derbinfiltrierter Rand. Die einzelnen Ecthymageschwüre entstehen nacheinander; vor allem an den Nates, Extremitäten, Stamm und Hals, zuweilen auch am behaarten Kopf. Ihre Zahl ist manchmal nur gering, mitunter aber auch größer und es kann durch Zusammenfließen benachbarter Herde zu ausgedehnten Gangränflächen kommen.

Mit wenigen Ausnahmen kommt das Ecthyma gangraenosum gleich dem Ecthyma cachecticorum bei vorher kranken und geschwächten Kindern vor, besonders auch bei tuberkulösen. Man unterscheidet eine primäre Form, wobei die Blasen resp. Geschwüre auf vorher unveränderter Haut auftreten, und eine sekundäre, bei welcher schon vorher Hauterkrankungen, namentlich solche blasenbildender Art bestanden haben. Das Ecthyma gangraenosum bildet sich dann aus den vorbestehenden Blasen oder neben diesen entwickeln sich selbständige gangränöse Stellen.

Die Krankheit ist teils als Ausdruck einer schweren örtlichen Infektion, teils als Komplikation einer septischen Allgemeinerkrankung aufzufassen. Streptokokken und Diphtheriebacillen, vor allem aber Pyocyaneus kommen ätiologisch in Betracht.

Die Prognose ist wegen der zugrundeliegenden Allgemeinstörungen ungünstig, nur wenige Kinder genesen. Die Heilung erfolgt mit tief eingesunkener, scharf umrissener Narbe (Taf. 17, Abb. 37).

Die Therapie hat sich gegen die Grundkrankheit zu richten. Örtlich kommen dieselben Maßnahmen wie bei Ecthyma in Betracht.

Pemphigus neonatorum (P. infantum, P. neonatorum epidemicus, P. contagiosus, Pemphigoid der Neugeborenen).
(Taf. 19, Abb. 42.)

Als Pemphigus neonatorum bezeichnet man eine hauptsächlich in den ersten Lebenstagen und Wochen auftretende, bullöse, kontagiöse und deshalb häufig epidemisch auftretende Hauterkrankung (Schälblattern der Hebammenlehrbücher). Die Blasen entwickeln sich aus kleinen roten Flecken und Papeln, sind zuerst mit klarer, dann mit getrübter Flüssigkeit gefüllt, im Beginn prall, später schlaff. Ihre Größe schwankt zwischen Stecknadelkopf- und Zehnpfennigstückgröße, doch kann sie auch bis zu Talergröße und darüber anwachsen. Die zarte Blasendecke reißt bald ein, so daß der rote, nässende, nicht infiltrierte, von den Blasenresten umsäumte Papillarkörper freiliegt. Hauptsächlich sitzen die Blasen in der Oberschenkel-, Leisten- und Gesäßgegend, sowie am Rücken, doch kann auch jede andere Körperstelle befallen sein. Die Zahl der Blasen ist bald sehr gering, bald ist eine reichliche Aussaat vorhanden; das Auftreten erfolgt schubweise. Das Allgemeinbefinden ist ungestört, nur bei starker Eruption können leichte Temperatursteigerungen auftreten.

Die Verbreitung der Blasen erfolgt durch Selbstinfektion mit dem überaus ansteckenden Blaseninhalt. Durch dessen Übertragung werden auch andere Kinder angesteckt, und zwar nicht nur direkt durch Berührung, sondern auch durch Mittelspersonen. In geburtshilflichen und Säuglingskliniken ist der Pemphigus eine der am schwersten einzudämmenden Infektionskrankheiten.

Die Dauer der Erkrankung kann sich auf 2—3 Wochen beschränken, durch wiederholtes Aufschießen neuer Schübe aber wesentlich verlängert werden.

Die Natur des Kontagiums ist noch nicht sicher gestellt; wahrscheinlich sind die Erreger Staphylokokken und identisch mit denen, welche die staphylogene Form der Impetigo contagiosa erzeugen. Streptokokken wurden nur sehr selten gefunden. Es sind Fälle beobachtet, wo die Übertragung von pemphiguskranken Kindern bei Erwachsenen bzw. älteren Kindern unter dem Bilde der Impetigo contagiosa verlaufen ist, und umgekehrt (s. bei Impet. cont.).

Die Prognose ist bei sonst gesunden, kräftigen Kindern günstig, wenn nicht eine sekundäre septische Infektion als Komplikation eintritt.

Bei der Behandlung ist die Verhütung von Autoinocculationen anzustreben. Da sich Okklusivverbände nicht immer anbringen lassen, ist durch desinfizierende und austrocknende Maßnahmen die Verschmierung des Blaseninhaltes zu verhindern. Am besten scheint Trockenbehandlung mit reichlichem Puder (Bolus alba sterilisata, Talcum) oder Trockenpinselungen. Größere Blasen werden zweckmäßig eröffnet und der Grund mit 5—10%iger Höllensteinlösung gepinselt. Wenn möglich, sollen desinfizierende Bäder (übermangansaures Kali, Schwefel usw.) angewendet werden.

Als Salben eignen sich die bei der Impetigo contagiosa angeführten Verordnungen.

Es gibt eine ganze Anzahl pemphigusähnlicher, blasenbildender Erkrankungen, die sich durch schwerere Begleiterscheinungen von dem eigentlichen Pemphigus neonatorum unterscheiden. Zum Teil handelt es sich hierbei um septische Exantheme, namentlich bei Streptokokkeninfektionen, zum Teil um Zustände unbekannter Grundlage.

Dermatitis exfoliativa neonatorum (Ritter von Rittershain).
(Taf. 19, Abb. 39.)

Die Dermatitis exfoliativa ist eine gewöhnlich gehäuft auftretende, schwere, blasenbildende seltene Erkrankung der Neugeborenen. Sie beginnt in der ersten bis fünften Woche mit dem Aufschießen pemphigusartiger Blasen, die zuerst meist im Gesicht, seltener an anderen Stellen erscheinen und sich dann weiter verbreiten. Die Blasen zeigen eine ausgesprochene Neigung zur peripherischen Vergrößerung und zum Zusammenfließen, so daß sie ganz erheblichen Umfang erlangen. Dazu findet sich, zunächst und in leichteren Fällen allein in der Umgebung der Blasen, später am ganzen Körper eine Epidermolysis, daran kenntlich, daß auch an scheinbar gesunden Stellen durch leichten Druck, Reibung an der Unterlage, Berührung der Glieder miteinander und mit dem Rumpfe, die oberste Epidermisschicht abgestreift und der gerötete, nässende Papillarkörper freigelegt wird. An den Rändern dieser Herde haften die Reste der Oberhaut als fetzige, zusammengerollte Massen. Ähnliche Veränderungen zeigen sich in der Umgebung des Mundes und der Nase, die durch abgestoßene Hautlamellen verstopft wird. Mundschleimhaut und Bindehäute sind gerötet, an den Mundwinkeln tritt starke Rhagadenbildung auf, die Stimme wird heiser. In schwereren Fällen sind am ganzen Körper kaum noch normale Hautpartien zu sehen.

Das Allgemeinbefinden ist immer gestört, um so stärker, je ausgedehnter die Hautveränderungen sind. Fieber kann fehlen oder vorhanden sein, häufig sind auch Magen-Darmstörungen zu verzeichnen.

In leichteren Fällen breitet sich die Krankheit langsam aus und wird nicht universell, während in schweren Fällen eine allgemeine Ausbreitung ganz akut unter bedrohlichen Allgemeinerscheinungen erfolgt. Während von der ersten Kategorie ein großer Prozentsatz abheilt, endet die zweite Gruppe wohl immer tödlich. Auch in den leichteren Fällen sind aber sekundäre septische Infektionen infolge der ausgedehnten Hautdefekte sehr zu fürchten. Die Besserung pflegt am vierten bis fünften Tage zu beginnen. Im Gegensatz zum Pemphigus ist die Krankheit mit einem Schube beendet. Als Komplikationen sind Darmkatarrhe, Pneumonien und eitrige Nabelerkrankungen beschrieben.

Das Wesen der Krankheit ist ungeklärt. Viele Autoren fassen sie als bösartige Form des Pemphigus neonatorum auf, doch stehen dem manche Bedenken entgegen (nicht sicher nachgewiesene Übertragung, andere Lokalisation der ersten Blasen, fehlende Schübe). Ritter hält die Erkrankung für pyämisch, Luithlen für durch toxische Einflüsse verursacht. Übertragung auf Erwachsene scheint zu den Seltenheiten zu gehören (Brust der Mutter). Bakteriologisch wurden Staphylokokken gefunden, die vielleicht identisch mit denen der staphylogenen Form der Impetigo contag. sowie des Pemphigus neonatorum sind.

Die Diagnose ist bei Berücksichtigung der Blasenbildung und der Epidermolysis leicht. Die häufige Verwechslung mit der Erythrodermia desquamativa (Leiner) ist durch nichts begründet.

Die Prognose ist zweifelhaft. Bei der Behandlung ist reichliche Verwendung von Puder — am besten ein förmliches Puderlager — am aussichtsreichsten, erst bei eintretender Überhäutung sind adstringierende Bäder am Platze. Die Allgemeinerscheinungen erfordern entsprechende Maßnahmen.

Erythrodermia desquamativa (Leiner).
(Taf. 20, Abb. 43, 44.)

Vom Pemphigus und von der Ritterschen Krankheit ist streng zu trennen die von Leiner unter dem Namen Erythrodermia desquamativa beschriebene Erkrankung. Diese besteht in einer leichten Entzündung der Hautdecke, einer starken Abschuppung der Epidermis im Zusammenhang mit Seborrhöe des Kopfes und befällt Kinder von 1—3 Monaten. Die Erkrankung beginnt meist in der Weise, daß sich der Kopf mit starken grauweißen oder gelblich-fettigen Krusten und Schuppen bedeckt. Löst man die Schuppen ab, so erscheint die Haut darunter stark gerötet. Die Kopfbehaarung ist gering, fehlt in der Scheitelgegend oft ganz. Weiterhin wird das Gesicht befallen, am stärksten die Augenbrauen- und Ohrengegend; die Lider schuppen stark, die Lidränder sind verdickt, um die Augenbrauen herum befinden sich dicke, grauweiße Schuppen, die ganze Gesichtshaut ist gerötet, mit kleineren oder größeren Schuppen bedeckt, auch an den Ohren, am Kinn, um die Mundwinkel herum bilden sich schuppige Massen. Die Schuppen sind an den Rändern aufgerollt und lassen sich leicht ablösen. Die Hautveränderungen verbreiten sich kontinuierlich über den ganzen Körper; dabei ist die Infiltration der Haut gering. Die Erkrankung ist immer mit Darm- oder Ernährungsstörungen vergesellschaftet; die Stühle sind zahlreich, grünlich-schleimig, mit Brocken vermischt oder es besteht Verstopfung. Besonders schwere Fälle sieht man bei Brustkindern, doch kommt dasselbe Bild auch bei künstlich ernährten Kindern vor.

Bei geeignetem diätetischen Vorgehen heilen die meisten Fälle innerhalb eines Monats ab. Ein Rest geht an Ernährungsstörungen, Pneumonie oder anderen Komplikationen zugrunde (Ritter).

Das Wesen und die Ätiologie der Erkrankung sind noch nicht völlig geklärt, Leiner faßt sie als autotoxisches Erythem auf, das in enger Beziehung zu der gleichzeitig bestehenden Darmstörung steht. Moro will die Erkrankung der Intertrigo einordnen, die sich bei jungen Säuglingen mit ausgesprochenem Status seborrhoicus auf exsudativer Grundlage zu einer universellen Dermatose umwandelt. Die Ähnlichkeit mit dem universalen seborrhoischen Ekzem der jungen Säuglinge ist jedenfalls sehr groß.

Die Therapie besteht vor allem in einer dem Einzelfall angepaßten Ernährung, wobei die für die Diätetik des Ekzems der jungen Säuglinge geltenden Regeln maßgebend sind (vgl. diese). Örtlich muß die Behandlung eine indifferente bleiben: Kleiebäder, Puder, Einfetten mit milden Salben.

Anomalien der Schweißabsonderung.

Eine bald lokale, bald universelle krankhafte Steigerung der Schweißabsonderung — Hyperhidrosis — findet sich im Kindesalter häufig, namentlich bei anämischen und neuropathischen Individuen. Die lokale Form tritt hauptsächlich als Schweißhand oder Schweißfuß auf und beginnt gewöhnlich in der Pubertätszeit. Oft ist die Schweißhand kombiniert mit angioneurotischen Störungen (kalte Hände und Füße usw.). Es kommt bei nervösen und degenerierten Kindern auch eine Anhidrosis, eine Verminderung der Schweißabsonderung vor, ferner ist Bromhidrosis (schlechter Geruch des Schweißes) und Chromhidrosis (Änderung der Schweißfarbe) beobachtet worden.

Unter dem Namen Dyshidrosis ist von Tilbury Fox eine Dermatitis beschrieben worden, die sich vor allem im Sommer und bei Hitze in der Bildung kleiner Bläschen auf normaler Haut äußert, sich namentlich an den Innenflächen der Finger und Zehen, an den Palmae und Plantae findet, mit übermäßiger Schweißabsonderung und leichtem Jucken und Brennen einhergeht, verhältnismäßig gutartig ist, in 1 bis 2 Wochen abheilt und leicht rezidiviert. Auch hier scheint, wie bei der Hyperhidrosis, eine nervöse Disposition die Hauptursache zu sein.

Unter den Namen Miliaria rubra (Taf. 38) und alba ist eine Erkrankung der Haut beschrieben, die im Anschluß an Fieber oder bei übermäßigem Warmhalten, unter dem Einfluß der Hitze, oder auch ohne Veranlassung bei an sich leicht schwitzenden Kindern (Rachitikern) auftritt und sich in kleinen, durchsichtigen Bläschen und Knötchen auf der Brust und am Rumpf äußert. Die mehr oder weniger kleinen, stecknadelkopfgroßen Knötchen können weiß (M. alba) oder rötlich (M. rubra) aussehen; zwischen ihnen finden sich kleine, durchsichtige Bläschen (M. crystallina) mit klarer, wasserheller Flüssigkeit. Die Miliaria rubra kann Ähnlichkeit mit einem Scharlachexanthem zeigen. Sie heilt in kurzer Zeit ab, die Haut schuppt leicht und gewinnt bald wieder ihr normales Aussehen. Bei mangelnder Hautpflege kann sich im Anschluß an die Miliaria ein Ekzem entwickeln.

Bei der Behandlung und Verhütung der Miliaria spielt Reinlichkeit und Trockenhalten die erste Rolle. Puder finden reichlich Verwendung, gelegentlich ist auch Abwaschen mit $^1/_4\%$igem Thymolspiritus zweckmäßig. Bei Dyshidrosis wird man das Allgemeinbefinden zu bessern, die Anämie und Nervosität zu beseitigen suchen und lokal mit spirituösen Waschungen (Thymol-, Naphthol-, Resorcinspiritus $^1/_4\%$ig) und Einpuderung vorgehen. In schwereren Fällen kann man mit Formalinseifen und 1%igen Formalinlösungen behandeln, wobei Vorsicht bei empfindlicher Haut geboten ist.

Die lokale Behandlung der Hyperhidrosis besteht bei Kindern ebenfalls in der Anwendung der oben erwähnten spirituösen Waschungen, in Bädern mit Eichenrinde, Kamille oder Nußblättern, in der vorsichtigen Anwendung von Formalinpräparaten oder der Anwendung Hebrascher Salbe, namentlich beim Schweißfuß. Daneben ist lokale Reinigung, Wechseln der Strümpfe, Einpudern, Trockenhalten der Hände und Füße zu empfehlen, die Zirkulationsstörungen zu beseitigen und das Allgemeinbefinden (Chlorose, Anämie und Nervosität) zu heben. In schwereren Fällen wird die Hyperhidrosis auch mit Röntgenlicht behandelt.

Granulosis rubra nasi (Jadassohn).
(Taf. 72, Abb. 33.)

Die Erkrankung kommt besonders bei schwächlichen und anämischen Kindern, namentlich bei Mädchen zumeist im Alter von 7—16 Jahren vor. An der Nasenspitze und an den Nasenflügeln, immer nur am häutigen Teil der Nase, findet sich eine ziemlich intensive, leicht wegdrückbare, nicht scharf begrenzte Rötung. Aus dieser heben sich einzelne dunkler rote Knötchen hervor, die stecknadelkopfgroß sind und deutlich prominieren. Sie sind ganz unregelmäßig verstreut, eher zugespitzt als abgeplattet und konfluieren nicht. Ab und zu bilden sich die Knötchen in Pusteln um, die schnell eintrocknen. Es ist unmöglich zu unterscheiden, ob sie an den Talgdrüsenöffnungen oder an den Schweißdrüsenöffnungen lokalisiert sind. Die Nasenhaut selbst ist kühl, manchmal mit feinen Teleangiektasien versehen. Die Haut ist leicht hyperhidrotisch, ein Infiltrat ist nicht zu bemerken. Die Krankheit ist sehr chronisch.

Die medikamentöse Behandlung ist leider bisher wenig erfolgreich gewesen. Zu versuchen sind schwache Resorcin- oder Resorcin-Ichthyolpasten ($\frac{1}{2}$—2$^0/_0$ ig). Die beste Therapie scheint die Behandlung mit schwachen Röntgenstrahlendosen zu sein.

Ichthyosis congenita.
(Taf. 39, Abb. 82.)

Als Ichthyosis bezeichnet man eine Gruppe unheilbarer, das ganze Leben andauernder Hautkrankheiten, deren Substrat eine starke Hyperkeratose bildet. Die Ursachen sind unbekannt. Wahrscheinlich handelt es sich um endogene Störungen, die vermutlich mit Anomalien der endocrinen Drüsentätigkeit zusammenhängen.

Die Ichthyosis congenita ist eine sehr seltene Affektion, die sich bereits während des intrauterinen Lebens entwickelt, und in schweren Fällen wenige Stunden oder Tage nach der Geburt zum Tode führt. Bei leichterer Erkrankung können die Kinder eine Woche, gelegentlich auch noch längere Zeit am Leben bleiben. Derartige Kranke zeigen einen dicken Hornpanzer, der, gefeldert oder durch Risse und Furchen geteilt, den ganzen Körper umgibt. An den Mundwinkeln und an den Nasenlöchern finden sich Falten und Risse, an den Augen Ectropien; die Nasenlöcher und der Gehörgang sind von Hornmassen verstopft, die Haare sind spärlich und dünn. In leichteren Fällen ist die Haut gelblich-weiß, schlecht faltbar und scheint für den Körper zu eng zu sein. In schweren Fällen hindert der Hornpanzer das Saugen.

Man kann drei Formen unterscheiden (Riecke): 1. die eigentliche I. congenita (schwere Form, schnell zum Tode führend), 2. I. congenita larvata (mildere Form, die Kinder können am Leben erhalten bleiben), 3. I. congenita tarda (die Kinder sind bei der Geburt normal, können leben bleiben und die Hautveränderungen treten erst nach einiger Zeit auf).

Die Behandlung versucht mit geringem Erfolge die Haut zu erweichen, um den Kindern die Möglichkeit des Saugens zu geben.

Ichthyosis.
(Taf. 37, Abb. 80.)

Die eigentliche Ichthyosis tritt im 1.—2. Lebensjahre auf. Die für sie charakteristischen Hornmassen können verschieden stark sein, je nachdem die Erkrankung mehr diffus oder lokalisiert ist. Die Haut ist entweder nur trocken und spröde, mit leichten Schüppchen bedeckt, oder krokodilartig mit dicken Auflagerungen, gefeldert und durch einzelne Risse und Einschnitte durchbrochen. Selten besteht Juckreiz; Fett- und Schweißsekretion ist vermindert. Die Erkrankung setzt hauptsächlich an den Streckseiten der Extremitäten ein, während die Gelenkbeugen frei sind. Auch das Gesicht kann, wenn auch meist in leichterer Weise befallen sein; dann findet man Ectropien und Rhagaden um die Mundwinkel. Man unterscheidet die einfache Ichthyosis simplex oder nitida, bei welcher sich leichte Schuppenauflagerungen an den Ellbogen und Kniegelenken und an den Streckflächen der Extremitäten finden. Die Schuppen sind grau oder silberweiß, bei leichteren Formen kleienförmig oder aufgeblättert und abgehoben, wodurch ein fischhautähnliches Aussehen hervorgerufen wird.

Ichthyosis serpentina, die stärkere Form der Erkrankung. Die Schuppenmassen, von grauer, graugrüner Farbe, sind als starre Erhebungen auf der Haut zu sehen. Die Haut ähnelt mit ihrem panzerartigen Überzug der Krokodilhaut.

Ichthyosis hystrix. Die Hornmassen sitzen hier hauptsächlich als warzenartige, stachelige Excrescenzen auf den Papillen. Die Haut sieht wie die eines Stachelschweines aus. Die Erkrankung verläuft sowohl in den leichteren wie in den schwereren Formen ziemlich gleichmäßig. Während im Winter im allgemeinen die Beschwerden stärker sind, wird im Sommer unter dem Einfluß der Wärme die Haut weicher, feuchter und geschmeidiger. Die Erkrankung erreicht den höchsten Grad in der Pubertät, dann bleibt sie das ganze Leben lang auf derselben Stufe stehen. Infolge sekundärer Infektion kann gelegentlich zu der Ichthyosis noch ein Ekzem hinzutreten.

Die Ursache der Erkrankung ist völlig unbekannt, die Heredität spielt eine Rolle. In einzelnen Gegenden findet sich die Ichthyosis häufiger vor, bei bestimmten Völkern, so insbesondere bei der männlichen Bevölkerung der Molukken, den Einwohnern von Paraguay usw.

Wenn auch die Prognose bezüglich der dauernden Heilung ungünstig ist, so kann man doch die Beschwerden mildern und in leichteren Fällen einen erträglichen Zustand herbeiführen.

Die Behandlung besteht in der Anwendung aller Methoden, welche die Hornmassen lösen, die Schuppen entfernen und die Haut erweichen. Dazu dienen Schwefelbäder ($^3/_4$—3 Eßlöffel Sol. Vlemingkx je nach der Größe des Bades) oder Sodabäder oder Seifenbäder, kombiniert mit Schwitzbädern, mit Waschungen der Haut mit Schwefel-, Salicyl-Resorcinseifen. Anstatt der Schwefelbäder können auch Bäder mit gereinigter grüner Seife gegeben werden, die dann gefolgt sind von Einfettungen mit Salicyl-Schwefelsalben, Mitigal usw. Auch natürliche Schwefelbäder, natürliche Sol- oder Seebäder sind anzuraten.

Seborrhoea.

Während die Seborrhoea oleosa mit ihrer fettigen Absonderung, die die befallenen Teile — vornehmlich Gesicht und behaarten Kopf, sodann auch Brust und Gelenkbeugen — mit einer glänzenden Fettschicht überzieht, nur bei älteren Kindern und namentlich gegen die Pubertätszeit zu eine Rolle spielt, ist die Seborrhoea sicca bereits bei jüngeren Kindern weit verbreitet und tritt in besonderer Stärke im Säuglingsalter auf. Bald flächenhaft, bald herdförmig ausgebreitet, sitzen dicke, ziemlich große, undurchsichtige, weißliche oder gelbliche, bald mehr, bald weniger durchfettete Schuppen der Haut auf und häufen sich bei starker Ausbildung an den Vorzugsorten — behaarter Kopf, namentlich im Bereiche der großen Fontanelle, Stirn, Wangen, Schläfen, Augenbrauen — zu dicken Krusten (= „Gneis", „Milchschorf"). Rudimentäre Formen erscheinen als schuppende, bis talergroße Vergilbungen, die manchmal vereinzelt, manchmal an mehreren Stellen vorhanden sind, gerne auf der Stirn und im Gesicht sitzen, aber auch an Rumpf und Gliedern vorkommen können. Schon mit den leichten Graden des Zustandes geht ein Haarausfall einher, der am stärksten an der Stirn und der den Schläfen benachbarten Bezirken ist und kahle Flächen von typischer Begrenzung erzeugt. Auch der „kammartige Haarschopf" (W. Freund) ist eine Folge der Seborrhöe.

Im späteren Kindesalter findet sich die Seborrhöe hauptsächlich als flächenhafte, kleienförmige Abschuppung des behaarten Kopfes (Pityriasis capitis). Auch im Gesicht, auf der Brust und anderwärts können kleine Herde von veränderlicher Ausdehnung sitzen, die häufig innerhalb kurzer Frist kommen und wieder vergehen.

Die Ursache der Seborrhöe ist unbekannt. Die ätiologische Bedeutung des von Unna, Sabouraud u. a. in den vergrößerten Follikeln und Haartrichtern sowie in dem von Sabouraud Bakterienkokon oder Utriculus genannten Pfropf gefundenen Mikrobacillus ist noch nicht erwiesen. Ganz zweifellos spielt die Heredität eine gewisse Rolle. Ferner sind Vorgänge, die mit der Pubertät in Zusammenhang stehen, von Einfluß auf den seborrhoischen Zustand.

Die Behandlung der Seborrhöe ist eine symptomatische; sie besteht in Entfernung der Auflagerungen durch Seife, schwache Alkalien (Natrium bicarbonicum) und Seifenspiritus nach vorhergehender Erweichung durch Öl. Im übrigen gestaltet sich die Behandlung so wie beim Eczema seborrhoicum (siehe dieses).

Asteatosis cutis
(= Desquamatio lamellosa neonatorum Török).
(Taf. 39, Abb. 83.)

Als Asteatosis cutis bezeichnet man zweckmäßig diejenige Beschaffenheit der Haut, die im Gegensatz zur Seborrhöe nicht auf einen Überfluß, sondern auf einen Mangel an Hautfett hindeutet. Hier fehlt der Gneis, allenfalls findet sich eine etwas stärkere Schuppung an den Stellen, die er sonst bevorzugt. Die Schuppen sind dünner, durchsichtiger, gewöhnlich auch kleiner, als bei der Seborrhöe, oftmals so fein, daß nur mit der Lupe eine zarte Aufblätterung wahrnehmbar ist. Die Hautoberfläche erscheint dabei trocken, etwas glänzend, spröde und von feinsten Rissen durchsetzt. Der Zustand ist auf die ersten Lebenswochen und -monate beschränkt und regelmäßig mit mehr oder weniger ungenügendem Fortschritt des Gewichtsansatzes vergesellschaftet.

Seborrhoea sicca und Asteatosis können gesondert in reiner Form auftreten, sie können sich auch vereinigen in der Weise, daß ein seborrhoischer Zustand des Kopfes mit einem asteatotischen des Rumpfes verbunden ist oder auf einer asteatotischen Haut seborrhoische Herde aufsitzen. Es handelt sich also offenbar nicht um verschiedene Störungen, sondern um solche nahe verwandten Ursprunges, wobei die Gründe, die einmal zu dieser, ein anderes Mal zu jener Erscheinungsform führen, ebenso dunkel sind wie diejenigen der Hautfettanomalie überhaupt.

Ein Zustand besonderer Art, der mit der Asteatosis wohl einige Verwandtschaft hat, aber doch durch erhebliche Eigenheiten unterschieden ist, ist die ziemlich seltene Ichthyosis sebacea (= Seborrhoea squamosa neonatorum, Török) (Taf. 34, Abb. 83). Hier zeigt die Haut dieselben feinsten Fältelungen, Risse und Schuppen, wie bei der Asteatosis, aber sie erscheint gelblicher, glänzender, straffer, an manchen Stellen geradezu gespannt und etwas infiltriert, so daß sie sich nur zu gröberen Falten zusammenschieben läßt und die Bewegungen der Weichteile, so namentlich auch das

Saugen, erschwert. Vor allem aber ist sie vornehmlich an den Gelenken, sodann
aber auch an den übrigen Flächen von tiefen, an den Rändern aufblätternden Rissen
und Sprüngen durchzogen, die sie in größere Schollen zerlegen. Daher auch die
Bezeichnung als „Scherbenhaut", Cutis testacea (Behrend).

Auch auf Grundlage der Asteatosis entwickeln sich sehr häufig ekzematöse Veränderungen. Ebenso pflegt von den Rissen der Cutis testacea oft ein Ekzem aus-
zugehen.

Bei den Kranken dieser Art ist die diätetische Behandlung zwecks Erzielung
einer einigermaßen normalen Zunahme die Hauptsache. Der Hautpflege dienen
überfettete Seifen, deren Schaum nicht abgespült, sondern nur abgetrocknet werden
soll (z. B. Niveaseife) und fette Salben. Empfehlenswert ist auch leichtes Einmas-
sieren eines Hautcremes (z. B. Lanolin, Eucerin āā 10, Aqu. ad 60).

<h2 style="text-align:center">Eczema seborrhoicum (Unna).</h2>
(Taf. 40, Abb. 84, 85.)

Das seborrhoische Ekzem (Unna) ist charakterisiert durch das Auftreten kreis-
förmiger, scharf begrenzter, trockener, leicht juckender, scheiben- und ringförmiger
Efflorescenzen, die bisweilen fettig aussehen, mit Schuppen oder Borken bedeckt
sind und einen gelblichen bis rötlichen Farbenton zeigen. Die Affektion geht gewöhnlich von der Seborrhöe des behaarten Kopfes aus. Von hier aus breitet sie sich dann
oft über den ganzen Körper aus, namentlich wenn der als Status seborrhoicus beschriebene Zustand vorhanden ist, bei dem die Fettsekretion der Haut stärker ausgebildet ist als in der Norm. Sie geht dann auf ihre Lieblingsstellen über: Stirn,
Gesicht, Ohrmuscheln, Sternalgegend, Interscapularraum und Achselhöhle. Werden
diese Herde durch Schweiß, andere Sekrete oder Unreinlichkeiten gereizt, so können
sie rein ekzematös werden. Diese Form, welche beim Erwachsenen den Typus darstellt, kommt beim Säugling sehr selten vor und findet sich erst im späteren Kindesalter. Das, was beim Säugling gewöhnlich als seborrhoisches Ekzem bezeichnet wird,
gehört nicht hierher und wird beim Säuglingsekzem gesondert besprochen.

Zweifellos handelt es sich um eine parasitäre Erkrankung, wenn auch die ursäch-
lichen Mikroorganismen noch nicht sicher nachgewiesen sind. Ein Beweis für die
ätiologische Bedeutung der von Unna als Erreger angesehenen Monokokken oder
der auf der Kopfhaut als Saprophyten sich findenden Flaschenbacillen ist noch
nicht erbracht.

Das seborrhoische Ekzem ist leicht zu beseitigen, kehrt aber rasch wieder, weil
es sehr schwer ist, die Erreger aus den tieferen Schichten der Haut dauernd zu entfernen.

Die Therapie besteht in der Anwendung von Schwefel-, Resorcin-, Salicylseifen
und entsprechenden Salben, deren Wirkung durch Ichthyol oder Thigenol resp. Teer
(am besten durch die farblosen Teerlösungen Liquor carbonis detergens oder Anthrasol)
gesteigert werden kann. In hartnäckigen Fällen können schwache Chrysarobin-,
Cignolin- oder Anthrarobinpinselungen und -salben angewendet werden. (Liquor
carbonis deterg. anglic., oder Anthrasol 1,5, Flor. suf. 2,5—5,0, Vasel. fl. am. ad
30,0 oder 5% Ung. Hg. praec. alb. [für nicht zu große Herde]; 1—5—10%ige
Lenigallolzinkpaste für trockene, derbe, psoriasisähnliche Herde, $^{1}/_{10}$—$^{1}/_{2}$%ige
Chrysarobin- oder Cignolinsalben.)

<h2 style="text-align:center">Das Ekzem.</h2>

Das Ekzem wird definiert als eine mit Exsudation und Transsudation einher-
gehende flächenhafte Entzündung der Oberhaut und der Cutis, die zu Chronizität
und Rückfällen neigt und ohne Narben abheilt. Im Kindesalter hat es seine größte

Verbreitung und in ihm wieder fällt der Hauptanteil auf die Säuglingszeit. Auch von den Ekzemen älterer Kinder gehen viele in ihren Anfängen auf das erste Lebensjahr zurück. Im Gegensatz zum Erwachsenen, bei dem artefizielle Ekzeme (= artefizielle Dermatitiden) eine bedeutsame Rolle spielen, gehört die weitaus größere Zahl der Ekzeme der Kinder der konstitutionellen Form an. Das Ekzem beginnt mit der Bildung kleinster, juckender Papeln meist auf diffus geröteter Haut (Stadium papulosum). Infolge Zunahme der serösen Exsudation entwickeln sich allmählich Bläschen (Stadium vesiculosum), welche nach Abstoßung der Blasendecken zu dem Stadium madidans führen können. Die eintrocknende, seröse, honiggelbe Flüssigkeit führt zur Borkenbildung (Stadium crustosum). Mit Abnahme der serösen Exsudation tritt eine mehr trockene Abschuppung (Stadium squamosum) ein, die zur Heilung überleitet. Welche dieser Formen mehr in den Vordergrund tritt, und das Krankheitsbild beherrscht, hängt überwiegend von der Konstitution des Trägers ab.

Das konstitutionelle Ekzem, insbesondere das Ekzem des Säuglings.

In den ersten Lebenswochen und -monaten ist die Zahl der Ekzemkranken besonders hoch und es tritt deutlich eine Neigung zu universeller Ausbreitung hervor; in den späteren Monaten ist diese, wenn überhaupt, nur noch in Andeutungen bemerklich und der lokalisierte Typus, namentlich das Ekzem des Gesichtes und des Kopfes herrscht vor. Aus diesem Grunde erscheint eine gesonderte Betrachtung der Krankheit des jüngeren und des älteren Säuglings und Kleinkindes empfehlenswert.

a) Der universelle Typus
(vorwiegend Typus beim jungen Säugling).

Symptomatologie. Das einfache Ekzem — Eczema simplex et intertriginosum — beginnt mit dem Aufschießen kleinster roter Papelchen, das diejenigen Bezirke bevorzugt, die, wie die Rückseite des Körpers, die Gegenden der Hautfalten und Gelenkbeugen, der Unterbauch, in erhöhtem Grade äußeren Einwirkungen ausgesetzt sind. In geringerem Grade können auch die übrigen Flächen beteiligt sein, darunter auch das Gesicht. Nur in dem kleineren Teil der Fälle kommt es zur Bildung von deutlichen Bläschen. An den ausgesetzten Stellen werden Papeln und Bläschen bald ihrer zarten Decke beraubt und ihr geröteter, leicht nässender Grund bloßgelegt.

Am häufigsten findet sich das Ekzem da, wo sich zwei Hautflächen berühren: Eczema intertrigo — und auch bei den Formen stärkerer Ausbreitung sitzen hier die ersten und stärksten Veränderungen. Infolge Maceration und Reibung wird die mit Papelbildung beginnende Erkrankung hier in der Regel zur hochroten, nässenden und diffus infiltrierenden Dermatitis intertriginosa, die an den Grenzen noch den Ursprung aus Einzelefflorescenzen erkennen läßt. In leichteren Fällen bleibt diese Entzündung auf ihre Vorzugsorte beschränkt; oft aber greift sie auf die Nachbarschaft über, befällt weite Bezirke, so namentlich den Unterkörper vom Kreuz bis zu den Fersen und kann im äußersten Grade sich zu solcher Ausdehnung steigern, daß nur noch im Gesicht und an der Vorderseite des Rumpfes Inseln normaler Haut erhalten bleiben.

Dem Vorstehenden sehr ähnlich ist das Eczema seborrhoicum (Taf. 42, 43, 44), das besser als Ekzem auf seborrhoischer Basis bezeichnet werden sollte; es unterscheidet sich durch seine Vergesellschaftung mit Seborrhöe, durch die Schuppung der primären Herde und durch das Fehlen oder die Geringfügigkeit des Nässens an den sekundär macerierten Stellen.

Hervorgehend aus der geschilderten Seborrhöe beginnt das Eczema seborrhoicum mit entzündlicher Rötung, die unter der Schuppendecke des Kopfes hervorkriecht. Dazu gesellen sich im Gesicht und am übrigen Körper kleine und kleinste Papeln, linsen- bis fünfpfennigstückgroße schuppende Flecken und umfangreichere, mit stärkeren Schuppenlagen bedeckte Infiltrate. Gleichzeitig verbreiten sich vom Gesäß und den Leisten aus dieselben Gebilde über den Unterleib und die Beine, werden durch Reibung und Maceration bald ihres Schuppenbelages beraubt und zu erythematösen Flächen vereinigt, an deren Grenzen nicht die einfachen Papeln und Erosionen der Intertrigo, sondern runde, vielfach girlandenförmig zusammenfließende, schuppende Scheiben stehen. Zuweilen wird auch bei dieser Form, ebenso wie beim einfachen Ekzem, nahezu die gesamte Oberfläche befallen, und auf dem hochroten, seidig oder fettig glänzenden, gewöhnlich nur in den Beugen etwas nässenden Grunde erhalten sich nur an geschützten Stellen, gegebenenfalls nur am Kopf und an den Augenbrauen die diagnostisch wichtigen Schuppenmassen.

Neben der so gekennzeichneten diffusen Form gibt es auch eine plaqueförmige (Taf. 43, Abb. 91), bei der eine wechselnd große Zahl von verschieden großen, infiltrierten und stark schuppenden Scheiben vorhanden ist, die durch Zusammenfließen größere Herde bilden können.

Der schwersten Form des universellen seborrhoischen Ekzems sehr ähnlich, wahrscheinlich sogar ihr zugehörig, ist die Erythrodermia desquamativa Leiners (siehe daselbst).

Die genannten Formen betreffen Brustkinder ebenso wie Flaschenkinder; bei den ersten sieht man sogar die schwersten Fälle. Alle diese finden sich auch bei jedem Ernährungszustand, bei Dystrophischen, mit Diarrhöe Behafteten ebenso wie bei leidlich Genährten mit festen Stühlen. Dabei besteht eine ziemlich feste Beziehung zwischen Körperbeschaffenheit und Stärke des Hautleidens. Je magerer das Kind, desto ausgebreiteter ist im allgemeinen das Ekzem; am schlimmsten pflegt es bei Vereinigung von Magerkeit und Diarrhöen zu sein. Die Durchfälle erweisen sich häufig als Fettdiarrhöen. Bei Höhergewichtigen mit festen Stühlen tritt das Ekzem gewöhnlich milder auf, ist häufiger disseminiert oder auf einzelne Plaques beschränkt, seltener diffus und die Intertrigo bleibt auf die Hautfalten und deren Umgebung beschränkt. Kinder, deren Entwicklungszustand bei kritischem Urteil als einigermaßen normal bezeichnet werden darf, werden nur ausnahmsweise betroffen; die wenigen, die in Frage kommen, zeigen nur ganz geringfügige Erscheinungen.

Verlauf. Gleichwie die Ausbreitung, so steht auch der Verlauf des Ekzems und seine therapeutische Beeinflußbarkeit in Abhängigkeit von der allgemeinen Körperbeschaffenheit. Bei den Mageren kann die bestehende Ernährungsstörung sich verschlimmern und sogar zum Tode führen; davor schützt auch die natürliche Ernährung nicht mit Sicherheit, wie das Schicksal manches Dystrophikers mit Fettdiarrhöe an der Brust lehrt. Viele dieser Kinder bleiben monatelang, manche durch das ganze Säuglingsalter hindurch dürftige, welke und schlaffe Wesen, mit Neigung zu Darmstörungen, bei anderen erfolgt allmählich, aber wohl nie vor Ablauf des ersten Vierteljahres von innen heraus eine Besserung des Ernährungszustandes, und gleichzeitig bessert sich auch die Haut, zumeist so weit, daß im zweiten Halbjahr von der früheren Krankheit nichts mehr übrig ist. Durch eine Ernährungstherapie, die den Eintritt guter Gewichtszunahmen zur Folge hat, kann der Eintritt der günstigen Wendung beschleunigt und die Dauer der Krankheit auf wenige Wochen beschränkt werden. Es darf geradezu als Gesetz bezeichnet werden, daß das Ekzem der Mageren schwindet, wenn sich Gewicht und Allgemeinbefinden heben. Dasselbe gilt von den weniger umfangreichen Hautveränderungen der Dystrophiker geringen Grades mit festen Stühlen, nur daß gute Zunahmen hier oftmals erheblich schwieriger zu erzwingen sind, als bei der ersten Gruppe.

Anders steht es mit den Bessergenährten, wo geringfügige ekzematöse Erscheinungen von früh an bestehen, trotzdem das Gewicht gut vorwärts schreitet. Auch bei ihnen ist zwar mit der Möglichkeit einer spontanen Besserung im zweiten

Vierteljahr zu rechnen, aber ebensogroß ist die Aussicht auf längere Dauer, vielleicht sogar auf Verschlimmerung und Entwicklung eines stärkeren Gesichtsekzems. Stärkere Gewichtszunahmen sind hier immer ohne bessernden, häufig sogar von verschlechterndem Einfluß; wieweit ihre Hintanhaltung bessern kann, wird später zu besprechen sein.

Komplikationen. Örtliche und allgemeine Sekundärinfektionen sind trotz der manchmal so ausgedehnten Hautveränderungen nicht allzu häufig. Dazu gehören das Erysipel und die allgemeine Sepsis die namentlich bei universellem seborrhoischem Ekzem und bei der Erythrodermie zu fürchten sind. Die örtlichen Hautinfektionen nehmen entsprechend der diffusen Art der primären Läsion öfters eine ungewöhnliche Gestalt an. So kommt es manchmal zu hoch fieberhaften Katarrhen, bei denen die flächenhaft entzündete, stark infiltrierte Haut eine reichliche rahmig eitrige Absonderung zeigt. Starkes Nässen, schmierige grünliche Ein- und Auflagerungen und übler Geruch kennzeichnen die Pyocyaneusinfektion. Gelegentlich sieht man auch feine, graue, durchsichtige, leicht abziehbare Belege, die zum Teil durch Kokkenansiedlung, zum Teil aber auch durch Diphtherie erzeugt werden; eine andere Form der sekundären Hautdiphtherie ist das speckig belegte, am Grund und an den Rändern infiltrierte Ulcus (siehe bei Diphtherie).

b) Das Kopf- und Gesichtsekzem
(vorwiegender Typus beim älteren Säugling).

Symptomatologie. Von dem geschilderten Bilde des Ekzems der ersten Säuglingszeit ist das der späteren Monate in mancher Hinsicht unterschieden. Obschon seine ersten Anfänge gewöhnlich ebenfalls in das erste Vierteljahr zurückreichen, kommt es nur ausnahmsweise zu den schwereren, diffusen Erkrankungen und selbst im äußersten Falle bleiben ansehnliche Flächen verschont. Gewöhnlich sind die Veränderungen auf die Unterbauch- und Gesäßgegend sowie auf die Gelenkbeugen und Hautfalten beschränkt; oft sind sie nur geringfügig und nicht selten werden sie ganz vermißt und es besteht nur eine stärkere „Empfindlichkeit" der Haut in Gestalt einer Neigung zum Rot- und Wundwerden an den gefährdeten Stellen. Dafür tritt mehr und mehr eine andere Lokalisation hervor und gibt dem Leiden die Prägung: das Ekzem des Gesichts mit Bevorzugung der Wangen. Es spricht sich in dieser äußerlichen Änderung offenbar eine innere Änderung der Körperdisposition aus, derzufolge unter Abnahme der Krankheitsbereitschaft von Stamm und Gliedern eine erhöhte Empfänglichkeit gerade desjenigen Bezirkes zur Ausbildung gelangt, der vordem entweder ganz verschont oder nicht besonders bevorzugt erscheint.

Auch beim älteren Säugling läßt sich ein einfaches und ein seborrhoisches Ekzem unterscheiden. Das einfache Ekzem findet sich allein oder vorwiegend im Gesicht, allenfalls stehen noch einige Plaques am behaarten Kopf; der übrige Körper ist in wesentlich geringerem Maße, oft überhaupt nicht einbezogen, manchmal fehlt sogar eine verstärkte Neigung zum Wundwerden. Gewöhnlich im 3.—5. Monat, seltener früher erscheinen auf den Wangen kleinste Knötchen, ausnahmsweise auch Bläschen, die im leichtesten Falle getrennt bleiben, andere Male durch ein Erythem verbunden werden, über dem die Haut trocken, glänzend und etwas rissig erscheint. Jucken kann völlig fehlen oder in mäßigem Grade vorhanden sein. Weiterhin kann sich, teils durch selbständige Wandlung, teils infolge Kratzens ein Eczema squamosum, madidans oder crustosum herausbilden (Taf. 45, Abb. 94). Bei den leichteren Graden wird häufig ein schneller Wechsel im Zustand der befallenen Haut bemerklich. Zuweilen scheint sie abgeblaßt und nahezu verheilt, um am nächsten Tage wieder starke Rötung und neue Knötchen aufzuweisen.

Der Sitz der Veränderungen sind zumeist die beiden Wangen allein oder sie erstrecken sich, von den Wangen ausgehend, aufwärts zur Schläfe und um die Augen herum zur Nasenwurzel, abwärts zum Unterkinn mit einer Verbindungsbrücke über die Oberlippe zur anderen Seite. Die Nase bis zur Nasenlippenfurche, das Kinn bis zur Kinnmundwinkelfurche, die obere Stirn, ein schmaler Streifen zwischen Haargrenze und Schläfen, die Ohren und der Hals bleiben frei. Etwas seltener als dieser „mittlere Typus" ist der „obere", bei dem bei ebenfalls reinem oder nahezu reinem Kopf hauptsächlich die Stirn bis an die Augenbrauen, die Schläfen und die Gegend der aufsteigenden Unterkieferäste befallen sind, während Ohren, Kinn und Mittelgesicht verschont bleiben. Ein „unterer Typus", der bei freier Stirn das ganze Gesicht von unten bis an die Augen einnimmt, scheint beim Säugling nur ausnahmsweise vorzukommen.

Anders verhält sich die seborrhoische Form des Gesichtsekzems (Taf. 41, Abb. 86). Bei ihr erscheint der behaarte Kopf in besonderer Weise beteiligt; ausgedehnte, gelbe, fettige Krusten, die in ihren Sprüngen nässen, bedecken in dicken Schichten namentlich seinen vorderen Teil, und greifen, oft in zusammenhängender Fläche, auf die Stirn über. Von ihnen aus geht das oft nässende, krustöse und seborrhoische Ekzem, dessen Lokalisation diesem Ursprung gemäß zuerst oftmals dem oberen Typus entspricht, ohne doch dessen Grenzen in gleich scharfer Weise zu wahren, wie es das einfache Gesichtsekzem zu tun pflegt; vielmehr ist die Ausdehnung auch auf Wangen und Untergesicht die Regel. Von der seborrhoischen Grundlage zeugt ferner der Umstand, daß auch an anderen Stellen des Körpers sichere, wenn auch manchmal nur unbedeutende, seborrhoisch-ekzematöse Veränderungen vorhanden sind. Das Jucken hält sich oft in mäßigen Grenzen, kann aber andere Male auch sehr ausgesprochen sein.

Häufig bildet das Gesichtsekzem den Ausgangspunkt von sekundären Infektionen. Die gutartigste und häufigste Form davon ist das sog. impetiginöse Ekzem, d. h. der flächenhafte Katarrh der erkrankten Hautpartien, der vermöge der gesteigerten Sekretion infolge des Dazutretens von Eiterkokken zur Bildung dicker, blutig-eitriger, borkiger Auflagerungen führt, die um so hochgradiger sind, je mehr das Ekzem vorher zum Nässen neigte (Taf. 46, Abb. 95, 96). Der Mangel größerer Blasen und herdförmigen Auftretens unterscheidet diesen Zustand von der sonst sehr ähnlichen Impetigo contagiosa.

Weitere Formen des infizierten Ekzems sind:

1. Die Vesiculosis (Impfbläschen Unnas), charakterisiert durch das Aufschießen zahlreicher oberflächlicher Eiterbläschen, die sich über weite Strecken voneinander getrennt ausbreiten und oft in einem Schub über den ganzen Körper gehen (Komplikation mit oberflächlicher Pyodermie).

2. Die diffuse, flächenhafte Entzündung: intensive Schwellung und Rötung mit hohem Fieber, ähnlich einer Phlegmone.

3. Die Pustulosis: Plötzliche Aussaat massenhafter, derber, unter hohem Fieber aufschießender Knötchen, die sich bald in Pusteln verwandeln unter gleichzeitiger starker Schwellung der ganzen ekzematösen Fläche (Taf. 45, Abb. 93). Eine seltene Abart dieser Komplikation ist die Pustulosis vacciniformis, bei der bei im übrigen gleichem Verlauf breitere Pusteln aufschießen, die in der Mitte sehr bald dellenförmig einsinken und daher an die Vaccineefflorescenzen erinnern. Der Verlauf dieser akuten Entzündungen pflegt in 1—2 Wochen unter lytischem Sinken des Fiebers zumeist ein gutartiger zu sein, obschon natürlich schlimmere Ausgänge vorkommen. Die Vesiculosis ist trotz ihres im allgemeinen milderen Aussehens deswegen besonders zu fürchten, weil sie durch Weiterimpfung zu immer neuen Schüben Veranlassung zu geben pflegt. Ferner sind alle diese infektiösen Komplikationen deswegen unangenehm, weil sie nicht nur die erkrankte Haut in einen besonders empfindlichen Zustand versetzen und die Propagation des Ekzems begünstigen (Ekzematisation), sondern auch, weil sie zu Drüsenschwellungen und Drüseneiterungen und anderen

septischen Komplikationen (Nephritis, Endokarditis, Osteomyelitis u. a. m.) Veranlassung geben können.

Eine besonders gefürchtete Komplikation des Ekzems ist die Übertragung der Vaccine: Eczema vaccinatum (Taf. 8), sei es von der Impfpustel des Kindes selbst, sei es durch Übertragung von anderen Personen mittelbar oder unmittelbar. Hier erfolgt unter hohem Fieber und einem den echten Pocken nicht nachstehenden schweren Allgemeinzustand eine Eruption zahlreicher Vaccinepusteln über die gesamten ekzematösen Bezirke, unter Umständen über den ganzen Körper, und ein größerer Teil der so befallenen Kinder geht zugrunde. Bei den Überlebenden sind des öfteren schwere, zur Blindheit führende Binde- und Hornhauterkrankungen beobachtet worden. Man soll also Ekzemkinder, namentlich Kinder mit nässenden Ekzemen weder selbst impfen, noch in die Nähe geimpfter Personen bringen (s. auch Vaccine).

Die Beziehungen zwischen Ekzem und Körperbeschaffenheit bestehen beim älteren Säugling ebenso wie beim jüngeren; ein gewisser Unterschied ist darin gegeben, daß die hochgradigen Dystrophiker und die mit Durchfällen behafteten kaum eine Rolle mehr spielen, während umgekehrt mehr übernormal schwere und fettreiche Kinder vorkommen, als in den ersten Monaten. Aber gerade dieser Typus, der in den Lehrbüchern als besonders bezeichnend hervorgehoben wird, steht zahlenmäßig gar nicht so sehr im Vordergrund. Auch die Normalgewichtigen nehmen keinen sehr großen Anteil, und beide zusammen stellen etwa nur halb soviel Vertreter wie die Untergewichtigen. Unter diesen letzten trifft man ebensowohl Magere mit geringem Fettpolster, als solche mit gutem oder leidlichem Fettansatz; aber dieses Fett ist weich, schlaff und leicht abhebbar von der Muskulatur, deren Dürftigkeit im Gegensatz zu der äußeren Fülle steht. Viele dieser Kinder mit stärkerem Fettpolster sind schon durch ihr gedunsenes, pastöses Aussehen verdächtig auf krankhaften Wassergehalt der Gewebe.

Verlauf. Im allgemeinen gilt das Kopf- und Gesichtsekzem der älteren Säuglinge als ein recht langwieriges Leiden, was für viele Fälle auch zutrifft. Ein ziemlich hoher Prozentsatz von Ekzemen heilt von selbst ohne irgendwelche diätetische oder äußere Beeinflussung in 4, 6, 8 oder 11 Wochen. Andere Fälle zeigen spontane Remissionen und Intermissionen von verschieden langer, bald nach Wochen, bald nach Monaten rechnender Dauer, ein ansehnlicher Rest verharrt mit großer Hartnäckigkeit. Auch nach Abheilung der wesentlichen Veränderungen können noch Monate und Jahre hindurch immer wieder kleine Herde auftreten, und manches Kind nimmt sein Ekzem in das zweite Jahrzehnt mit hinein. Am widerspenstigsten, wenigstens während der Säuglingszeit, dürften die infizierten Ekzeme sein.

Neben den spontanen Schwankungen sind auch Schwankungen unter dem Einfluß der Ernährungsweise und komplizierender Erkrankung bedeutsam. Diätetische Maßnahmen können das Ekzem bessern oder verschlechtern, je nachdem sie günstig oder ungünstig auf den Gesamtzustand des Kindes einwirken. In gleicher Weise erklären sich auch die Veränderungen, die das Ekzem bei Gelegenheit von alimentären und infektiösen Ernährungsstörungen erleidet. Im Verlaufe akuter Gewichtsstürze blaßt der Ausschlag ab, um mit der Wiederherstellung der früheren Verhältnisse zurückzukehren. Andererseits kann jeder Infekt dadurch, daß er den Stoffwechsel des Kranken schädigt, das Ekzem verschlimmern oder bei bisher reiner Haut seinen Ausbruch erst befördern. Bekannt und von den Impfgegnern weidlich ausgenutzt ist ein solcher Zusammenhang mit der Impfung.

Sehr beachtenswert ist die Heilwirkung der Masern auf das Ekzem. Bei dieser Krankheit verschwindet das Ekzem regelmäßig in wenigen Tagen. Meist ist die Heilung nur vorübergehend; nach 4—6 Wochen bahnt sich der Rückfall an.

Die Bedeutung komplizierender Ernährungsstörungen und Infekte beschränkt sich nicht auf den Verlauf des Ekzems als solches, sondern gilt auch für das gesamte

Schicksal der Ekzemkranken. Sie ist um so höher anzuschlagen, als viele Ekzematiker eine erhöhte Anfälligkeit zeigen. Namentlich die Neigung zu Respirationskatarrhen und Lungenentzündungen, vom Volke als Folgen eines „Zurückschlagens des Ekzems". von den alten Ärzten als „innere Metastasen" aufgefaßt, gehört fast unzertrennlich zum Bilde des Ekzemkranken. Solche Ereignisse setzen nicht selten dem Leben ein frühes Ziel; im weniger ungünstigen Falle vereinigen sie sich mit der Wirkung der Unruhe und Schlaflosigkeit infolge des Juckens, der mancherlei Infekten der wunden Haut, oft auch mit der von unangebrachten Ernährungsvorschriften, um manchen anfänglich wohlgenährten Säugling allmählich in einen dystrophischen Zustand überzuführen.

Zu den selteneren Komplikationen des Ekzems gehören die Septicämie und die Pyämie. Hämorrhagische Nephritis scheint seltener zu sein als bei älteren Kindern.

Auch abgesehen von ihrer Bereitschaft zu Sekundärinfektionen sind die Ekzematiker Individuen, bei denen man auf Überraschungen gefaßt sein muß. So erlebt man zuweilen plötzliche schwere Fieberanfälle, häufig mit den Zeichen der Stoffwechseltoxikose, die sich sowohl ohne ersichtlichen Anlaß, als auch im Anschluß an Verbände einstellen und wohl ungezwungen als Folgen der Resorption toxischer Substanzen von der infizierten Haut aus gedeutet werden können. Während dieser Anfälle und gelegentlich jeder schwereren komplizierenden Störung überhaupt kann das Ekzem ganz erheblich abblassen, ja sogar scheinbar verschwinden, um nach glücklich überstandenem Zwischenfall sofort, oder nach kurzer Zeit, in unverminderter Stärke wieder aufzublühen. Da die Remissionen gewöhnlich mit starken Gewichtsverlusten und Austrocknungserscheinungen einhergehen, so ist es wahrscheinlich, daß es sich hierbei nicht um eine eigentliche Besserung oder gar vorübergehende Heilung handelt, sondern lediglich um eine zeitweilige Abschwächung der entzündlichen Gewebsreaktionen infolge mangelhafter Durchblutung und Durchfeuchtung der Haut.

Nichts ganz Ungewöhnliches sind fernerhin plötzliche Kollapszustände, Krämpfe, Hyperthermien. Das muß berücksichtigt werden, namentlich bei eingreifenden therapeutischen Maßnahmen, die in der Kinderpraxis üblich sind. so z. B. bei schweißtreibenden Einwicklungen, heißen Bädern und selbst bei einfachen nassen Wickeln. Man sollte von allen diesen Dingen bei Ekzemkindern grundsätzlich ebenso Abstand nehmen wie bei Spasmophilen, wie denn das Ekzem ungemein häufig mit Spasmophilie vergesellschaftet ist. Es gibt auch einen „Ekzemtod". d. h. plötzliche Todesfälle, teils unter dem Bilde des Herztodes, teils mit akut einsetzender Hyperpyrexie. Vielleicht ist für manche Fälle dieser letzten Art die Erklärung berechtigt, daß sie durch eine hyperakute Toxinresorption oder septische Infektion von der Haut aus entstehen. Für die übrigen Fälle aber eine besondere Rolle des Ekzems anzunehmen und den Ekzemtod als etwas Besonderes neben den plötzlichen Tod bei Spasmophilie oder Statur lymphaticus zu stellen, liegt zur Zeit noch keine zwingende Veranlassung vor.

Ätiologie. Die Beteiligung äußerer, chemischer und traumatischer Einflüsse (Kratzen, Reibung, Maceration durch Körperausscheidungen, Reizung durch Zersetzungsprodukte der Hautsekrete oder scharfe Stoffe in der Wäsche) an der Entstehung des Säuglingsekzems folgt ohne weiteres schon aus dem Sitz der Veränderungen. Bei genauerem Zusehen werden auch gewisse, immer wiederkehrende Lokalisationen verständlich, deren Erklärung im ersten Augenblick schwierig scheint — z. B. Herde an der Radialseite des Unterarmes durch Aufliegen des Jäckchenärmels, am Handgelenk durch Reiben des Ärmelendes, an der Außenseite der Wade durch Aufliegen auf der Unterlage, auf der Brust infolge Benetzung bei habituellem Speien.

Diesen äußeren Einwirkungen muß aber eine besondere innere Ekzembereit-
schaft zu Hilfe kommen. Anders ist es nicht zu verstehen, daß die Mehrzahl der
Säuglinge unter den gleichen äußeren Voraussetzungen, die bei der Minderzahl ein
Ekzem hervorrufen, von der Krankheit verschont bleibt. Abschließendes über diese
Bereitschaft ist noch nicht bekannt. Sehr wahrscheinlich spielt einerseits eine abnorme
Oberhautstruktur eine Rolle, die mit der bei der Seborrhöe und bei der Asteatosis
vorhandenen übereinstimmen dürfte, andererseits kommen allgemeine Stoffwechsel-
störungen in Betracht. Hierauf weist schon der Zusammenhang mit dyspeptischen
Zuständen und Ernährungsfehlern (einseitige Ernährung, Überernährung, Unterernährung) hin, der in einem gewissen Prozentsatz der Fälle nachweisbar ist. Dem-
entsprechend sehen die französischen Ärzte das Ekzem als ein Symptom der „arthri-
tischen Diathese" an, während die deutschen Kinderärzte Beziehungen zur „exsudativen Diathese" Ad. Czernys anzunehmen pflegen. Für den konstitutionellen
Ursprung des Ekzems spricht auch das Vorkommen anderer eigenartiger Erscheinungen bei den zum Ekzem neigenden Kindern, so der hartnäckig rückfälligen Katarrhe
der Atmungswege, des Asthma, des Strophulus.

Wieweit spezifische bakterielle Erreger bei der Ätiologie auch dieses Ekzems in
Betracht kommen, ist noch ungeklärt.

Ekzem der älteren Kinder.

Die Ekzeme der älteren Kinder sind z. T. ebenfalls konstitutionell und als Aus-
läufer oder Rückfälle des Säuglingsekzems aufzufassen.

Es handelt sich bei diesen konstitutionellen Formen meistens um die trockenen
papulo-squamösen und pruriginösen Formen, deren Lokalisation von der des Säuglingsekzems insofern verschieden ist, indem die Beteiligung des Gesichtes und Kopfes
zurücktritt, und hauptsächlich die Extremitäten, häufig auch die Genitalgegenden
befallen sind. Eine besonders beliebte Lokalisation sind die Gelenkbeugen (Taf. 46,
Abb. 97).

Neben diesen Formen sieht man im späteren Kindesalter zuweilen auch das
typische Eczema seborrhoicum Unnas (Taf. 40), das in Form scharf begrenzter
Kreise oder Ringe auftritt, welche trocken sind, leicht jucken, mit Schuppen und
Borken sich bedecken und eine gelbliche bis gelblich-rote Farbe zeigen (siehe oben).
Manchmal erinnert es sehr an Psoriasis (Taf. 40, Abb. 84) (Eczema psoriatiforme).

Eine weitere Kategorie bilden die nässenden und krustösen Ekzeme. Bei diesen
handelt es sich seltener um ein Analogon des Eczema vesiculosum et madidans der
Säuglinge als vielmehr um ekzemähnliche Pyodermien, oder um ekzemähnliche,
flächenhafte Infektion einer nicht ekzematösen Haut bei zu starker Exsudation
neigenden Kindern (exsudative Diathese). Hierher gehört das skrofulöse Gesichtsekzem (Taf. 45, Abb. 94), entstanden durch Infektion der Haut vom skrofu-
lösen Schnupfen oder dem bei Skrofulose so häufigen Ohrenflüssen aus, ferner das
Eczema e pediculis, die häufigste Form des krustösen und impetiginösen Ekzems
der älteren Kinder. Man erinnere sich auch, daß die Scabies sehr häufig in Gesellschaft eines stark juckenden, teils papulösen, teils nässenden Ekzems auftritt.

Diagnose. Die Diagnose des Ekzems macht namentlich bei Säuglingen zuweilen
Schwierigkeit. Insbesondere das disseminierte, stark schuppende Ekzem hat eine
gewisse Ähnlichkeit mit der Syphilis papulo-squamosa (vgl. Taf. 57), ist aber
durch die hellrote, nicht kupferige Farbe und durch das Freibleiben der Fußsohlen zu
unterscheiden, abgesehen davon, daß bei einer so hochgradigen Syphilis ganz sicher
deutliche Erscheinungen von syphilitischem Schnupfen, Mundinfiltration und Rhagaden der Lippen vorhanden sein würden. Es ist hier zu bemerken, daß die Lues bei
exsudativen Kindern ein ekzemähnliches Aussehen annehmen kann, d. h. ein papulöses
Syphilid hat Neigung zu Bläschen- und Pustelbildung, und die diffusen Infiltrate

bedecken sich infolge stärkerer Exsudation mit Borken und Krusten. Das impetigenöse Ekzem kann mit der Impetigo contagiosa verwechselt werden, unterscheidet
sich von ihr durch das Fehlen großer Blasen und umschriebener Einzelefflorescenzen.
Dicke krustöse Auflagerungen auf dem Kopf können an Favus erinnern, doch fehlen
die gelben Schildchen und die Atrophie der Haut. Die besondere Wichtigkeit der
richtigen Erkennung des Läuse- und Krätzeekzems liegt auf der Hand. Die Diagnose
der Krätze wird dadurch erleichtert, daß man die Haut mit Tinte schwärzt und diese
dann mit Wasser oder Salicylsäure wieder entfernt. Nur die Milbengänge bleiben
geschwärzt.

Die Neurodermitis unterscheidet sich durch stetes Trockensein, starkes Jucken,
Hartnäckigkeit.

Behandlung. Diätetische Behandlung. Die Erfahrung, daß das Ekzem mit
Darmvorgängen und der Ernährungsweise zusammenhängt, fordert dazu auf, der
Diätetik eine große Aufmerksamkeit zu schenken. Tatsächlich heilen sehr viele Fälle
ganz ohne äußere Behandlung bei sachgemäßer Ernährung, bei anderen wird wenigstens die Wirksamkeit der äußeren Behandlung unterstützt. Der Grundsatz der
Behandlung muß sein, bestehende Verdauungsstörungen zu beheben und im übrigen
jeden Fehler in der Ernährungstechnik auszuschalten. Handelt es sich um Kinder mit
dyspeptischen Symptomen, so sind diese nach den Regeln der Diätetik zu beseitigen;
handelt es sich um Kinder ohne offensichtliche Darmstörungen, so ist durch eine
genaue Anamnese festzustellen, ob Überernährung, Unterernährung oder einseitige
Ernährung stattgefunden hat; der gefundene Fehler ist dann zu verbessern. So
erreicht man das eine Mal eine günstige Beeinflussung dadurch, daß man ein Kind
durch knappe Ernährung vor allzu großen Zunahmen bewahrt, das andere Mal dadurch, daß man durch reichliche Ernährung eine Zunahme bewirkt, ein drittes Mal
dadurch, daß man eine Einseitigkeit beseitigt, z. B. indem man den vorwiegenden
Milchgenuß einschränkt und eine vernünftig gemischte Kost verordnet oder eine
übermäßige Zufuhr von Breien oder Brot abstellt. Was speziell die Säuglinge anlangt,
so soll man, falls sich das Ekzem bei einem übermäßig gedeihenden Brustkind einstellt, die Brustmahlzeiten knapp halten, frühzeitig eine oder zwei davon durch
Schleim- oder Mehlsuppen ersetzen und früher als gewöhnlich auch den Übergang
zur gemischten Kost einleiten. Ähnliche Grundsätze gelten für das schnell zunehmende
Flaschenkind. Handelt es sich dagegen um schlecht gedeihende Kinder, so ist durch
eine Nahrungsänderung, die eine stärkere Zunahme zur Folge hat, Besseres zu erwarten. Bei Säuglingen, die richtig ernährt werden, nur mittlere Zunahme haben
und trockene Ekzemformen zeigen, enthalte man sich aller diätetischer Eingriffe,
die hier nutzlos sein würden und beschränke sich auf die äußere Behandlung. Die
besten Erfolge hat die Diät bei dyspeptischen, bei unterernährten und ferner bei
bisher überernährten Kindern, deren Ekzem den nässenden Typus aufweist. Bei den
letzten empfiehlt es sich, zunächst die Milch auf $^{1}/_{2}$ oder $^{1}/_{3}$ l herabzusetzen und daneben Mehlabkochungen oder Grieß zu geben. Im zweiten Halbjahre kommen dazu
noch ungesüßte Kompots oder geschabtes Obst und nicht zu fett gekochtes Gemüse.
Kommt man hiermit in 3—4 Wochen nicht zu einer weitgehenden Besserung, so
kann man die Milch für 2—4 Wochen ganz aussetzen und nur Mehlsuppen, Breie,
Obst und Gemüse geben, wobei zur Deckung des Eiweißbedarfes zweckmäßig etwas
weißer feinverteilter Käse oder irgend ein Eiweißpulver (Plasmon, Tropon, Larosan),
bei älteren Kindern auch feingeriebenes Fleisch beigegeben wird. Eine stärkere Abnahme mit Ausnahme einer solchen in den allerersten Tagen muß dabei natürlich
vermieden werden.

Bei über 6 Monate alten Kindern mit nässendem Ekzem kann man auch die
„Ekzemsuppe" anwenden, die folgendermaßen hergestellt wird: 1—1$^{1}/_{4}$ l Milch werden
mit Labessenz gefällt, der Käse in einem Säckchen abtropfen lassen und hierauf

mit Wasser 3—4 mal durch ein Haarsieb gestrichen und unter sehr starkem Schlagen
und Rühren gekocht. Es ist unbedingt nötig, daß die fertige Suppe das Casein in
der allerfeinsten Verteilung enthält. Dazu kommen 100—200 g Molke, das Ganze
wird mit Wasser auf 1 l aufgefüllt und 50 g Kohlehydrat zugesetzt. Dabei reicht
man ferner noch Brei, Gemüse, Kompott, wie bei der sonst üblichen Kost. Wenn
man diese Suppe nur anwendet bei nässenden Ekzemen, nur bei Kindern mit festen
Stühlen, die gleichzeitig nicht an anderweitigen Infektionen konsumierender Art
leiden, wenn man ferner Abnahmen, mit Ausnahme solcher in den ersten Tagen,
durch Vermehrung der Beikost verhindert und sie ebenso wie eine manchmal einsetzende Appetitlosigkeit als Anzeige zur schleunigen Vermehrung des Molken-
zusatzes betrachtet, so sind die Erfolge günstig; das Ekzem trocknet ein und wird
der äußeren Behandlung zugängiger.

Für Ekzeme, bei denen anamnestisch keine Ernährungsfehler feststellbar sind
und bei denen keine Darmstörungen bestehen, kann eine besonders heilkräftige
Diät nicht angegeben werden. Manchmal scheint es, als ob gesäuerte, fettarme Milch
(Buttermilch) günstig ist. Auch bei Yoghurt oder Kefir sollen manche Fälle sich
bessern.

Ähnliche Grundsätze gelten für die Ekzemdiät älterer Kinder. Ein Speisezettel
für solche ist z. B. der folgende: 1. Frühstück: dünner Kaffee oder Kakao mit wenig
Milch, Brot mit Honig oder Marmelade; 2. Frühstück: Butterbrot, etwas Käse oder
mageres Fleisch, Obst; mittags: Gemüse- oder Obstsuppen, Fleisch, Gemüse, Obst
oder wenig gezuckertes Kompott; nachmittags: Kaffee mit Brot; abends: Reis, Grieß,
Nudeln oder sonstige Mehlspeisen, eventuell dazu noch belegtes Brot, oder auch
ein zweites Mal Gemüse mit Fleischbeikost. Als Getränk hauptsächlich Wasser.
Eier sind mit Vorsicht zu verwenden, da sie zuweilen eine Verschlimmerung herbeiführen. Auch diese Kost gilt natürlich nur für die bisher sehr reichlich genährten
Kinder, während bei unterernährten Ekzemkindern des Proletariats häufig eine
reichliche Ernährung am Platze ist. Für die Ernährung solcher Kinder, deren Lebens-
weise nach keiner Richtung hin Anlaß zur Beanstandung gibt, können Fingerzeige
nicht gegeben werden. Manchmal scheint eine länger fortgesetzte vegetarische Kost
günstig zu wirken, in manchen Fällen sieht man auch durch Darreichung von Yoghurt
und ähnlichem einen günstigen Einfluß.

Äußere Behandlung. In den meisten Fällen müssen innere und äußere Behandlung Hand in Hand gehen, wenn eine dauernde Heilung eintreten soll. Diese
lokale Behandlung hat natürlich wenig Zweck, wenn es nicht gelingt, das Kratzen
der Kinder zu verhindern. Man ist also sehr oft gezwungen, die Hände zu verbinden,
die Nägel abzuschneiden, Handschuhe anzuziehen und die Hände durch Mullbinden
am Bettrande zu befestigen, so daß die Kinder zwar den Arm noch bewegen, aber
nicht mehr kratzen können. Kommt man damit nicht aus, so sind Manschetten
oder Schienen um die Ellbogengelenke zu legen, damit das Kind den Arm nicht
krümmen kann; ebenso ist auch das Baden mit Vorsicht vorzunehmen. Während
im allgemeinen Erwachsene eine Bäderbehandlung schlecht vertragen, sind bei
Kindern milde Bäder von Kleie, Feldkümmel oder Kamillen ganz gut anwendbar.
Gegen Ende der Erkrankung können auch noch Borsäurebäder ($1\,^0/_0$ig) oder Alaun-
bäder ($^1/_4\,^0/_0$ig) oder Eichenrindenbäder gegeben werden. Unbedingt nötig ist nur,
daß unmittelbar nach dem Bade das Ekzem verbunden wird und die Kinder nicht
Zeit haben, die ekzematösen Stellen wieder aufzukratzen. Das Ekzem heilt schneller,
wenn die Luft abgeschlossen ist und durch einen Verband Reize abgehalten werden.

Die lokale Behandlung ist von dem jeweiligen Zustand des Ekzems abhängig.
Im akuten, erythematösen und papulösen Stadium genügen oft spirituöse Abtupfungen
mit $^1/_4\,^0/_0$igem Thymolspiritus oder $2\,^0/_0$igem Borsäurespiritus mit nachfolgender
Einpuderung mit Talcum, sterilisiertem Bolus usw. Weniger empfehlenswert sind
die vegetabilischen Pulver, da sie leicht zusammenballen und kleisterartige Massen

auf der Haut bilden. Ebenso ist hier die Jadassohn-Neißersche Trockenpinselung zu empfehlen: Zincum oxydatum, Glycerin, Talcum āā 15, Spir. dil., Aqua dest. āā 7,5, am besten mit nachfolgender Einpuderung.

Im Stadium madidans kann man versuchen, das starke Nässen der Haut durch feuchte Verbände (entweder mit Alsol, 1—3%ig, oder mit Borsäure, 1—3%ig, $1/4$%igem Resorcin, essigsaurer Tonerde 1 : 10) zu beseitigen. Sie wirken aufsaugend und entzündungswidrig. Innerhalb einer Woche ist gewöhnlich das Ekzem trocken. Dann folgt die weitere Behandlung mit Trockenpinselungen oder Pasten (Zincum oxydatum, Lanolin, Vaseline āā) und festen Verbänden, um die ekzematöse Haut noch vollends auszutrocknen und zum Abheilen zu bringen. Ist das Nässen noch nicht ganz beseitigt, so kann man Lenigallol, 1—5%ig, oder als Juckreiz linderndes Mittel Tumenol, 1—5%ig der Zinkpaste oder Trockenpinselung zusetzen. Ist die Haut trocken und näßt sie nicht mehr und sind die akuten und subakuten Reizerscheinungen vorbei, so wirkt schwacher Teerzusatz ebenfalls sehr günstig. Gelingt es trotzdem mit diesen Mitteln nicht, das Ekzem zum Trocknen zu bringen, so ist vor dem Auflegen der Paste mit 1—2%igem Argentum nitricum zu pinseln oder anstatt der Salbe die oben erwähnte Zink-Trockenpinselung aufzutragen. Falsch ist es, auf ein nässendes Ekzem eine Fettsalbe (z. B. Hebrasche Salbe), aufzulegen, da unter dem Fett das seröse Exsudat sich weiter ansammelt, sich zersetzt und eine Irritation der Haut hervorruft.

Im krustösen Stadium werden die Krusten durch einen warmen Ölverband abgeweicht und dann ebenfalls Pastenbehandlung angewendet.

Im squamösen Stadium sind die Schuppen und die infiltrierte Haut durch Salben und Pflaster zu erweichen. Geeignet hierzu sind die Hebrasche Salbe, das Unguentum vaselini plumbicum, die Neißersche Zink-Wismutsalbe (Zinc. oxyd., Bismut. salicyl. āā 1,0, Ung. simplex., Ung. leniens āā 10,0) oder die Rillesche Salbe (Salicyl 0,5, Lanolin 60,0, Vaseline 30,0). Von Pflastern sieht man die besten Resultate bei schwachen Salicylseifenpflastern ($2^1/_2$—5%ig) oder Zinksalbenmullen. Bei sehr harten, chronischen, alten Ekzemen älterer Kinder wird man Seifenpflaster (10%ig), schwache Pyrogallussalbe ($1/_4$—1%ig) oder Chrysarobinsalben ($1/_4$%ig), Teerpinselungen und -salben anwenden.

Bei dem Ekzem des behaarten Kopfes, das bekanntlich oft von Seborrhöe ausgeht, wird der Kopf mit lauwarmem Kamillentee und Teerseife abgewaschen, nachher mit Olivenöl fest eingefettet und mit Guttaperchapapier oder Billrothbatist und festem Verband eingebunden. Noch schneller als gewöhnliches Olivenöl wirkt ein 2—10%iges Salicylöl in der Form Acid. salicyl. 2—10,0, Ol. ricini 40 (zum Lösen des Ac. salicyl. nötig), Ol. olivarum ad 100. Bei starken seborrhoischen Massen ist zweckmäßig dem Salicylöl noch 2—5%iges Sulfoform zuzusetzen. Wenn der Kopf mehrere Tage so verbunden ist, und die Borken herunter sind, wird noch einige Tage mit der Ölkappe weiter verbunden und zum Schluß eine milde Salicylborvaseline oder die Neißersche Zink-Wismut-Salbe angewendet. Genügt dies noch nicht, so wird diesen Salben noch Teer zugesetzt.

Das Ekzem des behaarten Kopfes bedarf auch nach dem Abheilen noch einer sorgfältigen Pflege und Nachbehandlung.

Das nässende Gesichtsekzem erfordert ganz besonders eingehende und energische Behandlung. Nach den bereits vorher geschilderten Grundsätzen wird im akuten Stadium mit Puder oder spirituösen Waschungen behandelt; ist sehr starkes Nässen vorhanden, so ist der feuchte Verband angezeigt, dem dann die Zinkpastenbehandlung (eventuell mit Lenigallol oder Tumenol) oder die mit Trockenpinselung folgt. Ist die Haut trocken, so kann anstatt der Paste ein gewöhnliches Zinköl (Zincum oxydatum, Ol. olivarum āā) folgen. Auch hier ist insbesondere die Argentumpinselung bei sehr stark nässendem Ekzem angezeigt. Ist das Ekzem vollständig trocken, so folgen erweichende Salben und Teer. An Stelle des Teers kann auch zum Schluß das

Anthrarobin (10%ige Lösung in Tinct. benzoe) oder eine Tumenolpinselung (Tumenol 8,0, Anthrarobin 2,0, Äther 20, Tinct. benzoes 30) angewendet werden.

Das Ekzem der Nasenöffnungen und Nasenfalten, ebenso das Ekzem um den Mund herum und die Ohrmuschelekzeme werden am besten mit Zinkpaste und Zinköl verbunden. Die oft durch Mundwässer verursachten zirkumoralen Mundekzeme der älteren Kinder heilen nach Aussetzen des Mundwassers unter gewöhnlicher Ekzembehandlung ab. Für die Ekzeme der Augenlider ist die gelbe Augensalbe empfehlenswert.

Das Ekzem des Körpers, insbesondere das intertriginöse Ekzem der kleinen Kinder muß vor allen Dingen durch Bäder behandelt werden. Insbesondere muß durch Reinlichkeit für die Sauberkeit der Inguinalfalten und Anal- und Genitocruralfalten gesorgt, durch Einlegen von Leinwand und Salben die Reibung verhindert und das Aufsaugen des Sekretes befördert werden. Es empfehlen sich also auch hier Kamillen-, Borsäure- usw. Voll- oder Sitzbäder und die Behandlung mit Pasten oder Trockenpinselung. Bei der starken Absonderung in den Falten ist sehr oft zum Schluß noch starkes Pudern mit Zinkpuder, Dermatolpuder und dergleichen nötig.

Alte langdauernde Ekzeme der Extremitäten werden namentlich bei älteren Kindern, wenn sie nicht mehr nässen, mit Zinkleim oder mit Zinktrockenpinselung behandelt, da sich an diesen Extremitäten die Verbände schlecht anlegen lassen.

Unter dieser Behandlung wird im allgemeinen bei sehr großer Mühe von seiten des Arztes und der Eltern das Kinderekzem abheilen. Es wird aber noch eine ganze Reihe von Ekzemen übrig bleiben, die bis ins zweite Kindesalter herein reichen. Auch diese Fälle werden nach den oben geschilderten Grundsätzen behandelt, nur kann man, da es sich ja meistens um ältere Kinder handelt, mit höher prozentuierten Lenigallol- und Teerpräparaten behandeln. Hier sind dann schon schwache Teerbäder (mit Balnacid) indiziert, Schwefelbäder und, wenn das Ekzem ziemlich abgeheilt ist, zur Nachbehandlung Salz- und Solbäder. Das sind die Formen des Ekzems, bei denen man die Kinder im Sommer in Salz- oder Solbäder (Kösen, Münster am Stein, Kreuznach usw.) oder in mildere Schwefelbäder schickt. Bei älteren Kindern wird man auch viel mit Arsen- und Röntgenbehandlung erreichen. Gerade diese Ekzeme der Gelenkbeugen reagieren außerordentlich günstig auf schwache, öfter wiederholte Röntgenbelichtung.

Im späteren Alter ist namentlich noch das durch Kopfläuse verursachte Ekzem zu behandeln, das ja in den ärmeren Volkskreisen eine außerordentliche Rolle spielt. Nachdem die Läuse durch Petroleum oder mit Naphtholöl abgetötet worden sind, läßt man die entzündete Haut durch Salicylöl und milde Salben abheilen und pflegt den Kopf noch längere Zeit.

Universelle, den ganzen Körper bedeckende Kinderekzeme der älteren Kinder werden am besten mit Zinköl (mit Zusatz von 1—2% Thiol, Ichthyol oder schwachem Teer zum Schluß) behandelt. Das bei Kindern im Sommer oft auftretende Hitzeekzem an den Händen und Füßen kann mit Borsäurebädern, schwachen Zinkpasten und spirituösen Waschungen behandelt werden.

Neurodermitis (Lichen chronicus Vidal).
(Taf. 47, Abb. 99.)

Vom konstitutionellem Ekzem zu trennen als eine besondere, ähnlich wie die Prurigo den Angioneurosen zuzurechnende Hauterkrankung, ist die Neurodermitis. Sie tritt sowohl in reiner Form für sich allein auf, als auch in Vereinigung mit dem Ekzem. Ihr Hauptsymptom und wahrscheinlich die primäre Störung ist das Jucken; im Anschluß daran bilden sich kleine, derbe, graurote Papeln, die zu größeren Gruppen und schließlich zu infiltrierten, leicht schuppenden Plaques zusammenfließen. An der flächenhaften Ausbreitung und Infiltration ist wohl mehr als die Krankheit selbst, das ständige Kratzen schuldig, das durch den offenbar unerträglichen Juckreiz begründet ist. Auf diese Art kommt es in stärkeren Fällen bald zur Lichenifikation in Form umfangreicherer Hautverdickungen, deren Oberfläche chagrinartig gekörnt ist und an deren Grenzen gehäufte, lichenähnliche Gebilde stehen. Entzündliche Vorgänge sind gering. Wenn sie vorhanden sind, rühren sie ebenso wie allfällig vorhandenes Nässen vom Kratzen und dadurch vermittelten Sekundärinfektionen oder von einer Komplikation mit Ekzem her.

Der Lieblingssitz sind Präaurikulargegend, Hals, Nacken, Schultern, Geschlechtsteile, Gelenkbeugen. Meist ist das Leiden auf wenige, nicht sehr umfangreiche Stellen beschränkt; es kann sich aber auch weiter ausbreiten. Bei jungen Kindern kommen nahezu universelle Formen vor.

Mit der Neurodermitis verbindet sich wohl immer eine konstitutionelle Magerkeit, vasomotorische Blässe und Eosinophilie und häufig mehr oder weniger hochgradige neuropathische Erscheinungen. Neurodermitische Säuglinge machen gewöhnlich erhebliche Schwierigkeiten bei der Ernährung.

Die Prognose ist ungünstig in bezug auf die Dauer. Die meisten Fälle erstrecken sich mit Schwankungen und Intermissionen über Jahre; bis zur Schulzeit ist wohl die größere Zahl erledigt, der Rest hält sich länger, bisweilen noch in die Pubertät hinein. Schwere Fälle bei Säuglingen können durch septische Komplikationen, Pneumonien oder Ernährungsstörungen tödlich enden.

Die Behandlung ist die der trockenen Ekzeme. Namentlich die Teerpräparate treten hier in ihr Recht. Gegen das quälende Jucken ist so vorzugehen wie bei der Prurigo. Zur Erzwingung des Schlafes wird zeitweilig ein Hypnoticum notwendig werden. Arsenkuren erweisen sich manchmal nützlich. Am meisten ist von der Röntgentherapie zu erwarten. Leichte Formen können damit in Kürze dauernd oder wenigstens für Monate beseitigt werden, in schweren ist auch ihre Leistung beschränkt.

Erythema glutaeale.
(Erythema vacciniforme — Erythème syphiloide postérosive.)
(Taf. 48, Abb. 100, 101.)

Eine der Entstehungsart und dem Sitz nach der Intertrigo nahe verwandte Affektion ist das Erythema glutaeale, das ein sehr wechselndes Aussehen haben kann und deswegen auch mancherlei verschiedene Bezeichnungen erhalten hat. Der Sitz der Affektion ist die Gesäßgegend bis zum Kreuz, die Genitalien und die angrenzenden Teile der Oberschenkel. Die häufigste Form besteht in einer Aussaat zahlreicher, rundlicher oder ovaler, meist nicht über linsengroßer, roter oder blauroter, ziemlich derber Papeln (weswegen die Bezeichnung Erythema glutaeale eine schlechte ist), deren Oberfläche entweder glatt und glänzend ist oder eine flache, hochrote Erosion aufweist. Ein Zusammenfließen der Papeln findet nicht statt. Nach einiger Zeit bilden sich die Papeln zurück und es verbleibt noch ein kleiner Pigmentfleck, bei etwas tieferer Erosion eine feine Narbe. Statt der Papeln oder auch gemischt mit ihnen finden sich nun oft noch andere Eruptionen, nämlich gedellte Bläschen, die eine Ähnlichkeit mit Vaccinepusteln haben: Erythema vacciniforme (Taf. 3, Abb. 4). Nach Jaquet sollen diese Blasen nach ihrem Platzen erst den Reiz zur Papelbildung abgeben. Dieser Zustand hat eine ziemliche Ähnlichkeit mit gewissen syphilitischen Exanthemen und wird deshalb sehr häufig mit Syphilis verwechselt (Erythème syphiloide post érosive). In der Tat ist die Syphilis papulosa und condylomatosa (vgl. Taf. 53, Abb. 111) nicht unähnlich, aber schon die strenge räumliche Begrenzung und das Fehlen aller anderen Syphiliszeichen am übrigen Körper ermöglichen die Abtrennung. Natürlich kommen auch Kombinationen zwischen Syphilis und Erythema glutaeale vor. Die Ursache dieses Ausschlages ist wahrscheinlich eine

ähnliche wie die der Intertrigo, wie schon daraus hervorgeht, daß bei gesteigerter Reinlichkeit und Pflege eine schnelle Heilung erfolgt. Möglicherweise spielt auch eine
besondere Hautdisposition mit hinein, da es Kinder gibt, die immer wieder bei mangelhafter Pflege diese Papeln bekommen, während andere nur ein gewöhnliches Wund-
sein zeigen. Die Rolle besonderer Bakterien ist bis jetzt noch nicht erwiesen. Möglicherweise ist die ammoniakalische Zersetzung des Urins mit im Spiele.

Naevi.
(Taf. 49, Abb. 102.)

Naevi sind angeborene oder aus einer kongenitalen Anlage heraus sich entwickelnde,
zu verschiedenen Zeiten auftretende, kleinere und größere Mißbildungen der Haut,
welche scharf umschrieben sind, durch Farbe, Form oder auch durch ihre Erhabenheit
sich von der Umgebung scharf abgrenzen und bald vereinzelt, bald in großer Anzahl
vorhanden sind. Jadassohn unterscheidet die Gewebsnaevi, wenn die Wucherung
von einem Gewebsteil ausgeht, oder Organnaevi, wenn ein bestimmter Organteil
der Haut gewuchert ist.

Bei den Gewebsnaevis unterscheidet man die kleinen, gelblich bis dunkelbraunen,
fleckartigen Sommersprossen (Epheliden) auf der Haut, oder die eigentlichen weichen
Naevi, die bald beetartig flach oder knopfförmig erhaben und mehr oder weniger
pigmentiert sind. Es gibt einfache Muttermäler (N. pigmentosus), verruköse und
behaarte Formen (N. piliferus). Die Naevi werden allmählich größer und wachsen
mit der Entwicklung des Körpers. Es gibt außerordentlich ausgedehnte Naevi, die
ähnlich wie die Scheckung bei Tieren, große Bezirke des Körpers bedecken.

Systematisierte Naevi nennt man solche, die entweder als Naevus linearis verrucosus im Verlauf der Voigtschen Grenzlinien sich erstrecken, oder den Haarströmen
folgen, oder metamer namentlich am Rücken systematisiert angeordnet sind. Die
systematisierten Naevi können stark jucken, dadurch ekzematös werden und unter
Umständen einen operativen Eingriff nötig machen.

Die Prognose der Naevi ist gut, wenn auch im späteren Alter einmal gelegentlich
bösartige Geschwülste von ihnen ausgehen können.

Die Behandlung der Naevi geschieht mit Elektrolyse oder galvanokaustisch oder
durch Excision. Auch Lichtbehandlung, Radium und Röntgen, oder die Gefrier-
behandlung mit Kohlensäureschnee kann angewendet werden. Kleine Naevi kann
man mit Sublimatkollodium, Ac. carbol. liquefactum, Trichloressigsäure oder rauchender
Salpetersäure wegätzen. Die Epheliden werden mit depigmentierenden, mit Wasser-
stoffsuperoxydlösungen oder Präcipitatsalben behandelt, denen man Bismutum
oxychloratum, Sublimat usw. zusetzen kann. Auch durch die Quarzlampe kann man
eine Abschälung der Haut und damit ein Abstoßen der Epheliden erreichen, ebenso
durch starke Schälkuren mit Resorcinpasten.

Die Organnaevi zerfallen in die eigentlichen Gefäßnaevi und die von den Talgdrüsen ausgehenden N. sebacei (siehe Adenoma sebaceum). Die eigentlichen Gefäßnaevi, im Volksmund als „Feuermäler" bekannt, können entweder punkt- oder stern-
förmig sein (Teleangiektasien), und sich strahlenförmig nach der Peripherie ausbreiten, oder sie sind über große Flächen des Körpers verbreitet. Sie sind in allen
Größen auf der Haut anzutreffen und können in schwereren Fällen den halben Körper
einnehmen. Sie bestehen aus erweiterten und neugebildeten Blutgefäßen und liegen
entweder im oder über dem Hautniveau. Sie stellen mehr oder weniger kleine oder
große bläulich-rote Bildungen dar, die auf Fingerdruck abblassen.

Zu unterscheiden ist von diesen einfachen Naevi vasculares das Angioma cavernosum, eine kavernöse Geschwulst, bei welcher schwammartige, blutgefüllte Hohl-
räume, die im Bau an die Corpora cavernosa erinnern, sich in der Haut vorfinden.
Ihre Farbe ist blau oder meistens blaurot, oft erstreckt sich die Haut unverdünnt

darüber. Die Tumoren wachsen oft im Kindesalter außerordentlich schnell und stellen pulsierende Geschwülste dar.

Die Behandlung der Teleangiektasien erfolgt bei Säuglingen am besten mit Ichthyolkollodium, bei älteren Kindern mit Elektrolyse. Kleinere Angiome werden mit Kohlensäureschnee behandelt; große flächenhafte Angiome werden der Licht- oder Radiumbehandlung unterworfen. Die Erfolge sind nicht immer gut. Das Angioma cavernosum bedarf der chirurgischen Entfernung, doch führt auch Radium- behandlung häufig zum Ziel.

Adenoma sebaceum.
(Taf. 26, Abb. 56.)

Das Adenoma sebaceum tritt auf in Form kleiner, weißlicher bis roter Knötchen von der Größe eines Grießkornes bis zu einer kleinen Erbse. Dieselben finden sich im Gesicht, insbesondere in den Nasenfalten und ihrer Umgebung, in der Gegend der Nase und der Stirn, am Kinn, den Wangen sowie auf dem behaarten Kopf. Sie sind selten angeboren, erscheinen meist in der zweiten Kindheit und verschwinden niemals dauernd. Sie bevorzugen das Gesicht junger Mädchen, fühlen sich nicht sehr hart an, sind schmerzlos und jucken nicht. Man unterscheidet eine weiße Form (Balzer), eine rote und weiche Form mit Gefäß- und Drüsenwucherung (Pringle), und eine harte Form (Hallopeau, Leredde), für die Darier den Namen warzige Gefäßnaevi vorgeschlagen hat, charakterisiert durch das vorherrschende Bindegewebe. Das Adenoma sebaceum der Jugend gehört zu den Organ-Naevis, die gar nicht so selten vorkommen. Sie entstehen als Talgdrüsenwucherungen, und sind therapeutisch höchstens durch Röntgenstrahlen zu beeinflussen. Eine Bedeutung für das Allgemeinbefinden haben sie nicht.

Papillome.

Papillome sind Wucherungen des Papillarkörpers, die zumeist an den Genitalien, nur selten auch an den anderen Öffnungen des Körpers vorkommen (Taf. 50, Abb. 104). Sie stehen zunächst isoliert, pflegen jedoch später beetartig wie Blumenkohl zu wuchern. Diese Papillome (auch spitze Kondylome genannt) sind verhältnismäßig selten und werden oft mit luischen, den sog. breiten Kondylomen verwechselt. Sie sind gutartige Geschwülstchen, die nach chirurgischen Grundsätzen entfernt oder allmählich durch Ätzung beseitigt werden.

Verrucae (Warzen).

Die Warzen sind gutartige circumscripte Keratosen, die wahrscheinlich infektiöser Natur sind.

Es gibt zwei Formen beim Kinde, die Verruca vulgaris und die Verruca juvenilis. Die Verruca vulgaris tritt als flache oder erhabene dicke harte Er- hebung auf der Haut auf, oft mit zerklüfteter oder rauher oder hahnenkammartiger Oberfläche. Sie entwickelt sich langsam, wächst ganz allmählich und nimmt dann eine graue Farbe an. Die gewöhnliche Warze kann einzeln oder zu mehreren auf- treten. Gewöhnlich tritt erst eine Warze auf und später gleichzeitig mehrere neue (Mutter-Tochter-Warze). Die Warzen sind übertragbar.

Die Verrucae planae juveniles sind stecknadel- bis linsengroße, rundliche oder polygonale, flache Erhebungen der Haut, die gelblich bräunliche bis bräunlich- graue Farbe zeigen und im Gegensatz zu den eigentlichen Warzen leicht abkratzbar sind. Sie sitzen an den Händen und am Gesicht und können manchmal zu Hunderten vorkommen.

Die Behandlung der juvenilen Form besteht in Gaben von Pillen von Hg. jodat. flavum, das sehr oft auffallend schnell wirkt. Sonst kommt Arsen innerlich in Frage, sowie vorsichtige Röntgenbestrahlung.

Die Behandlung der einzelnen Verrucae vulgares wird mit Trichloressigsäure, 10%igem Sublimatkollodium, Galvanokaustik und Kohlensäureschnee Elektrolyse vorgenommen.

Auch Röntgenbestrahlungen (Vorsicht!) sind von Erfolg. Oft verschwinden alle Warzen, sobald eine oder ein Teil entfernt wird.

Alopecia congenita.
Hypotrichosis (Bonnet).

Bei der kongenitalen Alopecia fällt das fötale erste Haarkleid aus und es entwickeln sich nur wenige oder gar keine neuen Haare. Hierdurch entsteht eine dauernde Alopecie, die sich in sehr seltenen Fällen auf einzelne Herde beschränkt, zumeist jedoch eine fast universelle ist. Die Erkrankung ist im allgemeinen sehr selten, findet sich oft bei mehreren Generationen einer Familie und scheint ein Degenerationszeichen zu sein.

Aplasia pilorum intermittens.
Monilethrix (Crocker).

Die seltene Affektion beginnt mit dem ersten Jahre und besteht darin, daß zur Zeit des Haarwechsels die Haare ausfallen und spärlich wiederkommen. Auf der glatten, wie atrophisch aussehenden Haut finden sich Comedonen und follikuläre rote Acneknötchen mit vereinzelten Haaren. Die Haare selbst sind kurz, trocken, ohne Glanz und zeigen in annähernd gleichen Abständen spindelförmige Anschwellungen und Einschnürungen; sie sind bald hell, bald dunkel, der Haarschaft fasert sich schließlich wie bei der Trichorhexis auf. An diesen spindelförmigen Anschwellungen zeigt sich eine zentrale Luftfüllung, an den Einschnürungen fehlt die Marksubstanz, die Rindensubstanz ist verschmälert und die Cuticula verdickt. An den Comedonen finden sich zusammengeklappte Spindelhaare, manchmal über 20 Spindeln in einem Comedo. Das Leiden ist hereditär und findet sich in verschiedenen Generationen fast nur bei den männlichen Mitgliedern. Die Therapie ist bisher machtlos.

Alopecia areata.
Area Celsi.

Die Alopecia areata findet sich sehr selten in der ersten Jugend; häufiger tritt sie erst bei Schulkindern vom 6. Jahre an auf. Sie führt durch umschriebenen Haarausfall zur Bildung runder, kahler Herde, ohne daß die Haut irgendwie krankhaft verändert (Verfärbung, Entzündung) wird. Nur sehr selten gehen dem Auftreten der Erkrankung leichte Empfindungen oder Parästhesien voraus. Gewöhnlich entsteht ohne erkennbare Ursache und ohne Beschwerden eine kleine runde kahle Scheibe; der runde Fleck vergrößert sich immer mehr, indem die Haare am Rande desselben abbrechen oder ausfallen. Infolge der Lockerung sind sie auch durch Zug leicht zu entfernen. Es bleiben nur dunkle Haarstümpfe und comedonenähnliche Haarbröckel in den Talgdrüsen zurück. Nahe beieinanderstehende Herde konfluieren, und so kann sich die Kahlheit über den ganzen Kopf verbreiten. Ist die Erkrankung gutartig, so bedecken sich innerhalb kurzer Zeit die Flecke wieder mit neuen, dünnen, farblosen Haaren, die nach und nach dunkler und stärker werden. Es kann aber auch das farblose Haar wieder ausfallen und dieser Prozeß kann sich ein- oder zweimal wiederholen, ehe das endgültige, farbstoffenthaltende Haar wieder nachwächst. Die Erkrankung kann infolgedessen Wochen oder Monate dauern, selbst bei der leichten, nur aus ein oder zwei Flecken bestehenden Form. Hat die Krankheit die Tendenz, immer wieder neue Flecke zu bilden, so kann sie jahrelang dauern. Bei der bösartigen Form breitet sich der primäre Fleck sehr schnell aus, wird immer größer und nimmt schließlich als Alopecia totalis den ganzen Kopf ein. Es können bei diesen Fällen auch die Haare des ganzen Körpers ausgehen. Oft sieht man dann auf der ganzen Haut nur noch vereinzelte längere Haare als Überbleibsel des früheren Haarwuchses.

Während die Erkrankung in Deutschland bei Kindern nicht so häufig ist, jedenfalls in keinem Verhältnis steht zur Häufigkeit der Alopecie der Erwachsenen, scheint sie in Frankreich unverhältnismäßig verbreiteter zu sein. Sabouraud unterscheidet bei Kindern drei Formen: 1. die gutartige Form, kontagiöser Natur, tritt in Familien endemisch auf, ohne daß die Ursache bekannt ist. Bei dieser Form finden sich selten mehr als 6—8 Herde von Fünfzigpfennigstückgröße; in 6—7 Wochen treten die Haare wieder auf (Peladoide familiale en petites aires multipes). 2. Bei der zweiten Form gehen die Haare langsam aus, dafür wachsen sie auch desto langsamer, und beginnen erst nach 5—6 Monaten wieder zu erscheinen. Die Erkrankung beginnt mit einem Flecke, die Haut sieht atrophisch, trocken, leicht geschrumpft aus (Peladoide en aire unique avec atrophodermie excessive). 3. Die eigentliche Pelade fängt am Hinterkopf bilateral an; sekundäre Plaques verbreiten sich über den ganzen Kopf. Die symmetrische Erkrankung kann bis zur Pubertät dauern. Sie scheint nicht kontagiös zu sein. In Deutschland hat man sich über die Ätiologie der Alopecia noch nicht geeinigt. Es gibt eine neurotische und eine parasitäre Theorie. Für beide gibt es scheinbar Beweise, die Wahrheit wird wohl in der Mitte liegen, nämlich, daß es zweierlei Formen, eine neurotische und eine parasitäre gibt. Für die parasitäre Form spricht das gelegentlich beobachtete epidemische Auftreten in Familien, Schulen und Waisenhäusern, für die neurotische das Tierexperiment. (Circumscripter Haarausfall an den Ohren nach Exstirpation des Spinalganglions des zweiten Halsnerven bei Katzen; Auftreten von Alopecia nach Darreichung von Thallium usw.)

Die Prognose ist bei Kindern gutartiger als bei Erwachsenen. Die bösartige Form ist sehr selten. Die gutartige scheint namentlich in den letzten Jahren auch in Deutschland mehr zuzunehmen. Differentialdiagnostisch ist immer darauf zu achten, daß bei der Alopecia areata die Haut absolut normal ist, während sie bei dem Lupus erythematodes, der A. decalvans usw. immer die Zeichen der Entzündung und der nachfolgenden Atrophie zeigt.

Ein Spezificum für die A. areata gibt es nicht, wenn auch die Behandlung gerade bei den Kindern als aussichtsreich bezeichnet werden darf. Sie ist eine irritierende und antiparasitäre. Die irritierende physikalische Behandlung besteht in der Anwendung des faradischen Stromes, in Massage, heißen Kompressen usw. Sie hat im allgemeinen sehr wenig Erfolge aufzuweisen. Unter den irritierenden chemischen Mitteln sind anzuempfehlen: Perubalsam, die alkoholischen Haartinkturen, wie Tinct. cantharid., chinae, veratri, arnicae usw., ferner Jodtinktur oder Carbolsäure usw. Als antiparasitäres irritierendes Mittel kommt vor allen Dingen das Chrysarobin in $^1/_4\,^0/_0$iger Salbe oder Lösung (in Alkohol, Alkoholäther oder Chloroform) oder als Chrysarobinsalbenstift und Cignolin in schwächerer Dosis in Frage. Sehr gut wirkt auch das Chrysarobinersatzpräparat Eurobin (Eurob. 0,5, Aceton 30); desinfizierend wirken Sublimatwaschungen oder die Anwendung von Sublimatseife oder Afridolseife. Man läßt den Kopf jeden Tag mit einer Afridol- oder Sublimatseife waschen oder mit einem Sublimatspiritus abreiben; dann wird die Stelle selbst und deren Umgebung mit einer irritierenden antiparasitären Salbe eingefettet, z. B. Chrysarobin 0,25 (oder Cignolin 0,1), Bals. peruv. 0,5, Pilocarpin 0,2, Medulla bovis ad 30. Bewährt hat sich bei der Behandlung der Alopecie auch die Anwendung der Quarzlampe oder Höhensonne jede Woche 1—2 Belichtungen 10 cm Entfernung, 5—20 Minuten lang.

Zoonosen.
Scabies (Krätze).
(Taf. 51, Abb. 106, 107.)

Durch das Eindringen der Scabiesmilbe (Acarus scabiei, Sarcoptes hominis) in die Haut entsteht eine der häufigsten Hautkrankheiten der Kinder in den ärmeren Volkskreisen. Gewöhnlich wird sie von älteren Familienmitgliedern oder Schlafburschen in die Familie hineingebracht und befällt erst zum Schluß die Kinder. Die Erkrankung zeichnet sich durch einen außerordentlichen Juckreiz aus, der namentlich nachts in der Bettwärme sehr stark ist und sich in leichteren Fällen nur zu dieser Zeit bemerkbar macht. Die Krätzmilbe bohrt sich in der Haut kleine feine Gänge von 2—15 mm Länge; der Gang ist weißlich, die Haut darüber ist normal gefärbt oder hebt sich als kleines Bläschen oder Knötchen ab. Besteht der Gang schon längere Zeit, so wird er durch Staub und Schmutz schwärzlich. Zwischen den einzelnen Gängen finden sich überall Kratzeffekte, die je nach der Schwere der Erkrankung so stark sein können, daß sie den einzelnen Scabiesgang verdecken, oder so vereinzelt sind, daß man doch noch die einzelnen Gänge deutlich verfolgen kann. Die Milbengänge finden sich hauptsächlich zwischen den Fingern, um die Handwurzel, in den Achselhöhlenfalten, an der Brustwarze, am Nabel, Geschlechtsteil, an der Fußsohle und am inneren Fußrande. Sie finden sich auch überall wo Druckstellen sind und wo die Kleidung fest anliegt. Durch das heftige Kratzen bilden sich auf der entzündlichen Haut urticarielle Quaddeln; es kommt zu leichten sekundären ekzematösen Veränderungen, zu impetiginösen Efflorescenzen, kurz die Erkrankung kann, wenn sie längere Zeit besteht, ein kompliziertes Krankheitsbild hervorrufen. Dazu kommt, daß bei den Kindern die Lokalisation weniger charakteristisch ist als bei den Erwachsenen. Je jünger das Kind ist, desto schwerer ist oft die Diagnose, je älter, desto typischer und charakteristischer die Erkrankung. Bei Brustkindern und in den ersten Lebensjahren finden sich die Scabiesgänge zerstreut über den ganzen Körper, mit Vorliebe auch im Gesicht und am Kopf; charakteristisch sind insbesondere, wie bereits oben erwähnt, die Stellen am inneren Fußrande und an der Fußsohle. Die Gänge entstehen durch das Einbohren der weiblichen Milbe. Es gelingt gewöhnlich, die Milben nachzuweisen, wenn man mit der Stecknadel den Gang aufreißt und die Milbe, die am Ende des Ganges sitzt, herausholt. Noch leichter ist der Nachweis, wenn man den ganzen Gang, der ja sehr oberflächlich ist, mit der gekrümmten Schere abträgt, auf dem Objektträger ausbreitet und unter dem Deckglas in Cedernöl untersucht. Man sieht dann die Milbe, die rundlichen Eier und die schwarz gefärbten Faeceskörner. Man kann die Gänge auch durch Überstreichen der Haut mit Tinte schwarz färben und dadurch leichter finden. Die Scabiesmilbe selbst ist ein Tierchen von 0,2—0,3 mm Länge; das Weibchen legt, wie erwähnt, in den Gängen die Eier nieder, die männliche Milbe lebt in kleinen Grübchen in der Nähe der Gänge. Die Tiere bohren sich nachts in der Bettwärme weiter und erregen dadurch den starken Juckreiz.

Die Prognose der Erkrankung ist günstig, besonders wenn gleich von Anfang an behandelt wird. Gewöhnlich bekommt man aber die Kinder erst in Behandlung, nachdem die Erkrankung schon lange Zeit bestanden hat. Die Diagnose ist gesichert durch den Nachweis der Milben.

Auch die Hundekrätze wurde bei Kindern festgestellt, die ein papulo-vesiculöses Exanthem darstellt, 6—8 Wochen andauert, gewöhnlich spontan heilt oder leicht medikamentös zu beeinflussen ist. Bei ihr sind typische Gänge selten, Milben nicht immer nachweisbar. Auch Pferderäude kann gelegentlich beim Abstriegeln der Pferde erworben werden; die Pferderäudemilben halten sich aber nicht lange auf der menschlichen Haut, in die sie keine Gänge bohren.

Die Behandlung besteht in der Abtötung der Milben und in der Behandlung der sekundären Hautveränderungen, also der sekundären Dermatitis, des Ekzems, der Impetigo und der urticariellen Erscheinungen. Für die Kinderbehandlung empfiehlt es sich, den Körper mehrere Abende hintereinander mit Perubalsam, 20 : 100 g Olivenöl, einzureiben, nachdem jedesmal ein erweichendes Bad voraufging. Anstatt des unangenehm riechenden Perubalsams kann in der Privatpraxis Peruol oder Ristin gegeben werden. Der Körper wird mehrere Tage hindurch täglich eingefettet, nachdem er vorher im Bade mit Peruolseife abgeseift worden ist. Als ein altbewährtes Mittel in der Kinderpraxis wird Styrax angewendet, 10,0 auf 20 g Oleum olivarum; als stärkeres Mittel kann auch die Kaposische Naphtholsalbe (Axungia porci 100,0, Sapo virid. 50,0, Naphthol 15,0, Sulf. praecip. 10,0) angewendet werden; nur muß man bei dem toxischen Naphthol mit der Möglichkeit einer Nierenreizung rechnen, deshalb empfiehlt es sich, dieses nur bei älteren Kindern anzuwenden. Säuglinge sind durch Naphthol sehr gefährdet. Als eine wenig angenehme (die Salbe riecht stark und macht die Bettwäsche schwarz), aber sehr wirksame Kur ist die alte Krätzekur mit der Wilkinsonschen Salbe zu empfehlen:

Rp. Sulfur. praecip.,

Olei fagi āā 50,0,

Sapon viridis

Axung. porci āā 100,0,

Cret. alb. 10,0,

M.D.S.-Salbe.

Mit dieser Salbe wird das Kind täglich zweimal leicht überall eingerieben und nachher gepudert. Nach einigen Tagen badet man das Kind ab. Die Kur wirkt am besten, wenn die Salbe Zeit hat, mehrere Tage lang auf die Haut einzuwirken.

Am besten bewährt hat sich eine viermalige (innerhalb zwei Tagen) Einreibung mit folgender Schwefelsalbe: Sulfur. praecip. 20,0, Kal. carbon. 10,0, Ung. 100,0, M. f. ung. Vor der ersten und nach der vierten Einreibung gibt man ein Schwefelbad. Auch die viermalige Einreibung des Schwefelöls Mitigal ist zu empfehlen.

Die nach der Krätzebehandlung zurückbleibenden sekundären Veränderungen müssen mit indifferenten Salben und Pudern behandelt werden. Ein besonderer Wert ist auf die Desinfektion der Leib- und Bettwäsche und auf die Behandlung der ganzen Familie und Schlafgänger zu legen, da sonst immer wieder neue Erkrankungen in die Familie hineinkommen.

Pediculi capitis.

Die Kopfläuse und ihre weißgrauen Eier (Nisse) finden sich an den Haaren des Kopfes bei Kindern ärmerer Kreise. Durch den lebhaften Juckreiz, den die Läuse hervorrufen, bildet sich sehr leicht ein sekundäres Ekzem auf dem Kopfe, die Haare verkleben und es kann der als Plica polonica beschriebene Weichselzopf entstehen. Die einfachste Behandlung der Kopfläuse besteht in dem Einölen des Kopfes mit Petroleum und nachherigem Verband. Anstatt des Petroleums kann auch ein 5%iges Naphtholöl genommen werden. Der Kopf wird jeden Tag mit Petroleum oder dem Naphtholöl eingerieben und verbunden, am Morgen mit Kamillenwasser und Seife (Afridolseife) abgewaschen und dann wieder eingefettet. Nach 1—2 Tagen sind die Läuse abgetötet. Auch Sublimatessig und Sabadillenessig können statt dessen angewendet werden. Nur in seltenen Fällen soll man das Haar schneiden, wenn der Weichselzopf unentwirrbar ist; sonst genügt es, wenn der Kopf jeden Tag gewaschen und gereinigt und diese Prozedur mehrere Tage fortgesetzt wird. Die Entfernung der Nisse geschieht durch Kämmen mit dem Staubkamm, der mit Essig (oder Sabadillenessig) getränkt ist, und durch Waschen der Haare mit diesen Essigarten, die die Chitinmasse des Eies lösen.

Pediculi pubis (Filzläuse).

Die Filzläuse kommen bei Kindern sehr selten vor; nur gelegentlich sind sie in den Augenbrauen, Cilien und Kopfhaaren gefunden worden.

Die Behandlung erfolgt in den Augenbrauen mit weißer oder gelber Quecksilbersalbe, auf dem Kopf mit Sublimat- oder Sabadillenessig.

Pediculi vestimentorum.

Die Kleiderläuse kommen bei Kindern seltener als bei Erwachsenen vor; sie sitzen insbesondere in den Falten der Wäsche und wandern nur um Nahrung zu finden auf die Haut. Die Kleiderläuse sind größer als die Kopfläuse und länglicher. Bei dem Auftreten der Kleiderläuse finden sich große Quaddeln, Kratzeffekte, Pigmentierung, insbesondere an den Stellen, wo die Kleider dem Körper fest anliegen, also in der Taille (Kreuzbein), im Nacken, auf den Schulterblättern usw. Wenn die Erkrankung lange besteht, finden sich überall große Kratzeffekte und weißglänzende Narben von unregelmäßiger Form, umgeben von tiefen Pigmentierungen.

Die Behandlung besteht in Reinlichkeit, Schwefelbädern, Desinfektion der Kleider und Wäsche und Einreiben des Körpers mit milden Salben.

Der Floh (Pulex irritans).

Der Floh ruft auf der Haut durch seinen Stich hellrote Flecke hervor, die in der Mitte eine zentrale punktförmige Hämorrhagie haben. Sehr bald schwindet der erythematöse Hof, zuletzt der hämorrhagische Punkt. Bei empfindlicher Haut können anstatt des Erythems Quaddeln entstehen.

Die Bettwanze (Cimex lectularius).

Die Bettwanze ruft quaddelartige Hauterscheinungen hervor, die außerordentlich stark jucken. In Wohnungen, wo die Wanzen nicht zu vertreiben sind, können infolge des fortwährenden Reizes sehr starke Hautveränderungen entstehen, die Kratzeffekte und Knötchen können sich sehr häufen, so daß gelegentlich das Bild des Lichen urticatus hervorgerufen wird.

Die Behandlung besteht in Reinlichkeit, Desinfektion der Wohnung und der Betten, Waschungen mit Thymol- und Carbolspiritus oder Benzin.

Hautmaulwurf (Larva migrans).
Hyponoderma (Kaposi). Creeping disease (Crocker).

Diese Erkrankung besteht in dem Auftreten leicht erhabener, roter Gänge in der Haut, die als kleiner, roter Punkt beginnen und allmählich in einer Richtung fortschreiten. Die ca. 1—3 mm breiten hellroten Linien werden durch die Larve eines Tieres hervorgerufen (von Gastrophilus equi, der Magenbremse des Pferdes), die in der Haut weiter kriecht. Das Leiden ist in Rußland und im Osten häufig, in Deutschland sehr selten.

Die Therapie besteht in Excision der Linie (mit der Larve) oder in Elektrolyse oder Einspritzen von 2—3 Tropfen Chloroform in den Gang (Hutchinson).

Oxyuriasis cutanea.

Unter dem Einfluß von Oxyuren entwickeln sich gelegentlich um den Anus und in den Genitocruralfalten intertriginöse Zustände. Die entzündete Fläche ist mit riechenden, macerierten, seifenähnlichen Massen bedeckt, in denen man Eier und Embryonen des Oxyuris findet.

Erworbene und kongenitale Syphilis.

Während die erworbene Syphilis im Kindesalter früher verhältnismäßig selten vorkam, ist dieselbe jetzt infolge der Zunahme der Erkrankung und ihrer großen Verbreitung in der Familie häufiger geworden. Sie kommt zuweilen auch beim Säugling vor. Dann sitzt der Primäraffekt gewöhnlich am Munde oder in den Mundwinkeln, im Rachen, an der Nase und zuweilen auf der äußeren Haut und an den Genitalien (Taf. 52, Abb. 109).

Weitaus verbreiteter ist die kongenitale Lues. Sie wird stets von einer syphilitischen Mutter auf die Frucht in utero übertragen. Eine Übertragung der Syphilis vom Vater (sog. paterne Syphilis) bei gesunder Mutter ist nicht möglich. Je nach dem Zeitpunkt der Infektion in utero scheint die Erkrankung des kongenital luetischen Säuglings verschieden zu verlaufen. Ist die Infektion des Foetus in den ersten Monaten der Schwangerschaft erfolgt, so kommt es fast immer, namentlich wenn die Mutter unbehandelt bleibt, zu einer so schweren kongenitalen Lues, daß das Kind bald nach der Geburt infolge von Spirochätensepsis erliegt, wenn nicht schon der Foetus in utero abstirbt und als totfaule Frucht ausgestoßen wird. Erfolgt die Übertragung in der späteren Zeit der Gravidität, insbesondere bei entsprechender antiluetischer Behandlung der Mutter, so können entweder gesunde Kinder zur Welt kommen, oder leichter kranke, die bei der Geburt keine schweren Erscheinungen zeigen oder sie erst später aufweisen.

Es kann nicht nachdrücklich genug darauf hingewiesen werden, daß die kongenitale Syphilis in erster Reihe — genau so wie die erworbene — eine Allgemeinerkrankung ist, daß sie aber im Gegensatz zur erworbenen Syphilis des Erwachsenen häufig mit den schwersten visceralen Erscheinungen einsetzt, wobei Haut und Schleimhäute frei sein können. In anderen Fällen ist vornehmlich die Haut befallen, während die inneren Organe nur wenig beteiligt sind. Deshalb muß äußere und innere Untersuchung Hand in Hand gehen. Hier sollen nur im wesentlichen die äußeren Erkrankungen besprochen werden.

Haut- und Schleimhauterkrankungen bei der kongenitalen Syphilis.

Die Erscheinungen der ersten Eruptionsperiode können unter Fieber und einer sichtlichen, bisweilen sogar sehr schweren Beeinflussung des Allgemeinbefindens und der Körpergewichtskurve hervortreten, oft hingegen ist bei weniger intensiven Erkrankungen wenig davon zu bemerken. Entsprechend dem Übertragungstermin der Syphilis in utero oder der Übertragung bei der Geburt (Primäraffekt am Nabel), sind Haut- und Schleimhauterkrankungen schon bei der Geburt vorhanden, erscheinen in den ersten Lebenstagen, oder — in der Mehrzahl der Fälle — die erste Eruption tritt erst in der 3.—10. Woche, gelegentlich auch bis zum 4. Monat und später in Erscheinung. Oft kommen die Kinder unter so schweren Allgemeinerscheinungen zur Welt, daß sie nicht lebensfähig sind und kurz nach der Geburt sterben. Im allgemeinen gleichen die Hauterscheinungen in vieler Hinsicht denen der erworbenen Syphilis, aber es bestehen doch eine ganze Anzahl von Eigenheiten und Unterschieden. So finden wir bei der kongenitalen Lues genau wie bei der Syphilis der Erwachsenen das maculöse Exanthem, das papulöse und die Übergänge zwischen beiden, und ebenso Schleimhauterkrankungen (Plaques), die an den Mundwinkeln, an der Zunge usw. sitzen können. Diese Flecke und Knötchen auf der Haut zeichnen sich ebenso wie beim Erwachsenen durch ihre braunrote Farbe aus, in die sie allmählich übergehen. Nur gelegentlich findet man bei kachektischen und sehr heruntergekommenen Säuglingen eine mehr braune und graubraune Verfärbung des Exanthems. Die eigentliche typische kleinfleckige Roseola sieht man bei kongenitaler Syphilis nicht; am häufigsten ist das maculöse (Taf. 54, Abb. 112) maculo-papulöse, das papulöse und papulosquamöse Syphilid (Taf. 57, Abb. 118), selten sieht man das groß-scheibenförmige

Exanthem (Taf. 59, Abb. 122), sehr selten circinäre und annuläre Formen. Verhältnismäßig häufig finden sich infolge stärkerer Exsudation an den Handtellern, Unterarmen, Fußsohlen und Unterschenkeln bullöse Formen. Dieser sog. Pemphigus syphilit. neonatorum (Taf. 63, Abb. 131) ist entweder angeboren oder er tritt mit ausgesprochenen eitrigen Blasen in den ersten Lebenstagen auf. Später auftretende bullöse Exantheme pflegen nicht eitrigen, sondern serösen Inhalt zu haben (Taf. 63, Abb. 133). Oft kommt es auch zu pustulösen Ausschlägen, wie wir sie namentlich bei Kindern mit exsudativer Diathese finden; diese vesiculösen und pustulösen Ausschläge trocknen oft schon unter geeigneten diätetischen Maßnahmen aus und gehen dann in die gewöhnlichen papulösen Formen über, oder es bilden sich rupiaähnliche Herde (Taf. 59, Abb. 121). Bisweilen verbinden sich die kongenital syphilitischen Erscheinungen mit der bestehenden Seborrhöe oder mit einer vorhandenen Impetigo zu Mischformen. Charakteristisch ist ferner auch für kongenitale Lues eine ausgesprochene Alopecia mit Beteiligung der Wimpern und Augenbrauen. Eine häufige Erscheinung spezifischer Natur ist die luetische Paronychie der Hände und Füße (Taf. 62, Abb. 129).

Außer den schon genannten disseminierten Hauterscheinungen, bei denen die einzelnen Efflorescenzen innerhalb normal aussehender Hautbezirke zu erkennen sind und die deswegen in der pädiatrischen Literatur als circumscripte Exantheme bezeichnet werden, findet man aber bei der kongenitalen Syphilis die sog. diffusen Exantheme oder Infiltrationen, die sowohl die Haut als auch die Schleimhäute betreffen. Sie stellen mehr oder weniger ausgedehnte, charakteristisch lokalisierte, flächenhafte, schuppende Infiltrate dar, deren histologisches Bild eine kleinzellige, von den Capillaren ausgehende Infiltration zeigt, verbunden mit einer geringfügigen Exsudation. Als früheste, konstanteste und eigenartige Erscheinung der kongenitalen Syphilis beanspruchen sie eine besondere Besprechung.

Als charakteristisches Zeichen einer solchen diffusen Infiltration der Nasenschleimhaut erscheint der sog. syphilitische Schnupfen (Coryza syphilitica). Er macht sich zunächst durch ein schniefendes, lautes, in der Nase entstehendes Geräusch bemerkbar, verursacht durch trockene Schwellungen mit Borkenbildung der Nasenschleimhaut, die zu einer Verlegung der Nasengänge führen. Oft entsteht auf dieser Basis durch Sekundärinfektion mit Staphylokokken und Streptokokken ein stark sezernierender, eitriger oder hämorrhagischer Schnupfen mit Infiltration auch der äußeren Weichteile und Rhagadenbildung am Naseneingang (Taf. 59, Abb. 122).

Späterhin können schwere entzündliche Prozesse im Innern der Nase entstehen, ferner spezifische Ulcerationen und Knochennekrosen, in deren Gefolge die Nase einsinkt (Taf. 62, Abb. 128); auch Periostitiden mit Knochenauftreibungen kommen vor. Nach Abheilung der Nasensyphilis ist häufig eine Verengerung der Naseneingänge mit feinen, strichförmigen Narbenzügen sichtbar. Gleichzeitig mit dem syphilitischen Schnupfen entsteht oft auf der Haut die syphilitische Infiltration.

In ihren leichtesten Graden erscheint sie als eine gelbliche bis bräunliche Verfärbung der etwas derber anzufühlenden Haut, namentlich der Wangen und des Kinnes, deren Farbe auch wohl als milchkaffeeähnlich bezeichnet oder mit derjenigen der Finger eines Zigarettenrauchers verglichen wird. Stärkere Grade der Infiltration nehmen einen braunrötlichen Ton an und zeigen eine leichte Schuppung. Vorzugsort dieser Erscheinungen sind die Augenbrauen, die Stirn und ganz besonders das Mundnasenoval mit dem Kinn. Auch die Lippen beteiligen sich in ausgesprochener und charakteristischer Weise, das Lippenrot ist geschwollen und wird von einer gelblichen infiltrierten, leicht glänzenden Zone der angrenzenden äußeren Haut umsäumt. In dem starren Infiltrat entstehen, namentlich in den Mundwinkeln und in der Nähe der Mittellinie, radiäre Rhagaden, die sich schmutzig belegen und nach ihrer Abheilung sehr typische feine Narben zurücklassen (Taf. 61, Abb. 127).

Eine weitere, sehr charakteristische und außerordentlich häufige Lokalisation ist diejenige an den Handtellern und ganz besonders an den Fußsohlen (Taf. 56 Abb. 114—117). Hier findet sich zunächst eine rotgelbe bis rötliche oder auch blaurote Verfärbung und ein eigenartiger seidenartiger Glanz der Haut, die deutlich eine starrere Beschaffenheit hat. Sehr bald beginnt dann weiter zunächst eine feine Abschuppung, die in schwereren Fällen einen großlamellösen Charakter aufweist. In ihrer ausgesprochensten Form stellt sich diese Infiltration schließlich als intensiv rote bis blaurote, glänzende rissige und stark schuppende Schwellung dar. In manchen Fällen ist nicht die ganze Fußsohle ergriffen, sondern nur Teile derselben und dann erscheinen gerötete schuppende Bezirke innerhalb einer nur wenig veränderten Haut analog zur Psoriasis syphilitica palmaris et plantaris der Erwachsenen. Fernerhin kann die zumeist nur auf die genannten Regionen beschränkte Infiltration größere Teile des Körpers, ja den ganzen Körper selbst, ergreifen. Dann erscheint die gesamte Haut blaßgelblich oder rötlich, etwas derber und schuppend, und hie und da kann sich durch leichte Exsudation die Oberhaut blasenförmig abheben und abblättern (Taf. 55, Abb. 113).

Eine besonders interessante Lokalisation ist die am Nabel. Hier bildet sich ein nicht sehr charakteristisches Geschwür mit infiltrierten Rändern, in dessen Absonderung Spirochäten nachweisbar sind. Dieses Ulcus syphiliticum umbilici (Taf. 52, Abb. 108) kann die erste Erscheinung der Krankheit sein; man ist erst neuerdings mehr darauf aufmerksam geworden und es ist vielleicht häufiger, als bisher angenommen wurde.

Bei schwereren Syphilisformen finden sich fast regelmäßig Erkrankungen der inneren Organe, die als schwere, oft zu letalem Ausgang führende Erscheinungen anzusehen sind. Leber und Milz schwellen an und sind durch Verhärtung kenntlich und zu palpieren. Auch die Neren sind zuweilen in klinisch nachweisbarer Form erkrankt. Wegen der Schwere dieser inneren Erkrankungen sei auf die Lehrbücher der Kinderheilkunde verwiesen.

Ihrer äußeren Sichtbarkeit wegen müssen noch insbesondere die Erkrankungen der Knochen erwähnt werden. Die Osteochondritis syphilitica an der Epiphysenlinie der kurzen und langen Ohrenknochen ist nach dem pathologisch-anatomischen Befund eine sehr verbreitete Erscheinung der kongenitalen Syphilis. Wenn aber die entzündlichen Erkrankungen stärker werden, so infiltriert sich das Periost und die umgebenden Weichteile und es kommt zu spindelförmigen Auftreibungen, die meistens schmerzhaft sind und eine reflektorische Lähmung des Gliedes erzeugen können (Pseudoparalyse von Parrot). Solche Auftreibungen finden sich teils einzeln, teils multipel, am häufigsten im Ellbogengelenk (Taf. 62, Abb. 130).

In einer nicht allzu großen Zahl der Fälle kommt es einige Monate nach Abheilung der ersten Eruption, gegebenenfalls auch in den anschließenden Jahren zu Rückfällen. Diese können bei Säuglingen der ersten Eruption hinsichtlich ihrer Ausdehnung und der Erscheinungsformen gleichen. In der Regel aber handelt es sich um schwächere Exantheme, um stärker hervortretende Papeln an den Genitalien (Taf. 53, Abb. 111), die oft zu nässenden Kondylomen werden, und um Lokalisation an Nase, Mund, Rachen und Kehlkopf. Diese Formen stimmen überein mit denen der erworbenen Krankheit. Nur selten entwickeln sich bereits in der ersten Kindheit gummöse Haut- oder Knochenerscheinungen; letztere hauptsächlich an Unterschenkeln, Sternum und Schädel (Taf. 61, Abb. 126).

Außer der Säuglingssyphilis, die mehr oder weniger ausgesprochen sein kann, gibt es noch eine sog. tardive Form der intrauterin erworbenen Syphilis, die charakterisiert ist durch den Hutchinsonschen Symptomenkomplex. Dieser besteht 1. aus den Hutchinsonschen Zähnen (die Schneidezähne sind kürzer, tonnen- oder schraubenzieherförmig, an der Schneide halbmondförmig usuriert; beim Aufeinanderpressen der Zähne zeigt sich eine sichelförmige Lücke) (Taf. 60, Abb. 123—125), 2. aus einer parenchymatösen Keratitis und 3. aus einer zentralen Taubheit. Gerade bei dieser tardiven Form treten auch die tertiären Knochenerscheinungen im Naseninnern, Gonitis syphilitica, Periostitiden, Hautgummen, syphilitische Späterkrankungen des Nervensystems (z. B. juvenile Tabes und Paralyse), sowie Schwachsinn, Epilepsie und Hydrocephalus auf.

Das Bild der kongenitalen Syphilis ist bei den Säuglingen dadurch mannigfaltig, weil nicht alle Formen gleichzeitig vorkommen, sondern im allgemeinen nur einzelne Zeichen der Erkrankung vorhanden sind. So fehlen oft die disseminierten Exantheme und nur diffuse Infiltrationen sind vorhanden. Sie können sich oft nur auf die Nase oder auf die Lippen oder Fußsohlen und Handteller beschränken, manchmal sieht man sogar nur ganz leicht die Füße und Hände befallen. Bei anderen Kindern sieht man nur ganz schwache Exantheme oder nur vereinzelte Flecke auf den Fußsohlen. Bei einer ganzen Anzahl von Säuglingen fehlen aber alle Haut- und Schleimhauterscheinungen, es sind nur innere Erkrankungen vorhanden, und bei einer letzten Gruppe sind eine mehr oder weniger starke Dystrophie und ein positiver Wassermann die einzigen Zeichen der Syphilis.

Auch in der äußeren Erscheinung des Säuglings können sich alle Übergänge, vom hochgradig dystrophischen bis zum blühenden, anscheinend ganz gesunden Kinde finden.

Diagnose: Die Diagnose der Syphilis ist bei charakteristischer Ausbildung der Erkrankung sehr leicht, namentlich der Schnupfen, die Infiltrationen der Lippen und die Hauterscheinungen an Handtellern und Fußsohlen sind bezeichnend. Bei nicht typischer Ausbildung werden der Milztumor, die Kahlheit, eine eventuelle Sattelnase Anhaltspunkte geben. Sorgfältig ist auf feine Narben am Lippenrot und an den Naseneingängen zu fahnden. Viele kongenital syphilitische Kinder sind an einer eigentümlichen Kopfform kenntlich, die durch periostale Auftreibungen der Stirn- und Scheitelbeinhöcker bewirkt wird (Caput natiforme, olympische Stirn), und die dann besonders im Vergleich mit der eingesunkenen Nasenwurzel auffällt. Mit Vorsicht ist auch die Schwellung der Drüsen, insbesondere der Cubitaldrüsen, zu verwerten. Wenn diese letzten sehr deutlich fühlbar und wenn nicht offensichtlich entzündliche Erscheinungen an Unterarmen und Handtellern vorhanden sind, so sprechen sie für Syphilis.

Von Wichtigkeit ist ferner die Röntgenaufnahme, die einen schmalen Schatten an der gezackten Epiphysenlinie, periostale Verdickungen usw. nachweist. In zweifelhaften Fällen entscheidet der positive Ausfall der Wassermannreaktion, doch ist dabei zu bedenken, daß dieselbe in den ersten Wochen des Lebens beim Fehlen klinischer Erscheinungen von Syphilis negativ sein kann, und daß sie oft erst nach langer Zeit, wenn bereits sichere klinische Erscheinungen bestehen, positiv wird. Was für die Reaktion im allgemeinen gilt, nämlich daß der negative Ausfall nicht beweisend ist, das gilt in noch höherem Maße für die Syphilis der Säuglinge. Oft sichert erst eine langdauernde sorgfältige Beobachtung die Diagnose. Differentialdiagnostisch kommen für den charakteristischen Schnupfen katarrhalische eitrige Infektionen, chronische Adenitis, selbst Diphtherie in Frage. Die Sattelnase findet sich auch noch bei Myxödem. Die für Syphilis typische Lokalisation von vesiculösen und papulösen Efflorescenzen an Handtellern und Fußsohlen kommt auch in ähnlicher Form bei Impetigo contagiosa (Taf. 64, Abb. 136), beim Strophulus (Taf. 64, Abb. 137), bei Urticaria pigmentosa und bei Arzneiexanthemen vor; auch bei Scabies (Taf. 64, Abb. 134, 135) treten oft pemphigusähnliche Blasen an diesen Stellen auf. Unter den Hauterkrankungen wird oft das syphiloide posterosive Erythem (Taf. 48, Abb. 100, 101) mit der Syphilis verwechselt, doch ist für diese Erkrankung die Lokalisation um das Gesäß und das Fehlen ähnlicher Veränderungen an anderen Stellen charakteristisch (Beschreibung siehe beim Ekzem). Oft macht auch das Ekzem ähnliche Formen, namentlich seborrhoische, trockene, schuppende Ekzeme werden oft damit verwechselt, obwohl die Farbe der syphilitischen Erscheinungen bräunlicher ist als das hellrote, frische Aussehen der Ekzemplaques. Die Erythrodermia desquamativa von Leiner (Taf. 20) wird nur selten zu Verwechslungen Veranlassung geben. An den Schleimhäuten kann auch noch die Stomatitis aphthosa in seltenen Fällen Verdacht auf Syphilis erwecken. Auch die bei Säuglingen zuweilen vorhandene Schuppung des Körpers, die Cutis testacea oder Asteatosis cutis wird nur in seltenen Fällen an die Syphilis erinnern; auch hier fehlt die derbe Beschaffenheit, Verfärbung der Haut und die anderen syphilitischen Erscheinungen. Auch der Fersendecubitus (Taf. 63, Abb. 132) kann irrtümlich als syphilitisches Geschwür angesehen werden.

Prophylaxe: Zur Verhütung der Infektion des Foetus im Mutterleibe ist, sobald bei der Mutter eine positive Reaktion nachweisbar ist oder syphilitische Erscheinungen vorhanden oder vorher bereits syphilitische Kinder zur Welt gekommen sind, am besten eine zweimalige gründliche Behandlung anzuraten. In der ersten Hälfte der Schwangerschaft empfiehlt sich eine kombinierte Hg- und Salvarsankur oder eine reine Salvarsankur, im letzten Stadium eine längere Schmierkur oder eine sehr vorsichtig gemischte Hg- und Salvarsankur, da schwangere Frauen in der 2. Hälfte der Schwangerschaft oft gegen stärkere Salvarsankuren empfindlich sind. Zwei energische Kuren genügen fast stets, sofern die Erkrankung nicht zu schwer ist, um lebensfähige, anscheinend gesunde Kinder zur Welt zu bringen. Eine Beeinflussung des geborenen Kindes durch indirekte Behandlung, wobei die Milch der behandelten Mutter die Trägerin der spezifischen Medikamente ist, ist nur in unvollkommener Weise möglich, aber anzuraten. Die Haupttherapie der kindlichen Syphilis ist die direkte.

Therapie: Bei der Behandlung der kindlichen Syphilis spielte früher das Quecksilber die erste Rolle. Auch heute noch wird oft bei Säuglingen und Kindern bis zum zweiten Jahre als die bequemste und unauffälligste Methode die interne Behandlung mit Hg angewendet, obwohl sie nicht als vollwertige Kur angesehen werden kann. Zu empfehlen ist bei Säuglingen am meisten Hydrarg. jod. flav. (Protojodur. hydrarg.), auch Kalomel wird in den Dosen von 5 mg bis 1 cg zweimal täglich gegeben. Viel angewendet werden auch heute noch, besonders bei äußeren Erscheinungen, Sublimatbäder (Holzbadewanne), 1—2 g aufs Bad (Dosierung sehr unexakt).

Außer diesen wenig wirksamen Behandlungsarten hat sich früher am meisten die Schmierkur und die Umwicklung mit Quecksilberpflaster bewährt. Die Einreibekur wird beim Säugling in der Weise angewendet, daß täglich 0,5 g Ung. cinereum eingerieben wird. Man läßt am besten bei Säuglingen der Reihe nach das rechte Bein, das linke Bein, rechten Arm, linken Arm und den Rücken einreiben, badet jeden sechsten Tag und wiederholt diese Prozedur 3—4 Wochen lang. Bei älteren Kindern steigt man bis auf 1 g. Außer dieser Schmierkur, die in der üblichen Weise vorgenommen wird, empfiehlt sich, wie oben erwähnt, auch die Bepflasterung der Extremitäten mit Hg-Pflastermull, und zwar so, daß man jede Woche eine Extremität mit dem Pflaster umwickelt und alle acht Tage eine andere Extremität wählt. Wie bei allen äußerlichen Anwendungen von Hg ist auch hier ganz besonders mit der Neigung der Kinder zu Ekzem und Intertrigo zu rechnen und regelmäßig zu kontrollieren, ob sowohl die Salbe wie das Pflaster vertragen wird. Als beste Einreibungsmittel sind anzuwenden das Ung. hydrarg. cum resorbino parat. oder das Hydrarg.-Mitin oder -Vasogen. Als Pflaster empfiehlt sich der Beyersdorfsche Quecksilberpflastermull.

An Stelle der Schmierkur können auch intramuskuläre Injektionen, entweder von 1%iger Sublimatlösung (1—2 Teilstriche einmal wöchentlich) oder mit Hydrarg. salicylicum (1:9 Ol. oliv.), 1 Teilstrich der Pravazschen Spritze alle 5—8 Tage, gegeben werden. Besonders empfohlen wird Kalomelsuspension in Öl oder Paraffin. liquid. (0,3 oder 0,4 usw.: 10,0), zweimal wöchentlich 0,001 pro Kilo Körpergewicht mit Abrundung nach unten). Gelegentlich dürfte neben einer der später zu erwähnenden Salvarsankuren auch die Welandersche Säckchenmethode oder der Merkolint-Schurz von Blaschko, die nur als schwache und in der Dosierung unexakte Quecksilberbehandlung angesehen werden können, Verwendung finden.

Schädigungen durch das Hg sieht man bei Säuglingen selten, namentlich bleibt die Mundschleimhaut wohl immer intakt, besonders wenn man sie öfters mit Borwasser auswischt. Hier und da kommen Darmreizungen vor, wobei es freilich fraglich ist, ob Arzneiwirkung oder komplizierende Dyspepsie vorliegt. Am ehesten dürfte noch Albuminurie beobachtet werden (Urinkontrolle!).

Seit der Entdeckung des Salvarsans ist man allmählich dazu übergegangen, auch die Säuglinge und die Kinder mit Salvarsan zu behandeln. In Frage kommt die ausschließliche Behandlung mit Salvarsan oder die kombinierte mit Quecksilber. Während im Anfang bei der Salvarsanbehandlung bisweilen Todesfälle oder Vergiftungserscheinungen, wahrscheinlich infolge zu hoher Dosierung, vorkamen, ist in der letzten Zeit die Salvarsanbehandlung immer mehr angewendet worden und hat sich nicht nur für die durch Quecksilber schwer zu beeinflussenden Fälle, sondern auch für alle anderen gut bewährt, obwohl die intravenöse Anwendungsweise infolge der Kleinheit der Gefäße bei den Kindern erschwert ist.

Das Salvarsan ist also bei allen Fällen von kindlicher Syphilis und auch bei Säuglingssyphilis anzuwenden. Kontraindikationen sind nur fieberhafte Erkrankungen anderer Ätiologie (Grippe usw.), Darmstörungen, kurz alle die Erscheinungen, von denen wir wissen, daß man in dieser Zeit auch bei Erwachsenen Salvarsan nicht geben soll. Sichere Kontraindikationen wegen schwerer Erkrankung innerer Organe bei Kindern sind noch nicht aufgestellt; vielleicht stellt die schwere Lebersyphilis eine solche dar, nicht aber die häufige diffuse Hepatitis syphilitica der Säuglinge.

Am besten wendet man bei Kindern Neosalvarsan an, oder, falls man die Technik beherrscht, Neosilbersalvarsan oder Silbersalvarsan, da letztere eine stärkere Wirkung haben und die kindliche Syphilis auch von ihnen ausgezeichnet beeinflußt wird. Im allgemeinen rechnet man auf das Kilo Körpergewicht bei Kindern im ersten Lebensjahre 0,005—0,0075 Altsalvarsan, 0,0075—0,015 Neosalvarsan, 0,0025—0,006 Silbersalvarsan und 0,0075—0,015 Neosilbersalvarsan. Man gibt zunächst die Hälfte, dann zwei Drittel und später die Volldosis, allmählich steigend, alle 4—5 Tage. Bei älteren Kindern bis zum 6. Jahre ist die Dosis ungefähr 0,1, bis zum 12. Jahre 0,15 usw.

Die Injektion wird beim Säugling intravenös, am besten mit einer 2 ccm-Spritze in eine Kopfvene gemacht. Sehr wichtig ist, daß bei guter Assistenz das Kind absolut ruhig gehalten wird, damit die Nadel nicht die Venenwand durchstößt und eine Periphlebitis und Nekrose verursacht. Das Neosalvarsan kann im Notfalle auch intramuskulär gegeben werden; bei guter Technik sind die immerhin ziemlich häufig entstehenden Infiltrate nur wenig lästig und gehen bald zurück. (Frische Kanüle nach Aufziehen der Lösung, schnelles Herausziehen der Kanüle nach der Injektion nach Abnahme der Spritze und Verschluß der Pavillonöffnung mit der Fingerkuppe.) Eine derartige erste Kur soll 6—8 Wochen betragen. Entweder behandelt man erst 2—3 Wochen mit Quecksilber (Schmierkur und Injektion) und dann mit Salvarsan, oder man fängt sofort mit schwachen Salvarsaninjektionen an und behandelt nur mit Salvarsan.

Bei dem stärkeren Silbersalvarsan und Neosilbersalvarsan ist die Schwierigkeit der Injektion etwas größer, da der ungeübte Arzt leicht das Hineinschießen des Blutes in die mit dunkelbrauner Flüssigkeit gefüllte Spritze übersieht, und das Silbersalvarsan noch stärkere periphlebitische Entzündungen hervorruft als das Neosalvarsan. Neuerdings wird auch Sulfoxylsalvarsan gegeben, insbesondere wenn intravenöse Injektionen schwierig sind, da es intramuskulär eingespritzt werden kann (0,1 bis 0,3 ccm der 5% Lösung).

Statt des Quecksilbers wird in der letzten Zeit das Wismut in Form verschiedener Präparate (Bismogenol, Milanol) angewandt. Die Dosierung ist ähnlich wie beim Hg. salicyl. Mundpflege usw. ebenso wie bei Quecksilberbehandlung. Die Erprobungszeit ist noch zu kurz, um ein abschließendes Urteil geben zu können.

Unter Kontrolle des Blutes durch die Wassermannsche Reaktion ist eine regelmäßige Wiederholung der Kuren in Abständen von 3—5 Monaten während der ersten 3—4 Jahre anzuraten. Es ist unbedingt nötig, daß in den ersten Jahren mehrere Kuren vorgenommen werden, wobei mit den Methoden gewechselt werden kann. Erfahrungsgemäß erweist sich gerade die kongenitale Syphilis, gemessen an der Wassermannschen Reaktion, besonders hartnäckig. Das Fehlen von klinischen Erscheinungen oder ein negativer serologischer Befund sind noch kein sicherer Beweis für das Erlöschen der kindlichen Syphilis.

Im Anschluß an die kombinierte oder reine Quecksilber-Salvarsankur soll im allgemeinen Jod in der Form von Syrup. ferri jodati (dreimal täglich $^{1}/_{2}$ Teelöffel) oder in der Form von Jodtabletten (dreimal täglich eine halbe Tablette Sajodin, oder Jodtropon usw.) gegeben werden; doch sieht man bei ihm zuweilen Schädigungen in Form von Gewichtsstillstand, zuweilen auch Durchfall und Fieber. In den späteren Jahren wird es besser vertragen.

Zur örtlichen Behandlung bedient man sich teils des Kalomels zum Aufstreuen, teils weißer und gelber Präcipitatsalbe. Rhagaden am Mund werden mit 10%iger Chromsäure oder Argentum oder 1% Sublimat betupft. Der oft sehr hartnäckige Schnupfen wird durch Einpinseln mit 1%igem, bzw. Einsprayen von 1%₀iger Höllensteinlösung günstig beeinflußt.

Von besonderer Bedeutung für die Erhaltung junger syphilitischer Säuglinge ist die Ernährung an der Mutterbrust. Die eigene Mutter ist durch das Anlegen nicht gefährdet (Collessches Gesetz), weil sie ja selbst stets syphilitisch ist. Wenn die Mutter nicht stillen kann und abgezogene Frauenmilch nicht zu haben ist, so bleibt nichts übrig als künstliche Ernährung, wobei wegen der größeren Anfälligkeit der syphilitischen Kinder eine sorgsame Überwachung von sachverständiger Seite dringend geboten ist. Eine syphilitische Amme ist natürlich willkommen; eine gesunde Amme aber darf auf keinen Fall herangezogen werden (Strafgesetzbuch!). Selbst ein symptomfreies Kind kann die Syphilis übermitteln. Bei Kombination mit exsudativer Diathese wird durch die für diesen Zustand wirksame Ernährungsweise die Abheilung syphilitischer Eruptionen sehr gefördert.

Nichtvenerische Ulcerationen an den äußeren Genitalien.
(Taf. 53, Abb. 110.)

An den äußeren Genitalien kleiner Mädchen, zuweilen auch an der Glans von Knaben finden sich nicht selten Geschwüre, und zwar teils im Zusammenhang mit anderen Erkrankungen, teils selbständig. Unter den ersteren spielen zur Zeit die größte Rolle die impetiginösen Geschwüre der Vulva und der Umgebung, die Ulcerationen bei Vaccina generalisata und bei Hautdiphtherie, ferner kommen auch aphthöse Geschwüre verhältnismäßig häufig vor.

Besondere Beachtung verdient das selbständige Ulcus acutum vulvae (Lippschütz). Es handelt sich um scharf umrandete, ziemlich tiefe, schmerzhafte, belegte, oft über Nacht mit Fieber auftretende Geschwüre, insbesondere an den kleinen und großen Labien, zuweilen auch am Perineum. Unter den größeren läßt sich eine akute und eine schleichende Form unterscheiden; außerdem gibt es noch eine miliare Form, die in Gestalt stecknadelkopfgroßer Ulcerationen mit gerötetem Hof auftritt und besonders am Perineum sitzt. Die Erkrankung, die wahrscheinlich durch den Bacillus crassus hervorgerufen ist, den Scherber für identisch mit dem Döderleinschen Bacillus hält, ist gutartig. Sie heilt bei Reinlichkeit oft von selbst. Antiseptische Pulver (Xeroform u. dgl.) beschleunigen den Verlauf. Differentialdiagnostisch kommen in Frage die sehr seltenen Ulcera mollia beim Kinde und ulcerierte Condylomata lata bei erworbener Lues.

Sachverzeichnis.

Die fettgedruckten Seitenzahlen bedeuten Haupthinweise.

Abb. 1. Scarlatina.

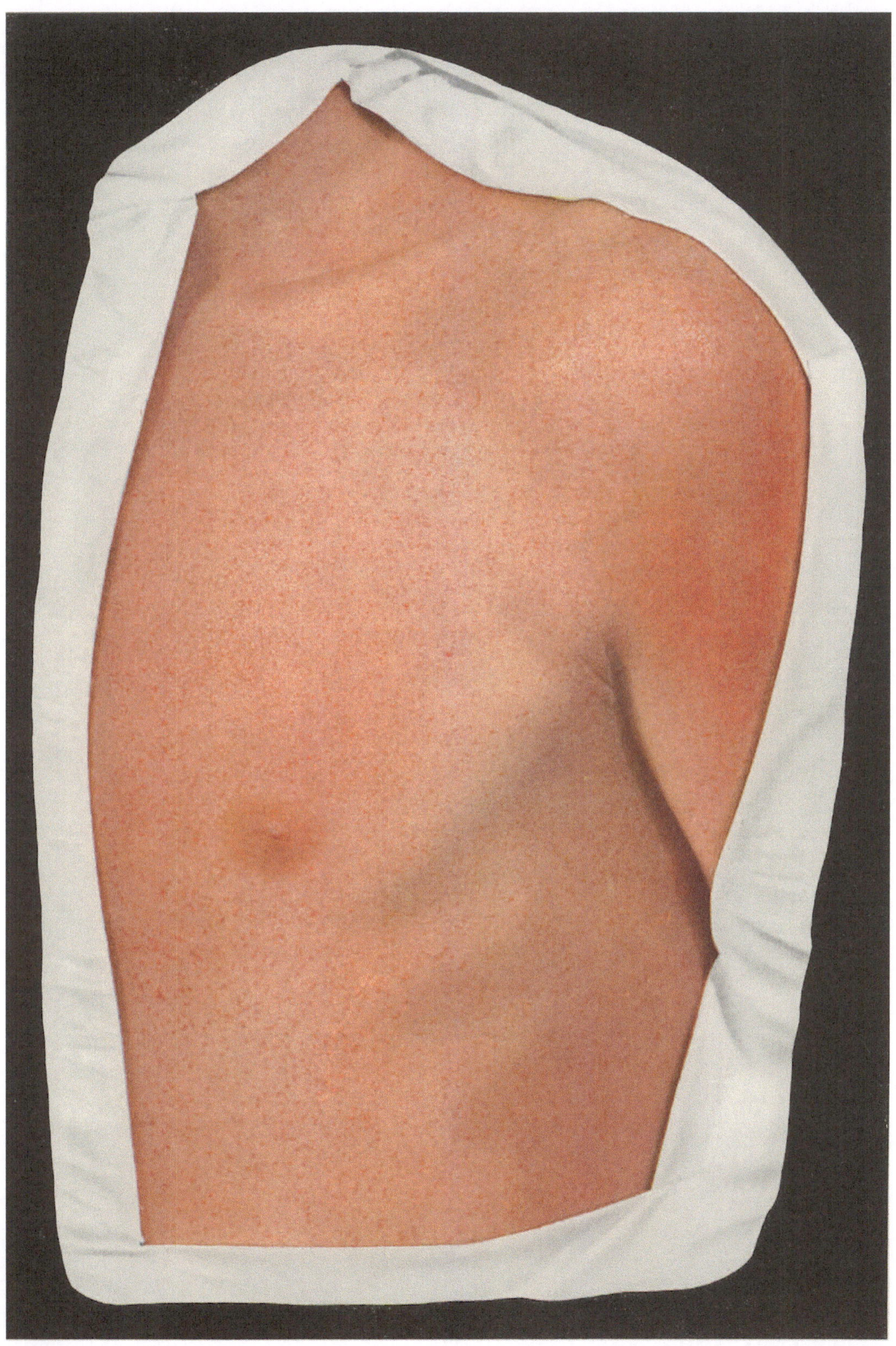

Abb. 1. Scarlatina.

Verlag von Julius Springer in Berlin.

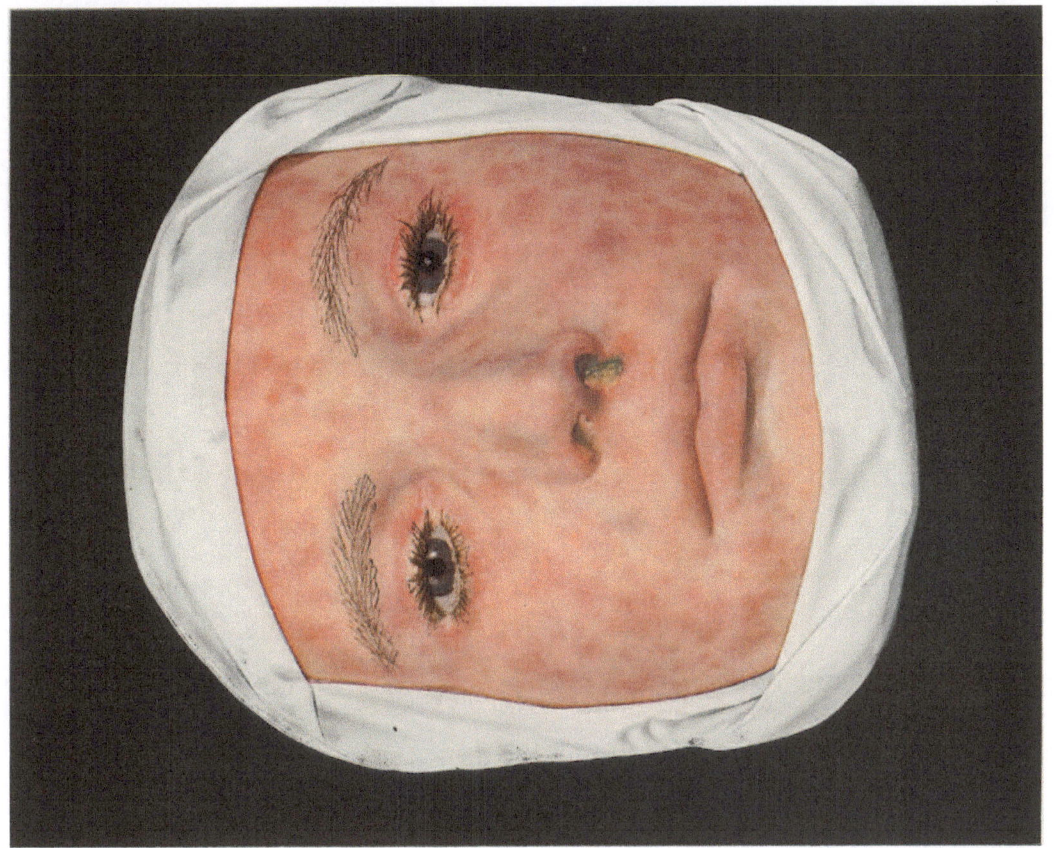

Abb. 3. Morbillen.

Zu Seite 2.

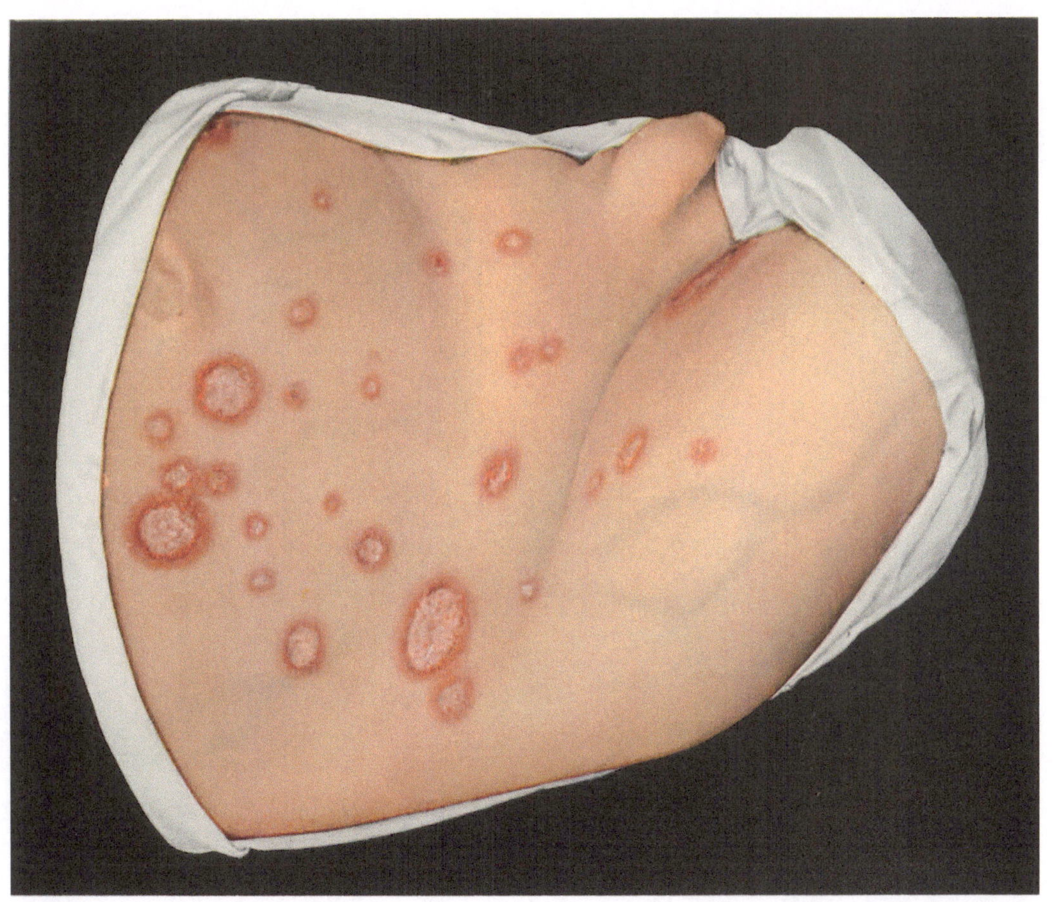

Abb. 2. Hautdiphtherie.

Zu Seite 8.

Verlag von Julius Springer in Berlin.

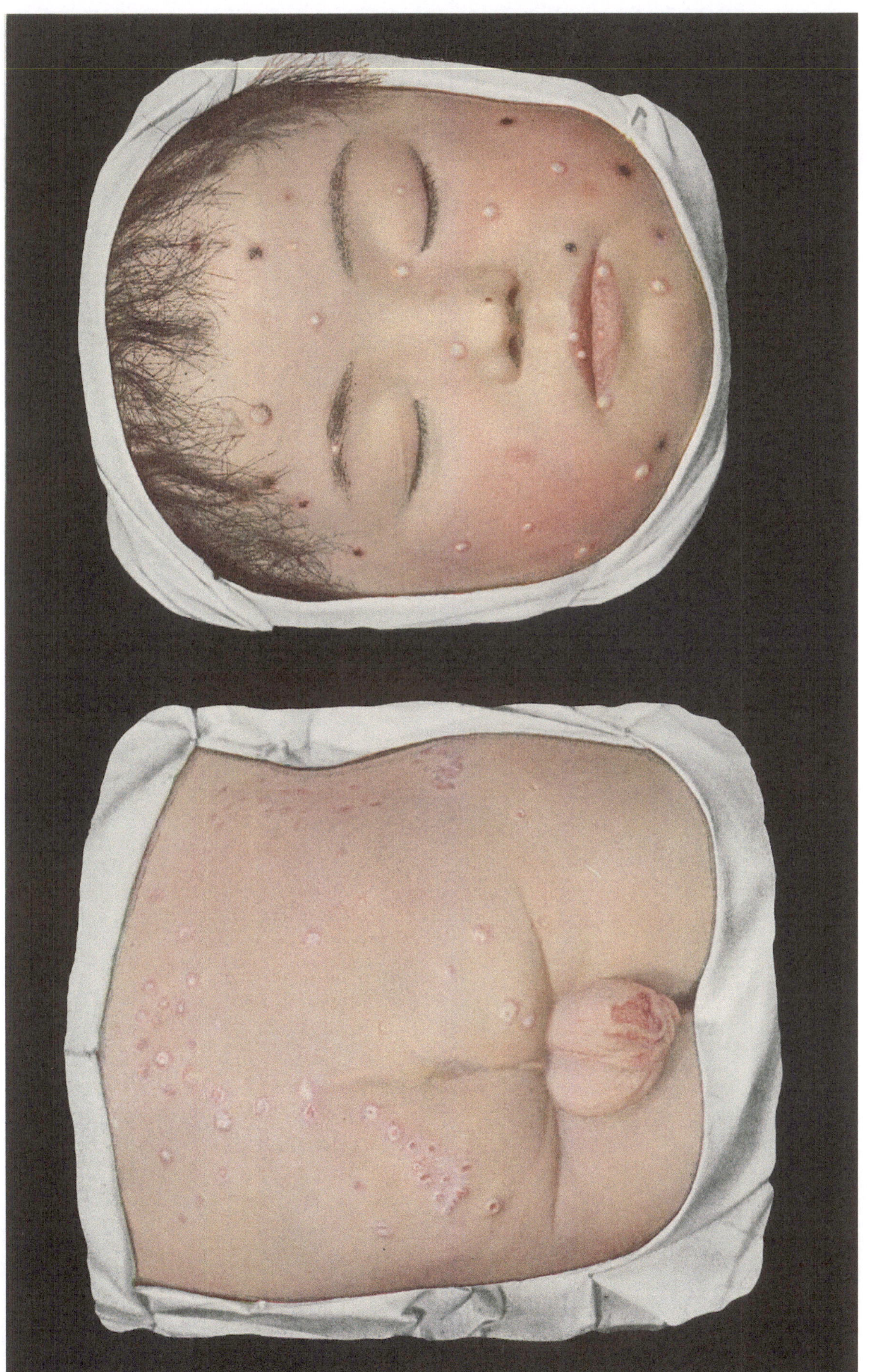

Abb. 5. Varicellen.

Zu Seite 9.

Abb. 4. Erythema glutaeale vacciniforme.

Zu Seite 64.

Verlag von Julius Springer in Berlin.

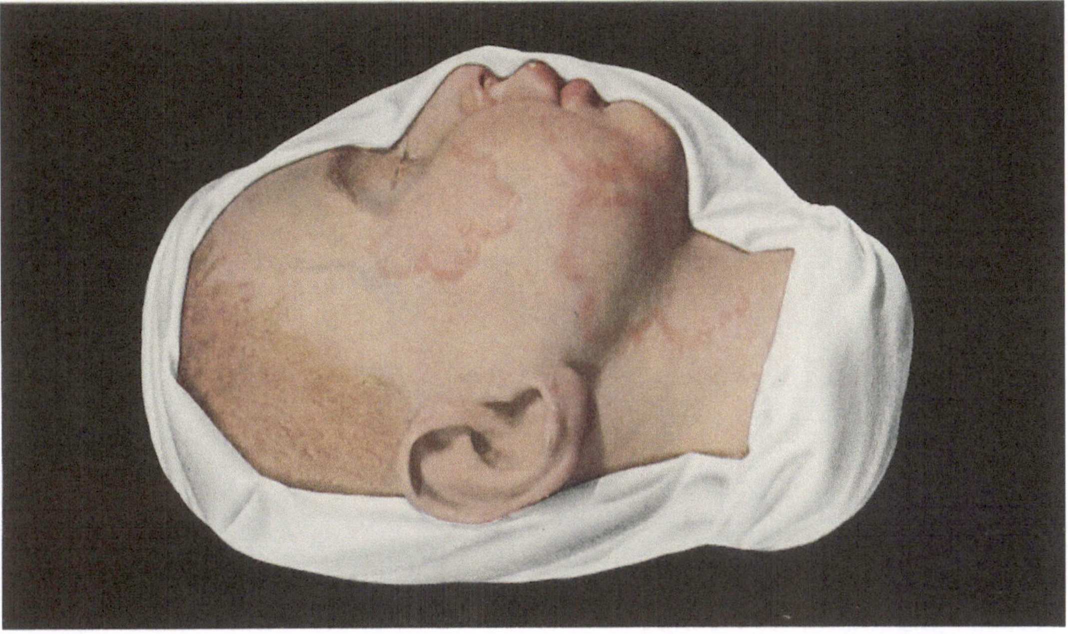

Abb. 7. Serumexanthem.

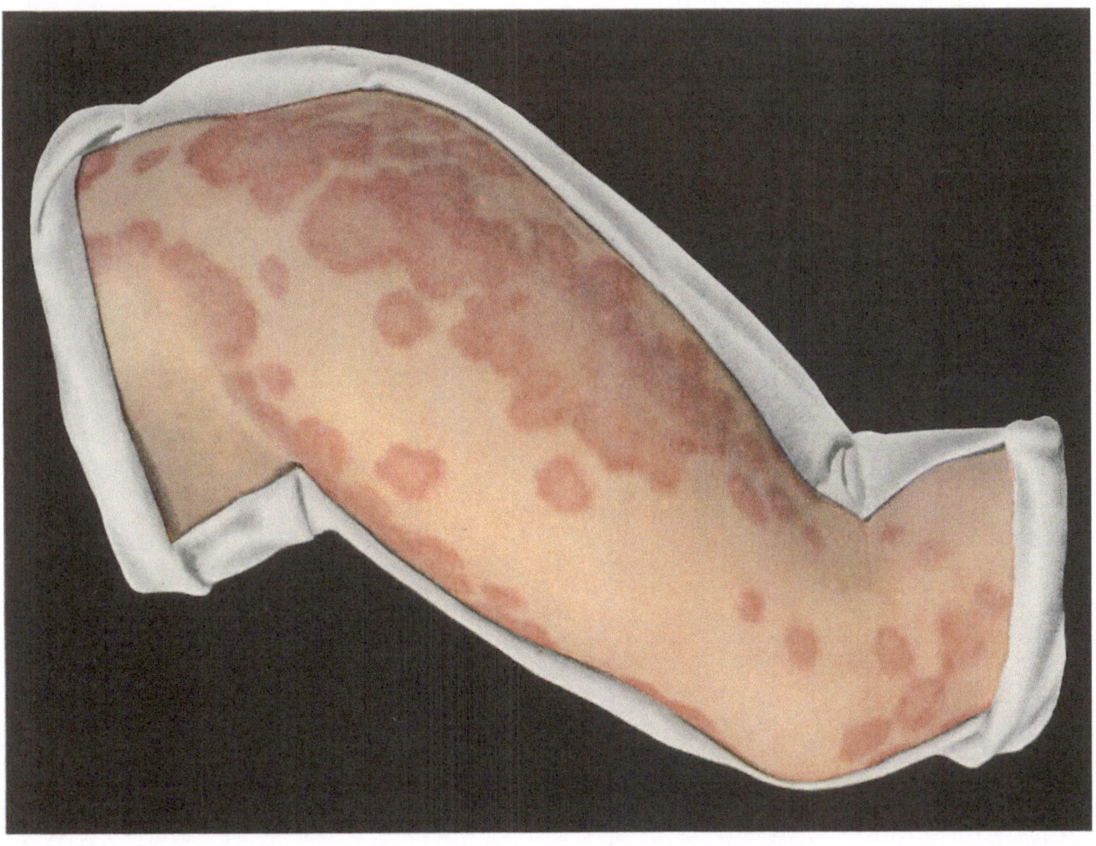

Abb. 6. Erythema infectiosum.

Verlag von Julius Springer in Berlin.

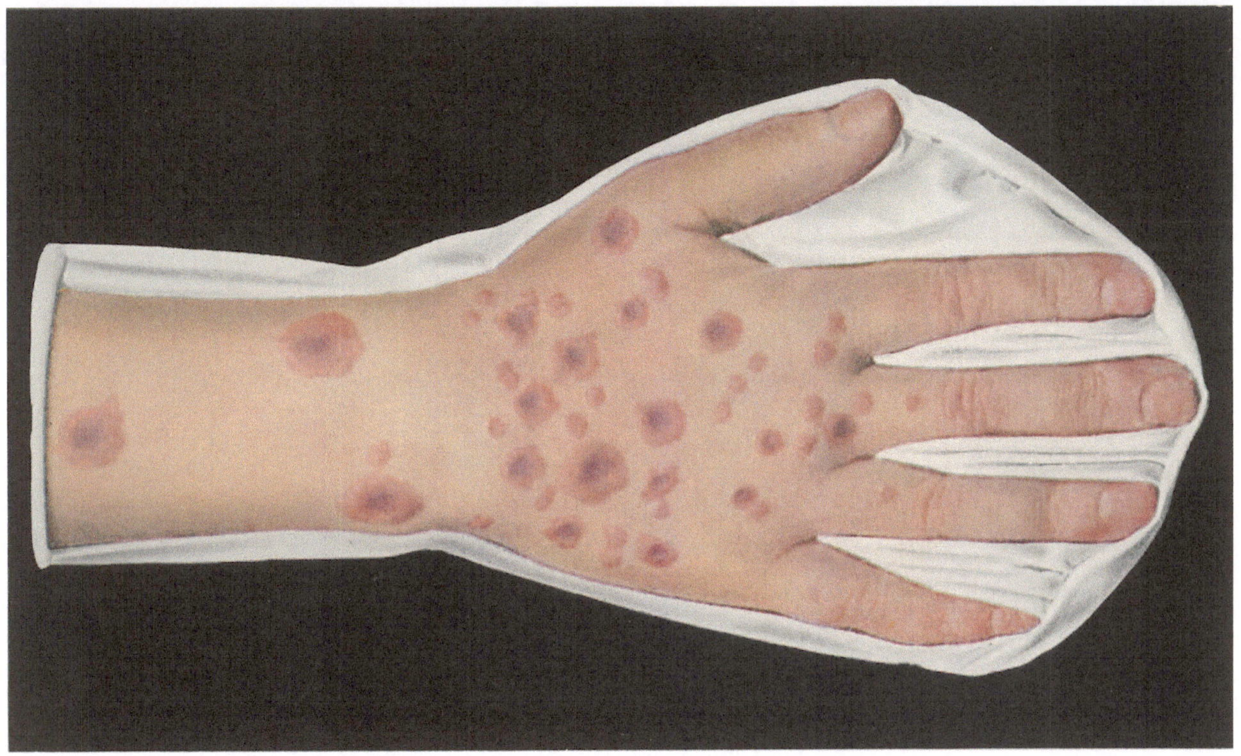

Abb. 9. Erythema exsudativum multiforme.

Zu Seite 2.

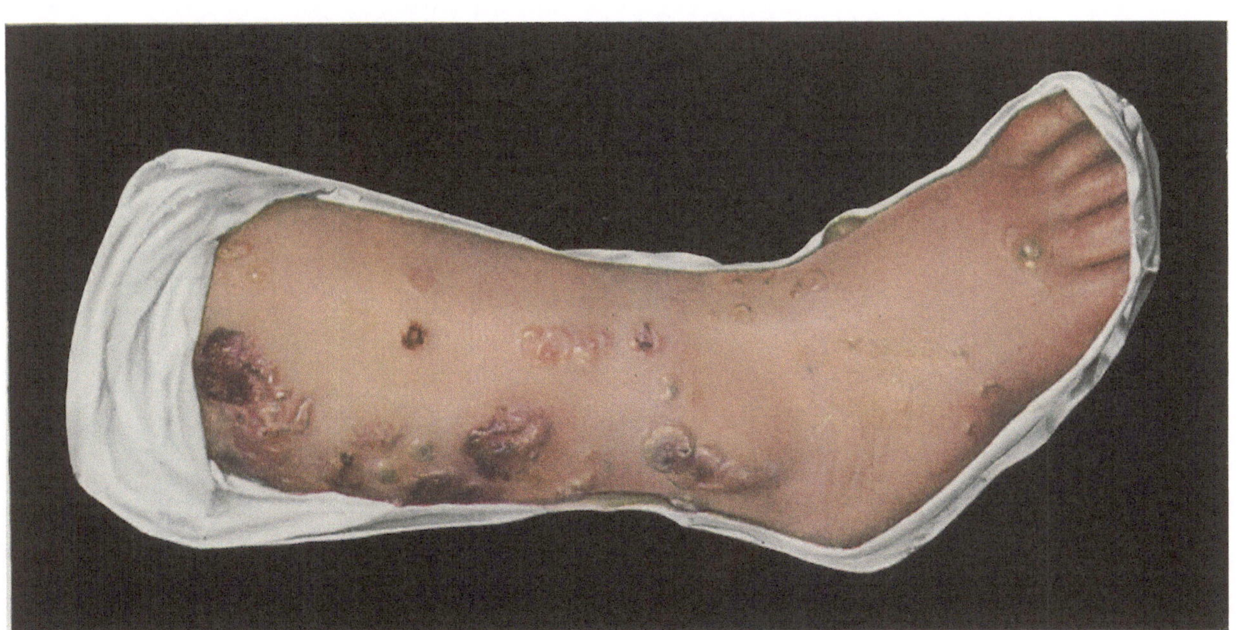

Abb. 8. Dermatitis herpetiformis (Duhring).

Zu Seite 16.

Verlag von Julius Springer in Berlin.

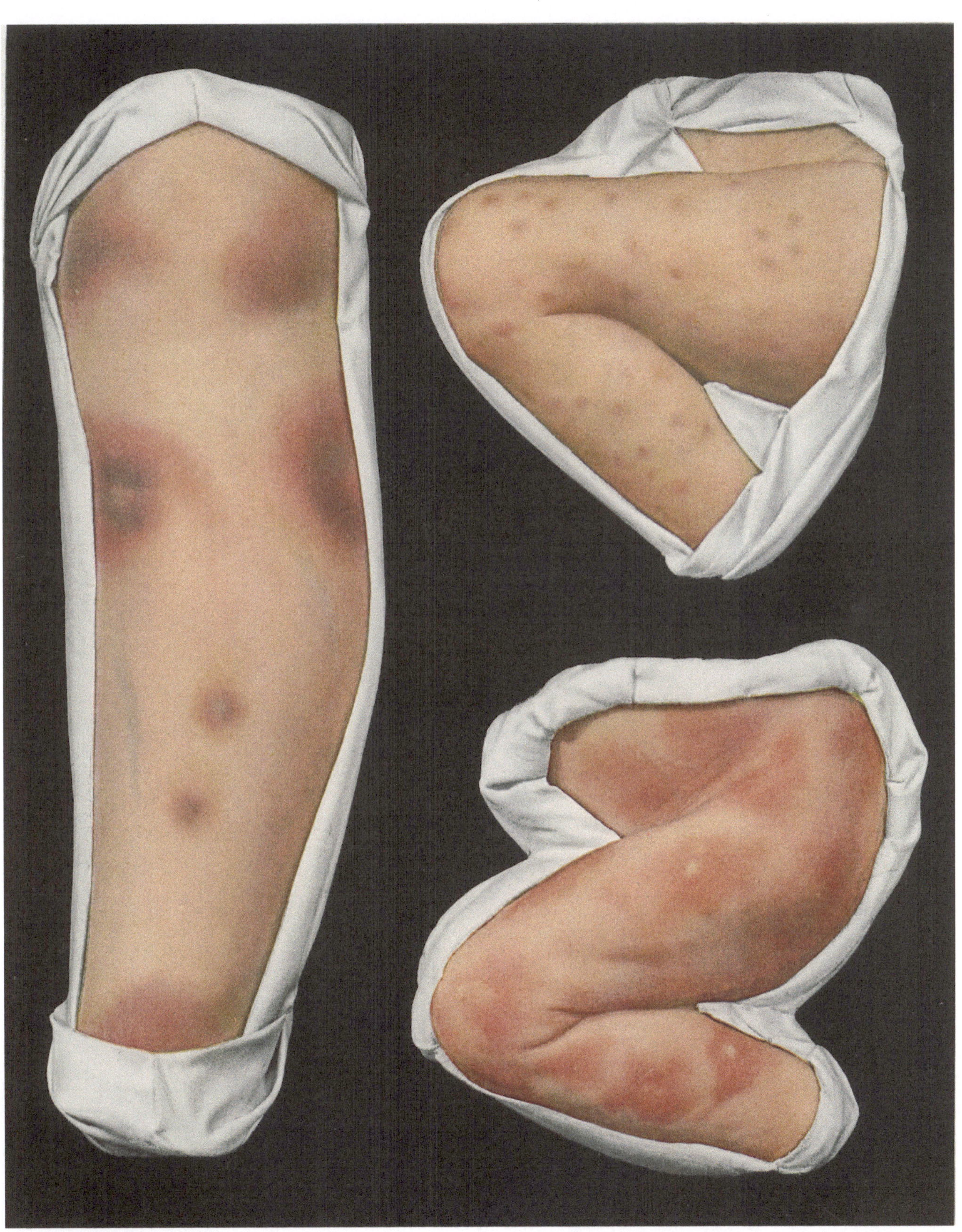

Abb. 10. Erythema nodosum.   Abb. 11 und 12. Septisches Exanthem.
Zu Seite 4.   Zu Seite 8.

Verlag von Julius Springer in Berlin.

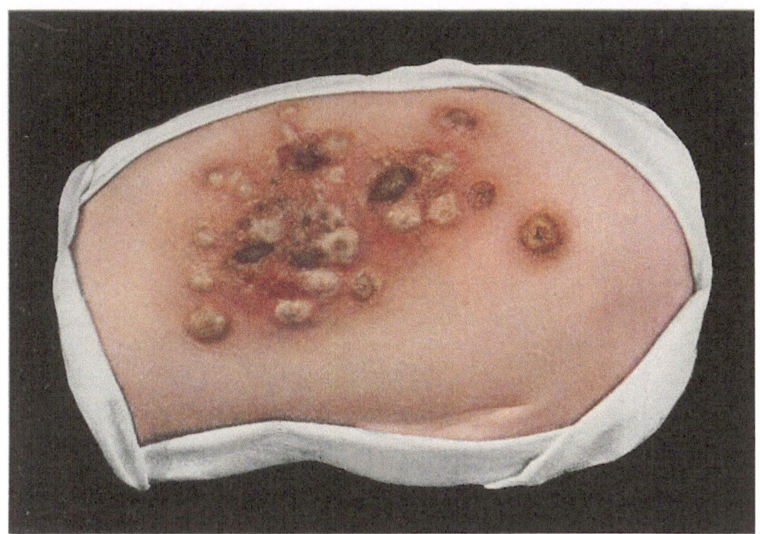

Abb. 13. Vaccine mit Nebenpocken.

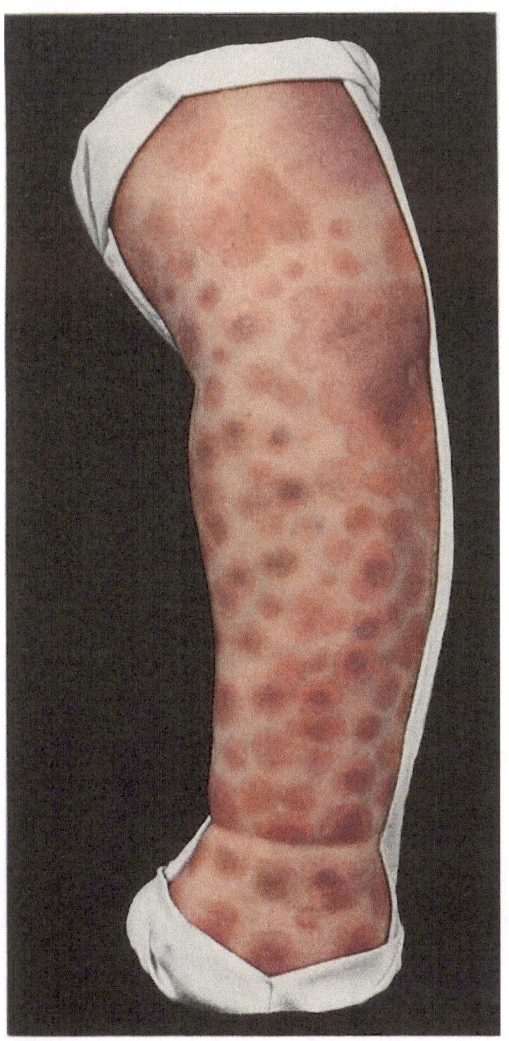

Abb. 14. Vaccineexanthem.

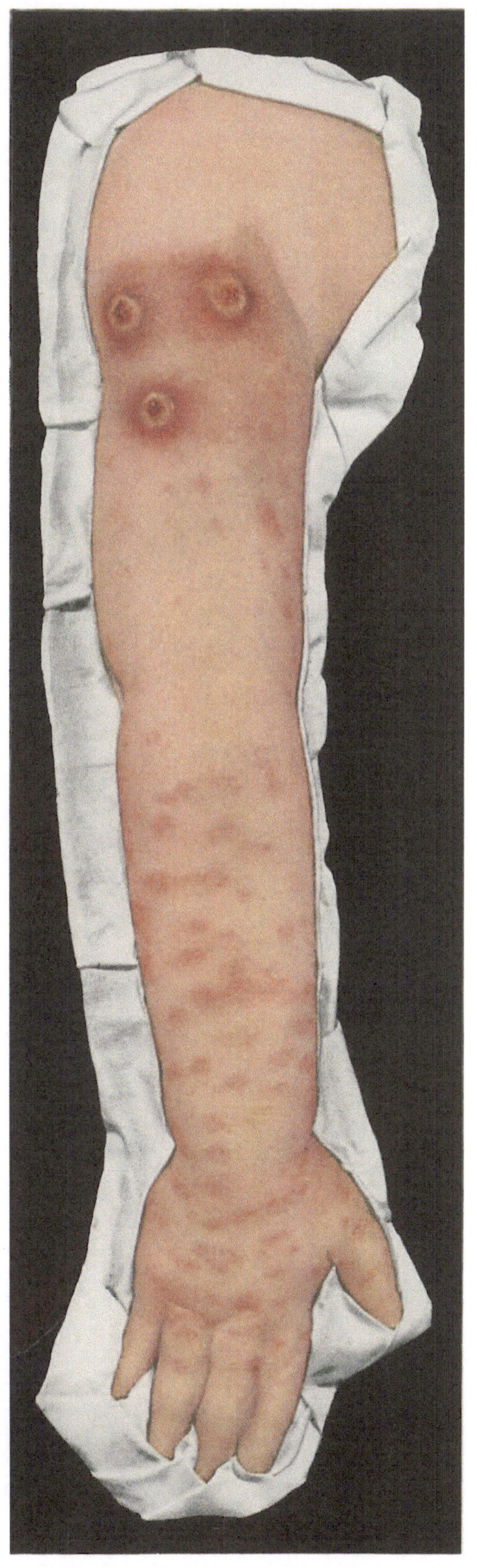

Abb. 15. Vaccineexanthem.

Verlag von Julius Springer in Berlin.

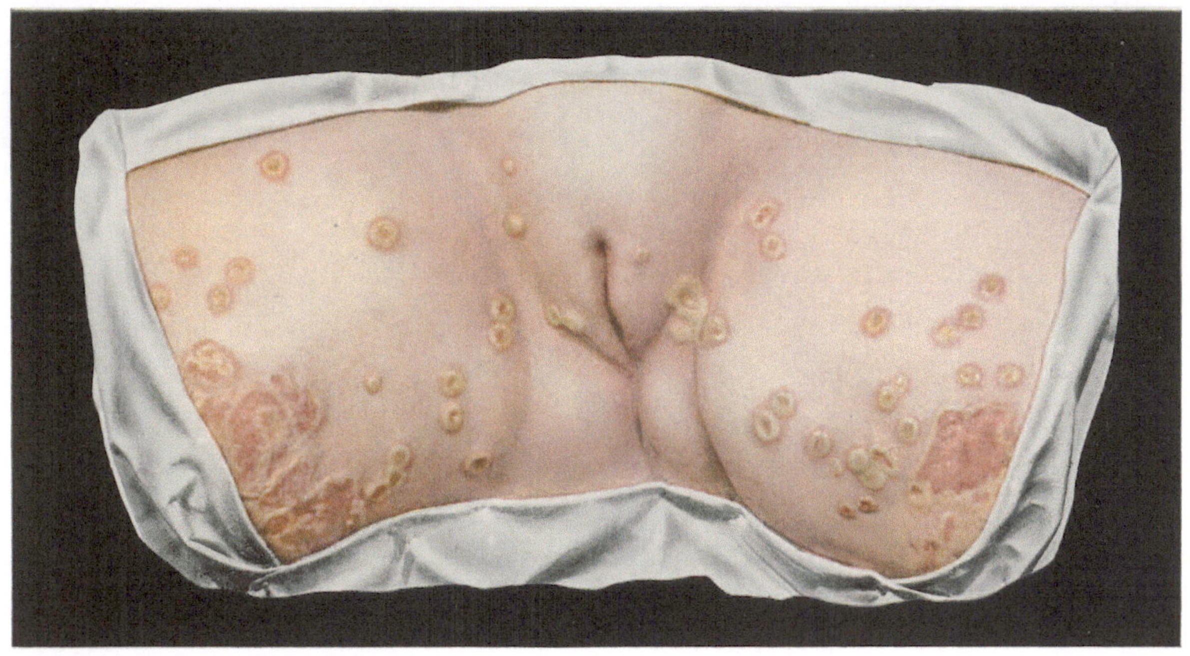

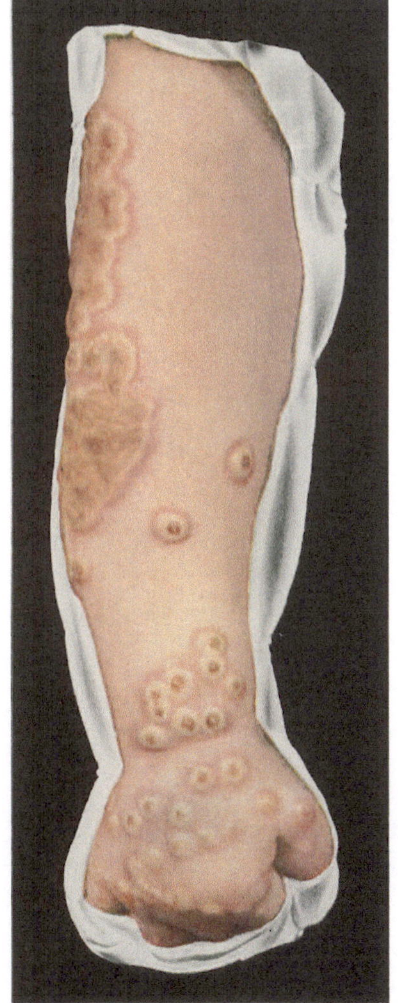

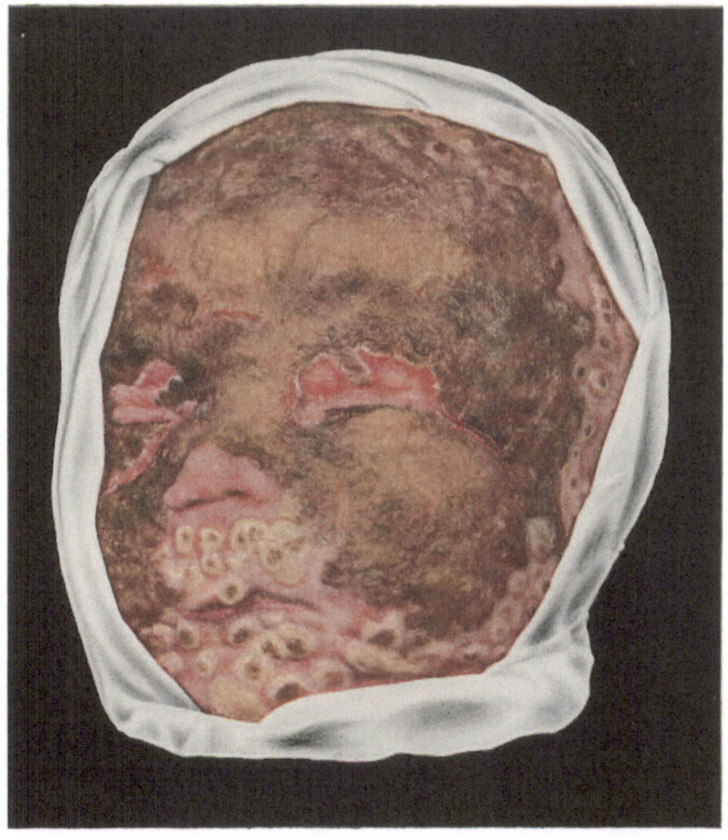

Abb. 16—18. Eczema vaccinatum (Vaccine generalisata).

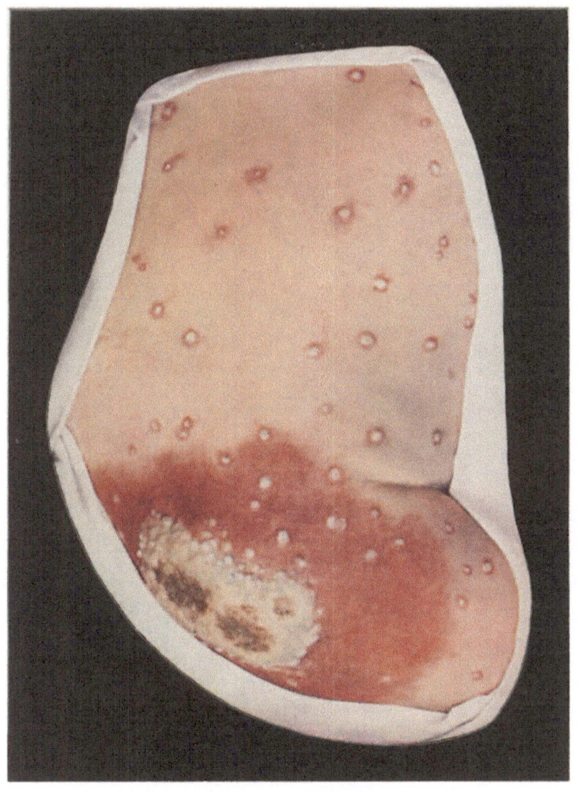

Abb. 19. Vaccine.

Zu Seite 10.

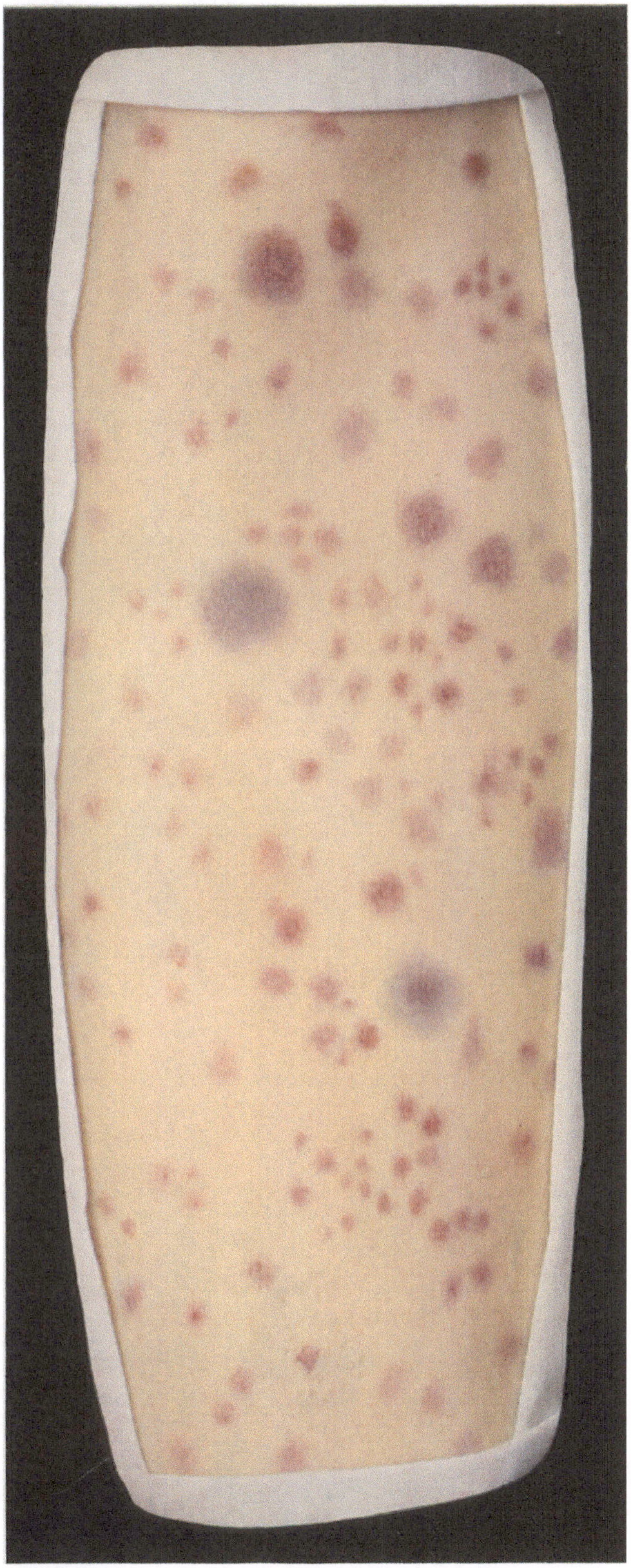

Abb. 20. Purpura.

Zu Seite 6.

Verlag von Julius Springer in Berlin.

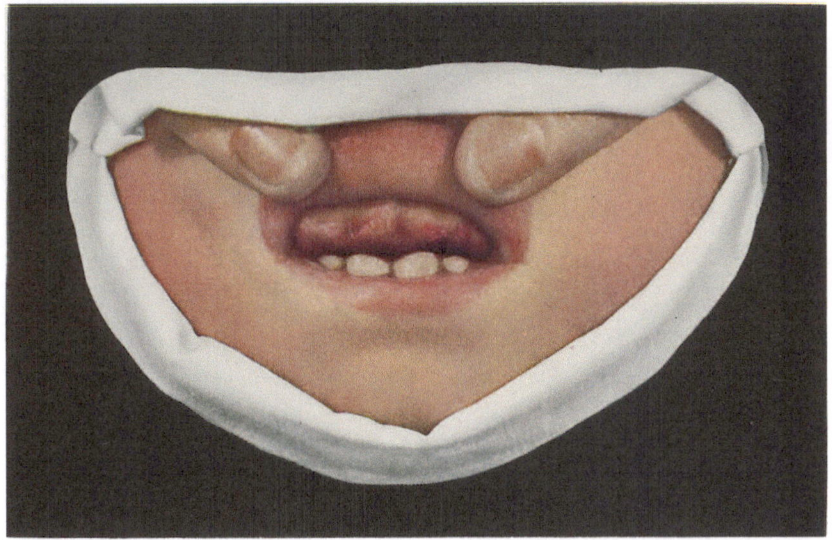

Abb. 22.

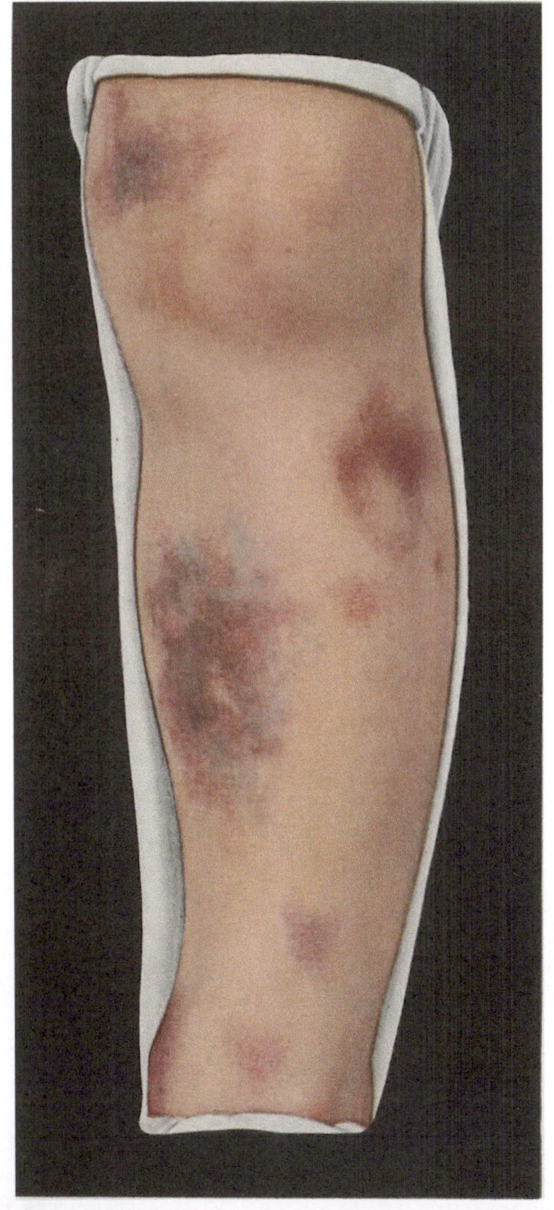

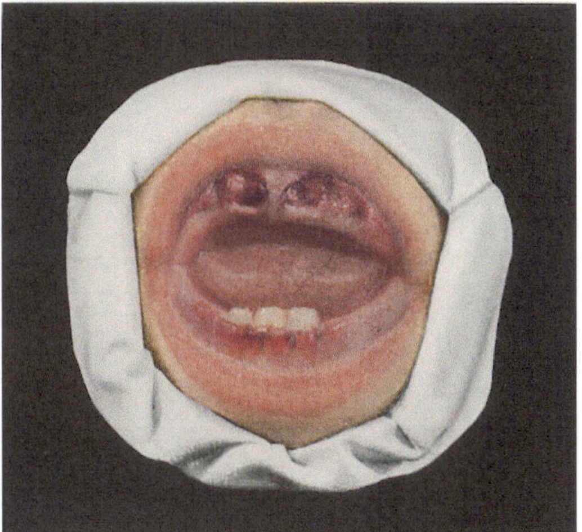

Abb. 23.

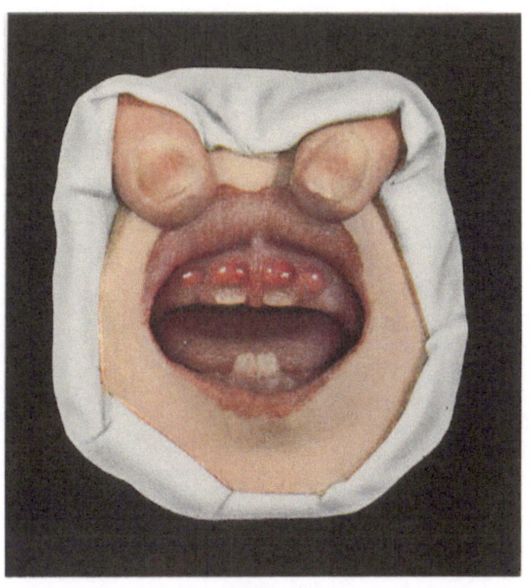

Abb. 24.

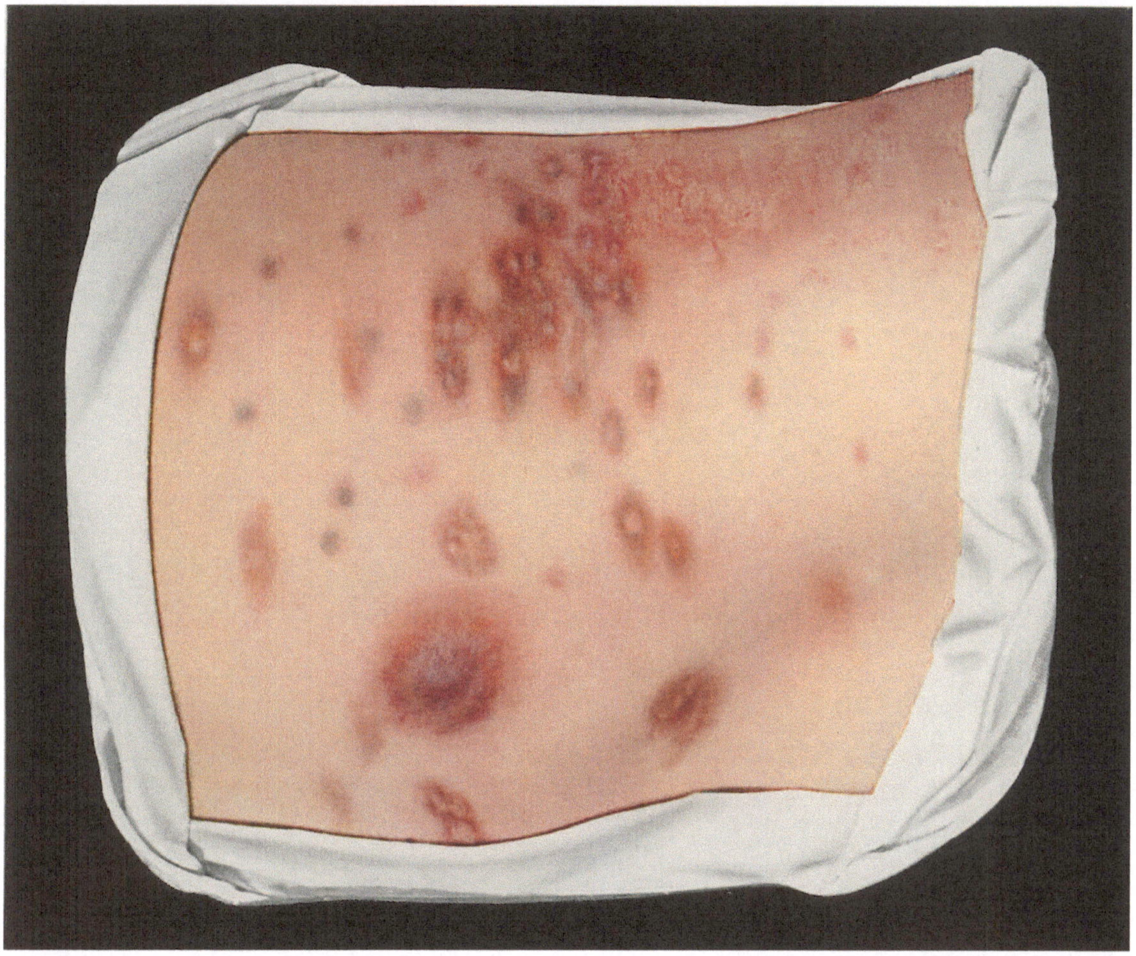

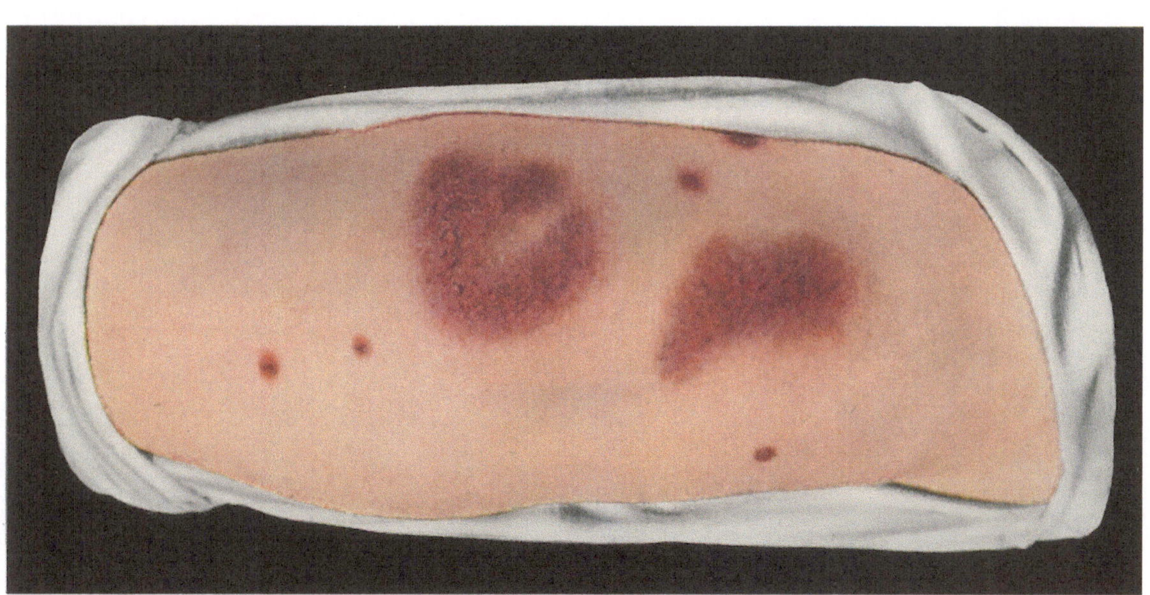

Zu Seite 14.   Abb. 26. Urticaria pigmentosa.

Zu Seite 12.   Abb. 25. Urticaria haemorrhagica.

Verlag von Julius Springer in Berlin.

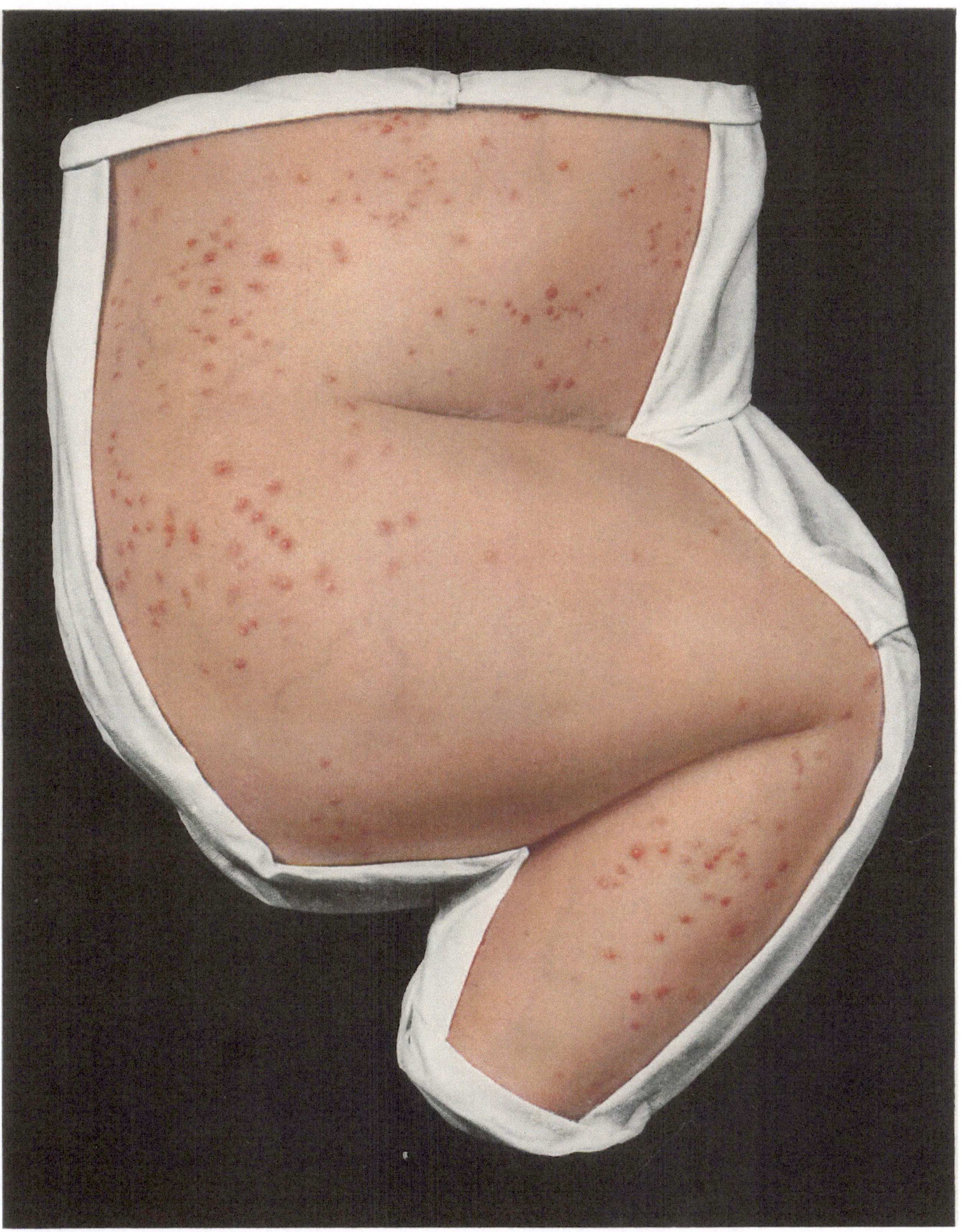

Abb. 27. Strophulus.

Verlag von Julius Springer in Berlin.

Abb. 28—30. Strophulus bullosus.

Verlag von Julius Springer in Berlin.

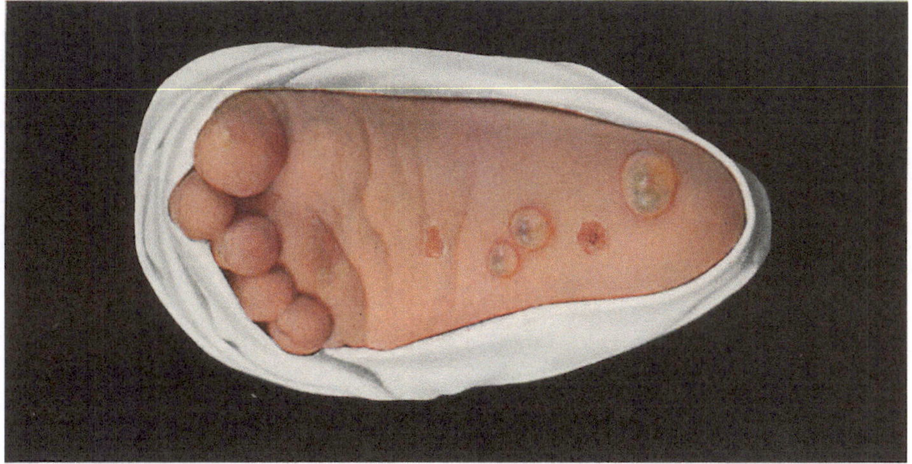

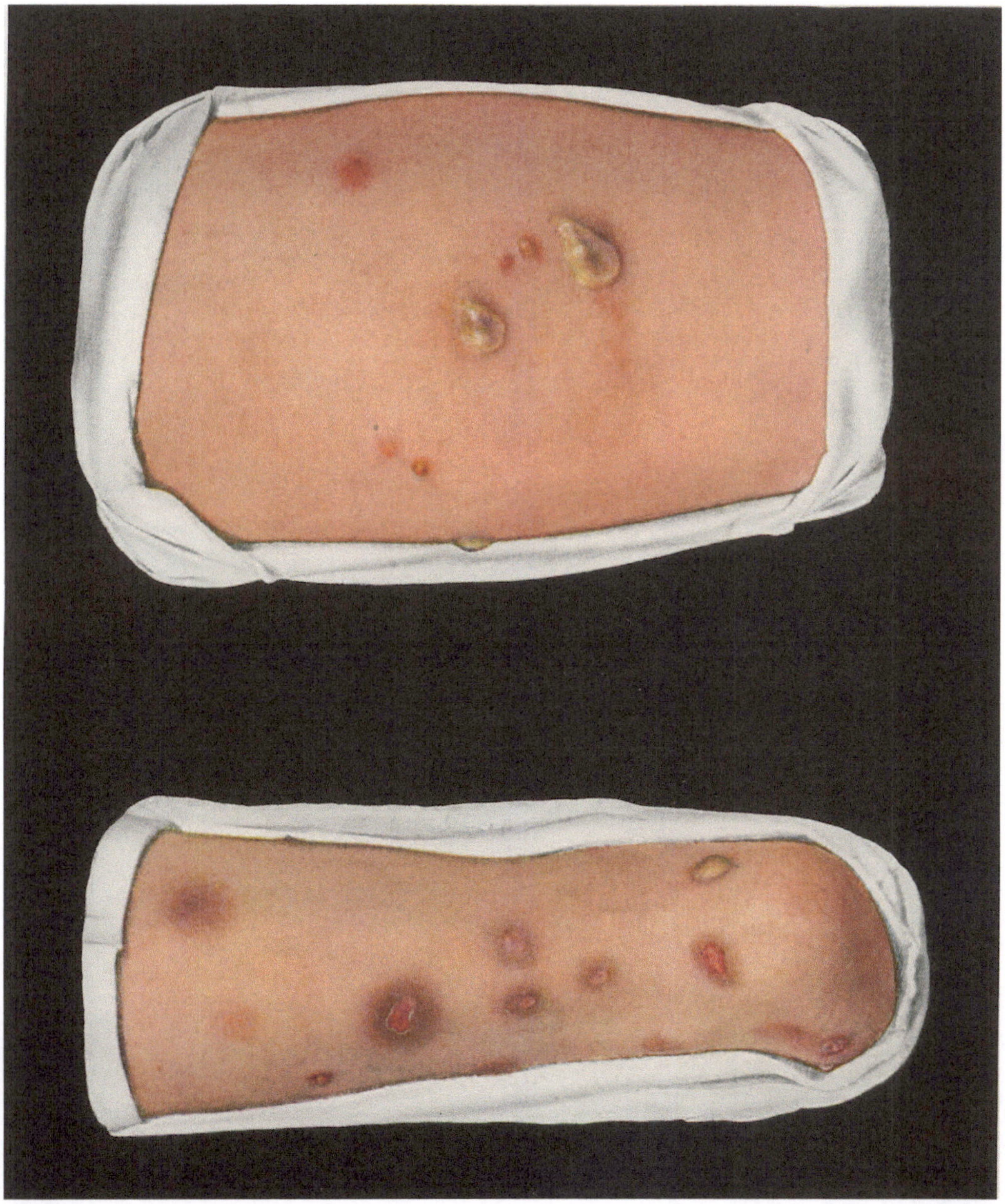

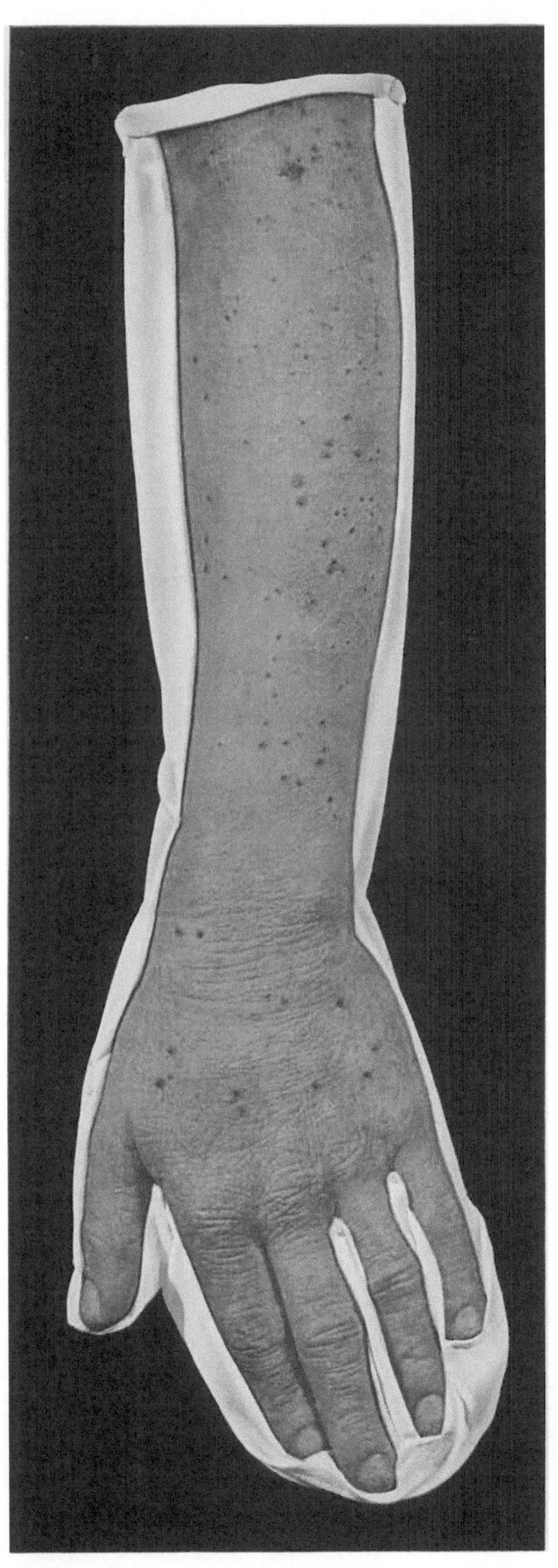

Abb. 31. Prurigo ferox.

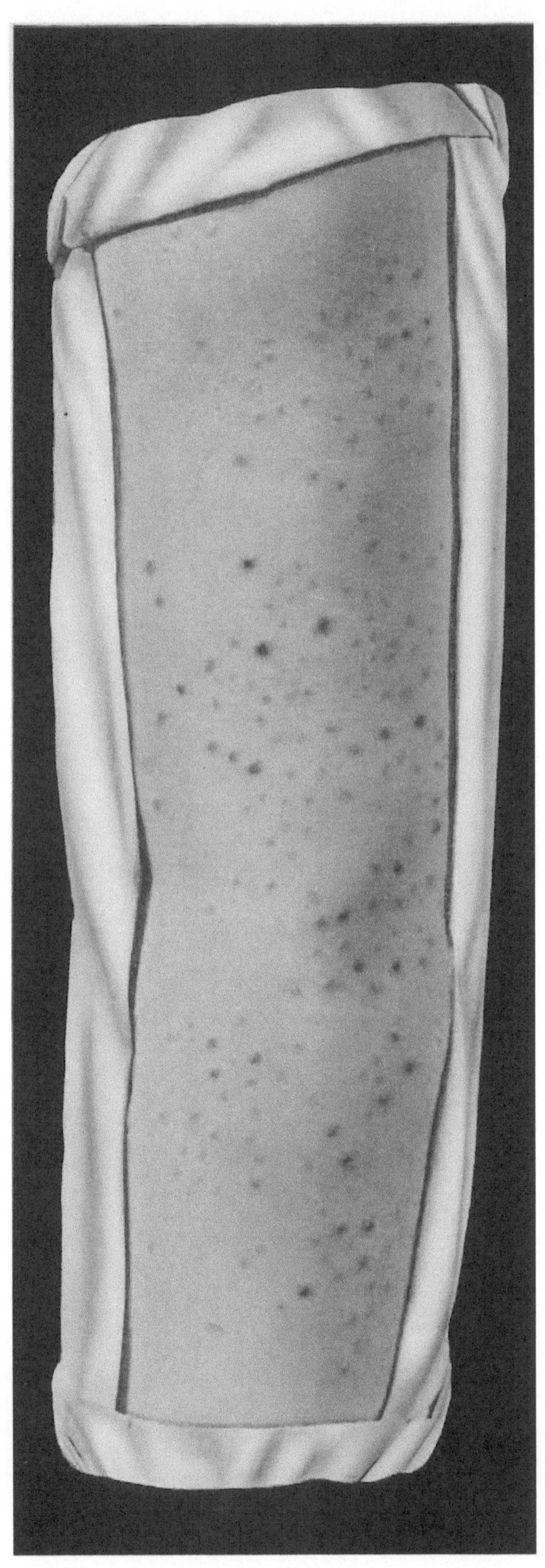

Abb. 32. Prurigo mitis.

Verlag von Julius Springer in Berlin.

Zu Seite 17.

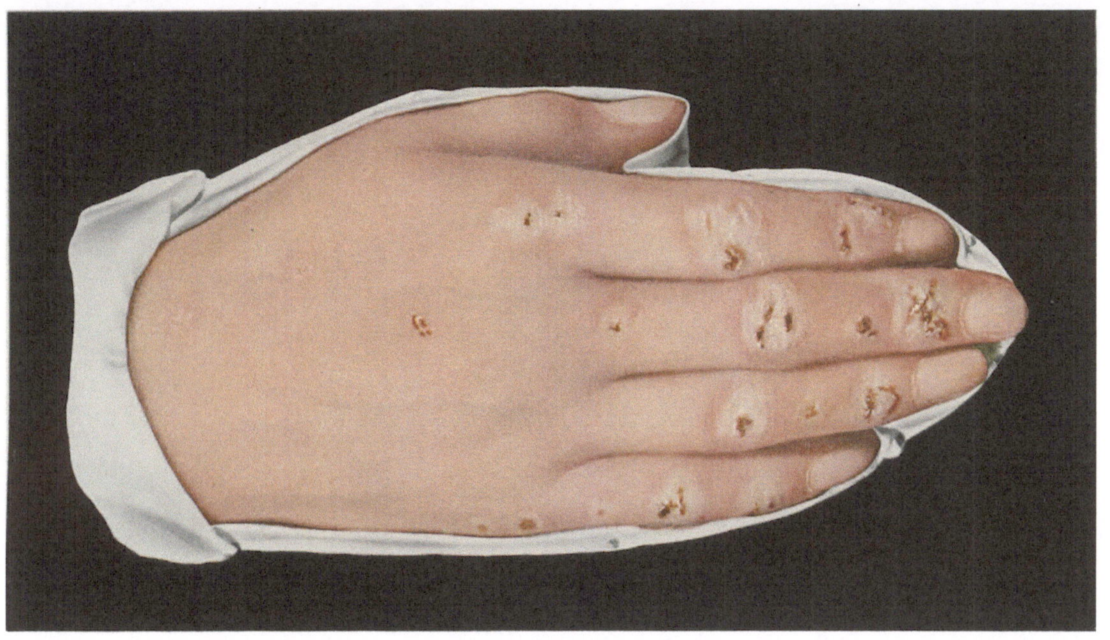

Abb. 34. Trophische Form der Epidermolysis bullosa hereditaria.

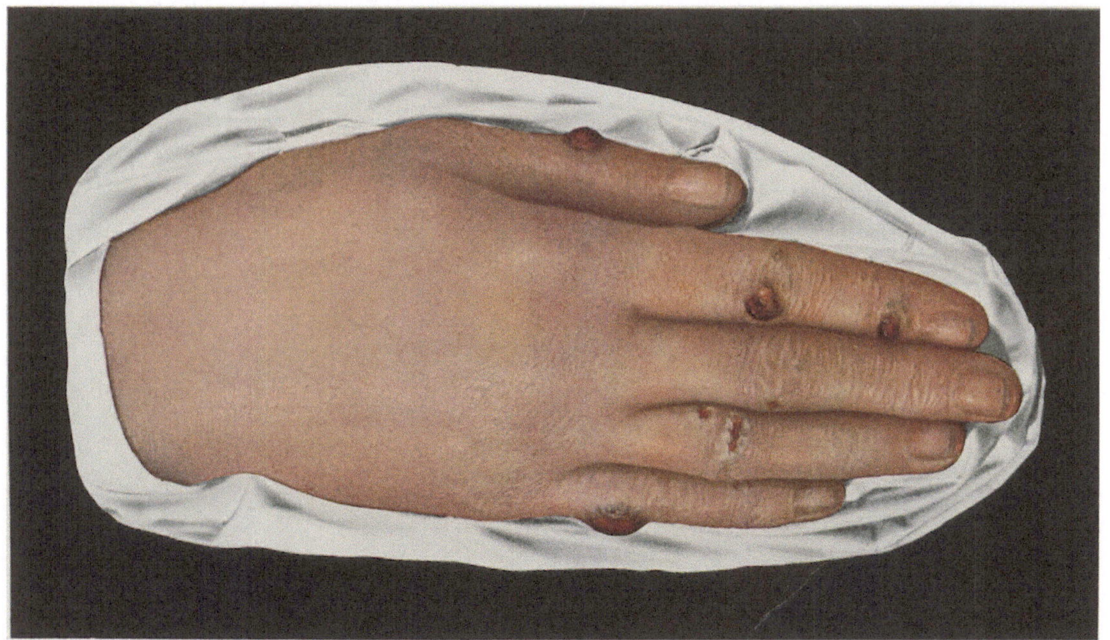

Abb. 33. Epidermolysis bullosa hereditaria.

Verlag von Julius Springer in Berlin.

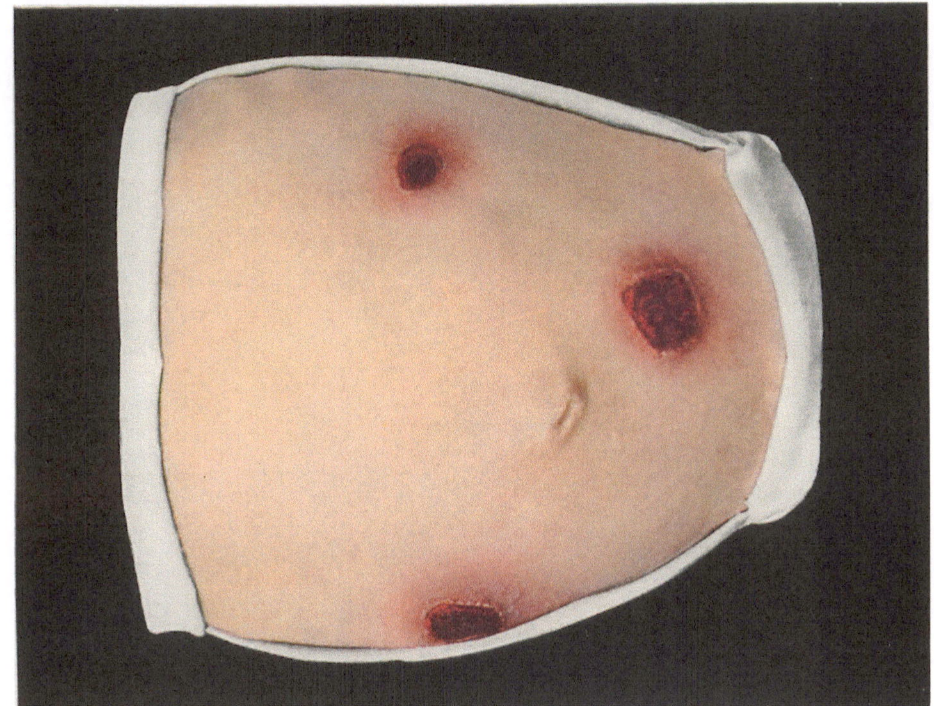

Abb. 36. Ekthyma gangraenosum.

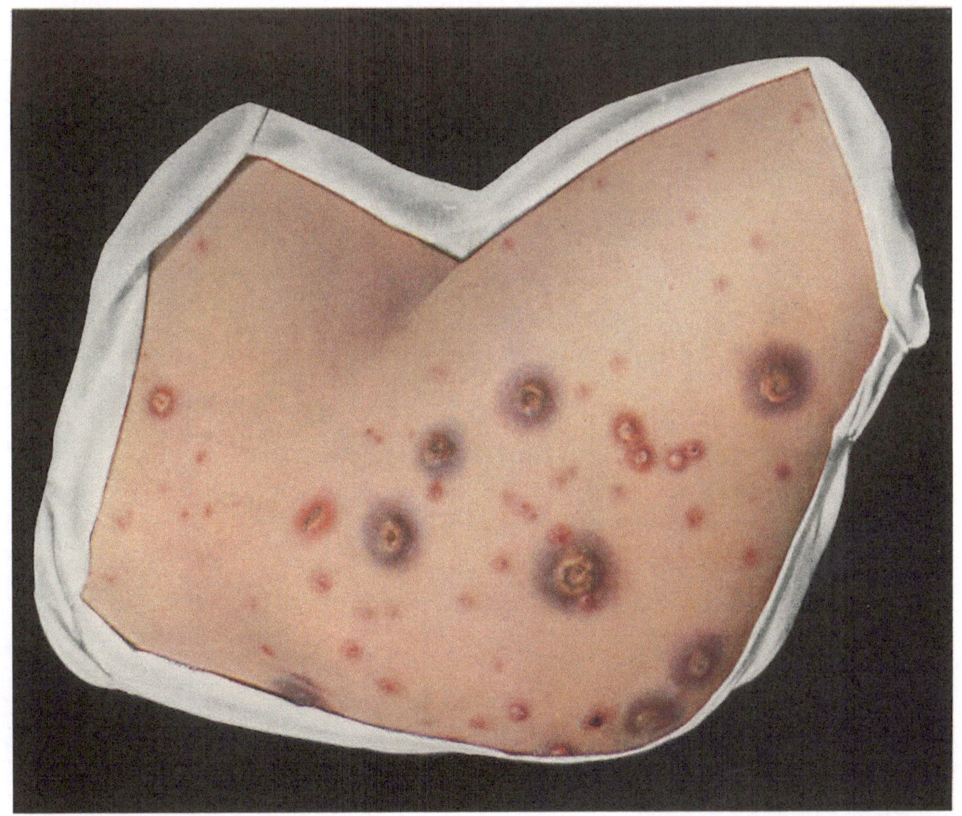

Abb. 35. Ekthyma.

Verlag von Julius Springer in Berlin.

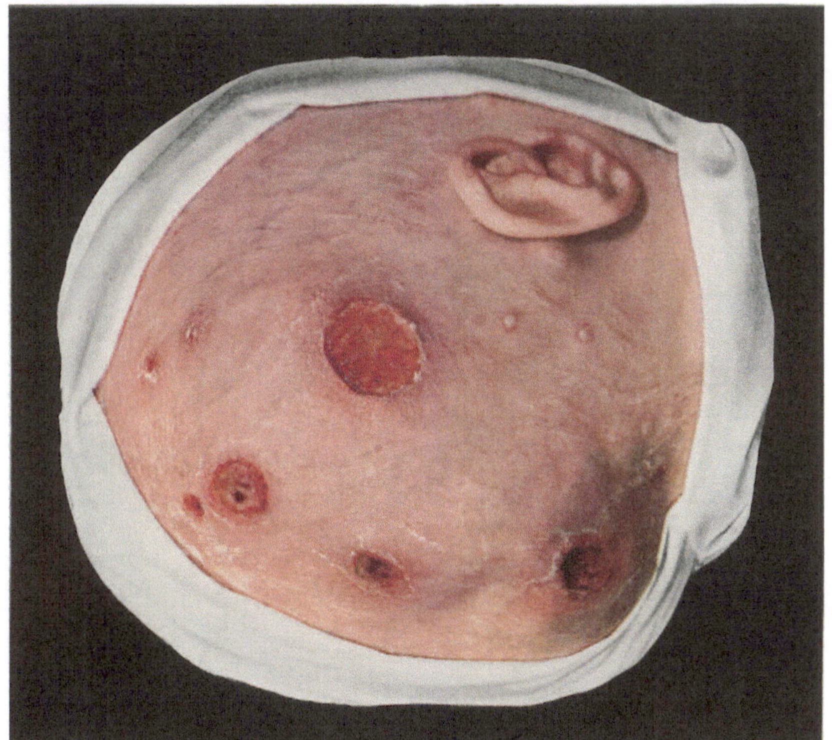

Abb. 38. Ekthyma cachecticorum.

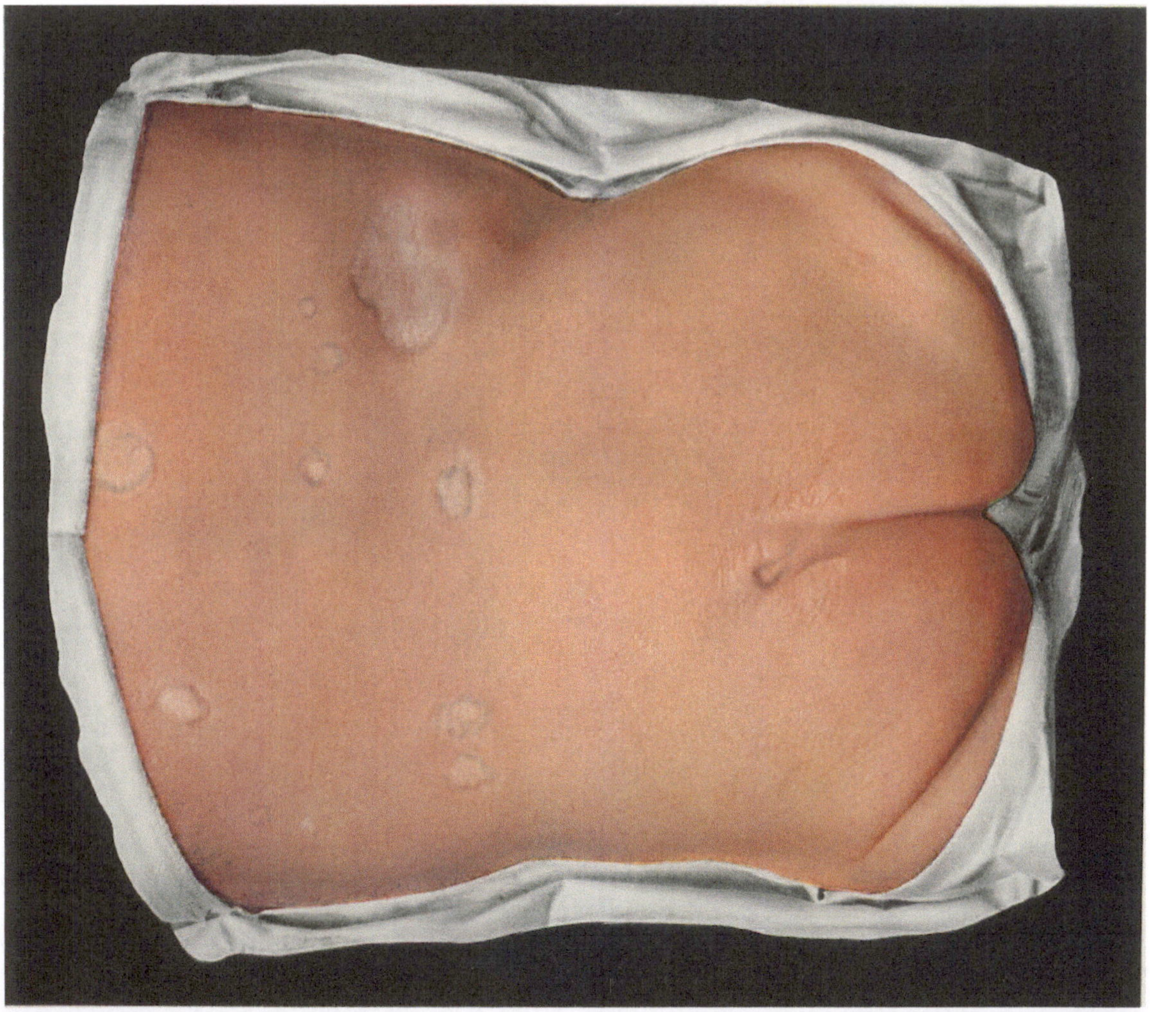

Abb. 37. Narben nach Ekthyma gangraenosum.

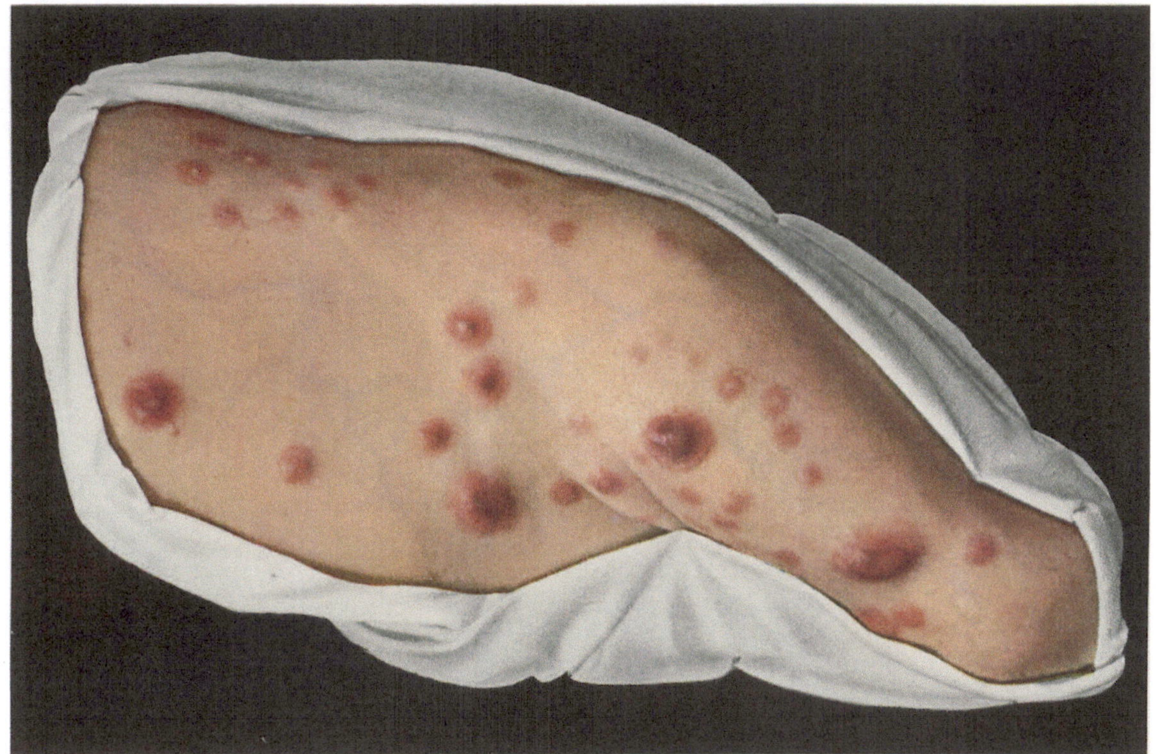

Abb. 40. Multiple Hautabscesse.

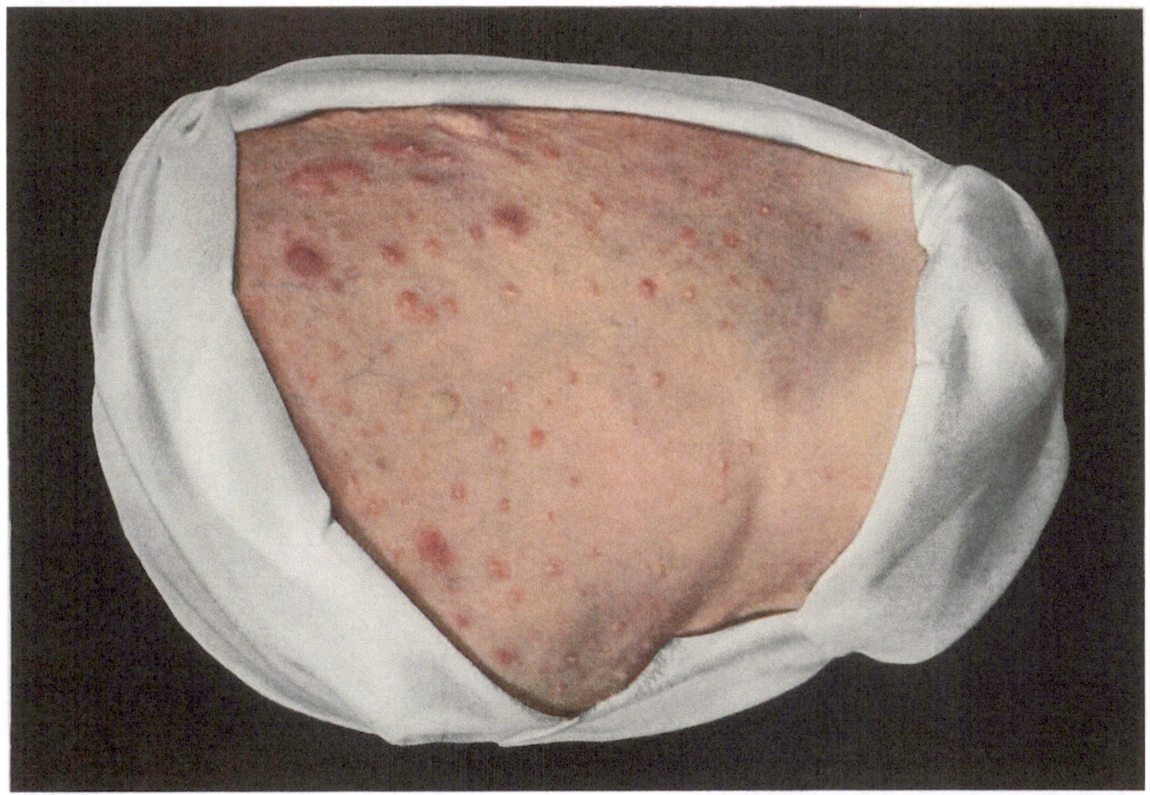

Abb. 39. Impetigo follicularis (Pustulosis).

Verlag von Julius Springer in Berlin.

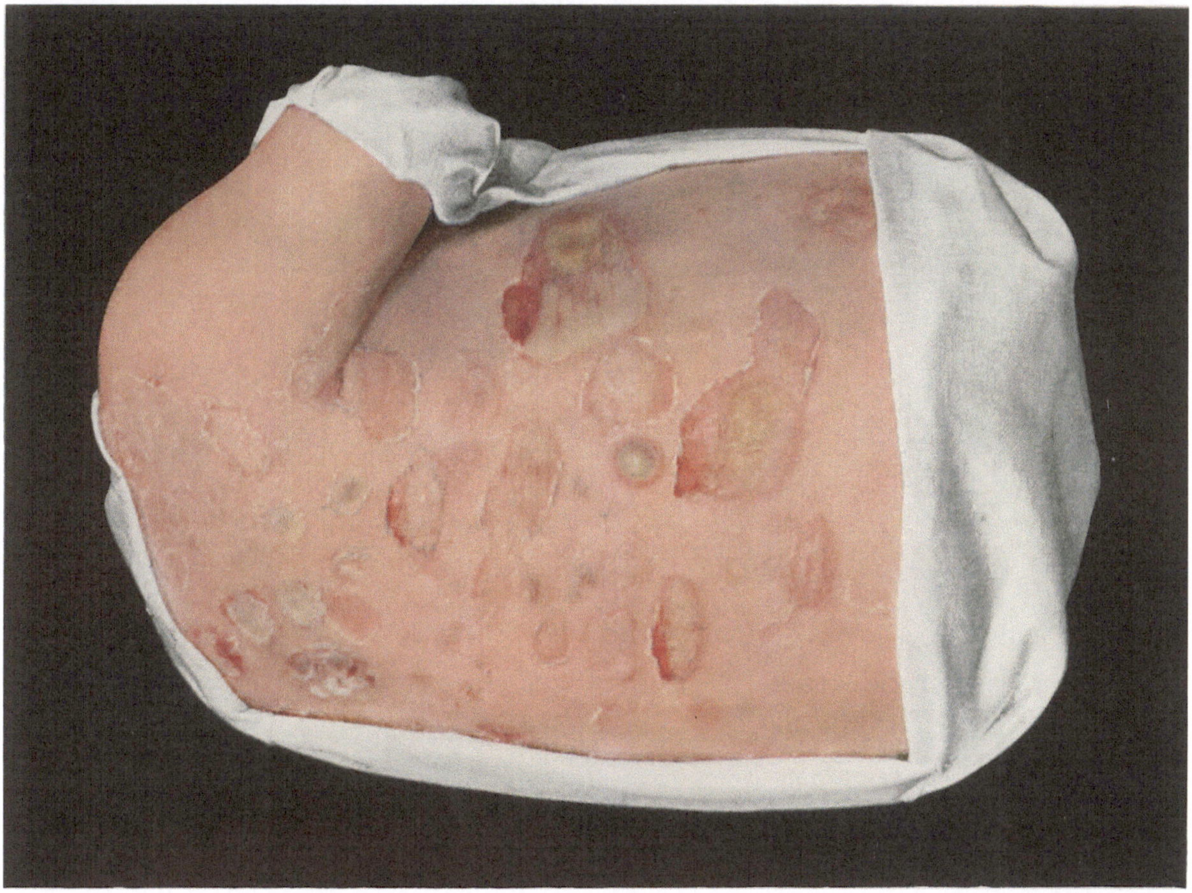

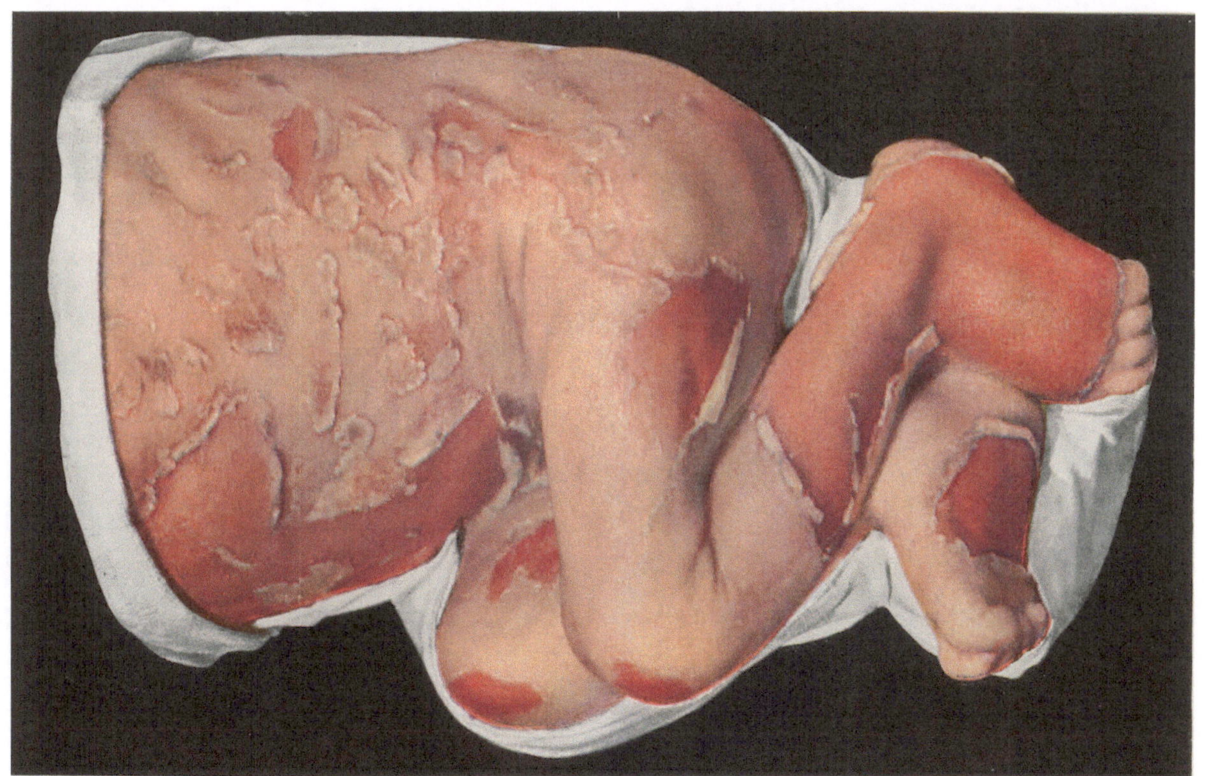

Zu Seite 45. Abb. 42. Pemphigus neonatorum.

Zu Seite 46. Abb. 41. Dermatitis exfoliativa.

Verlag von Julius Springer in Berlin.

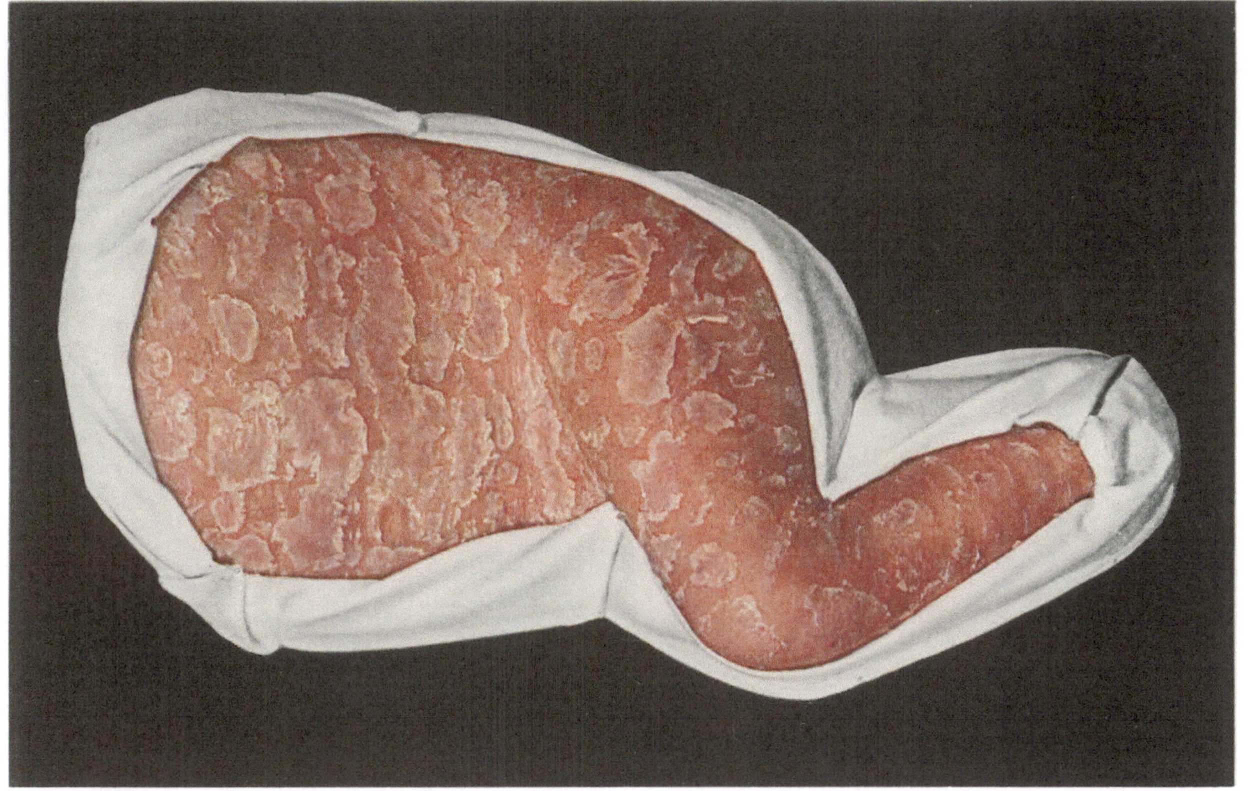

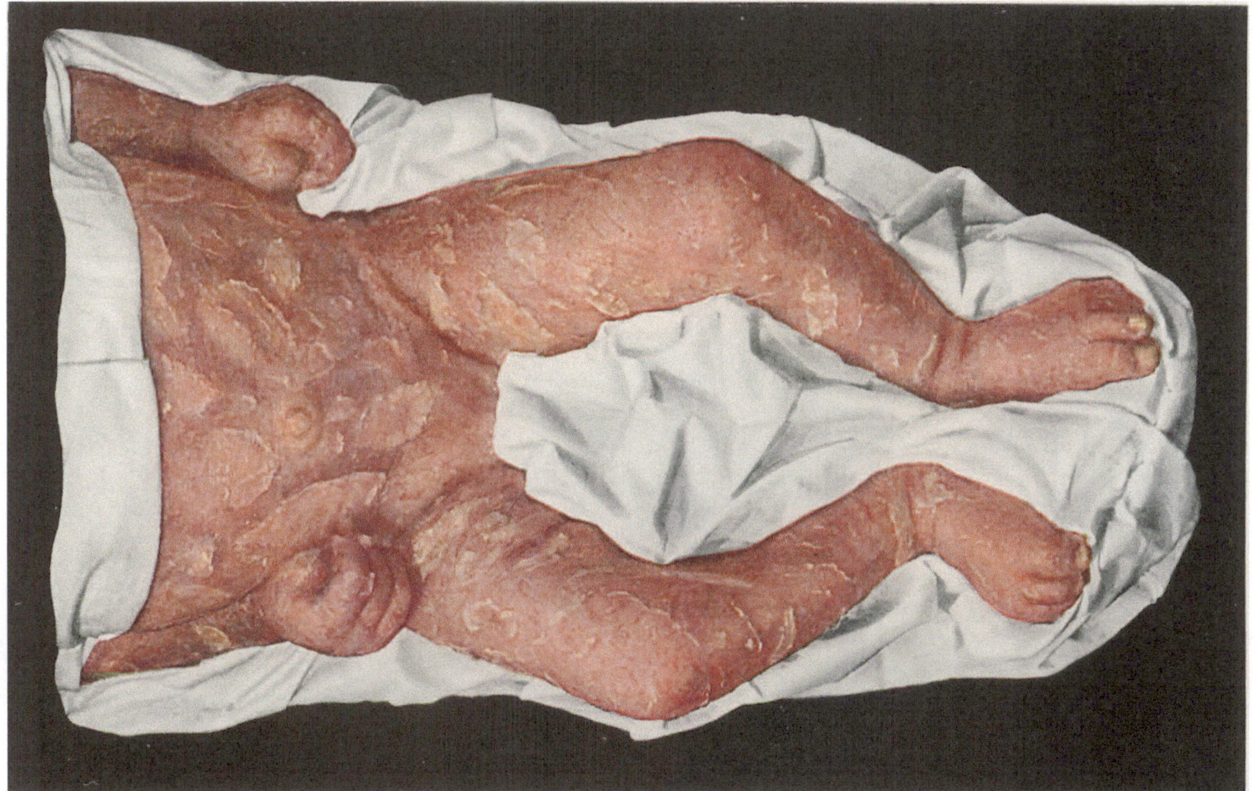

Abb. 43 und 44. Erythrodermia desquamativa (Leiner).

Verlag von Julius Springer in Berlin.

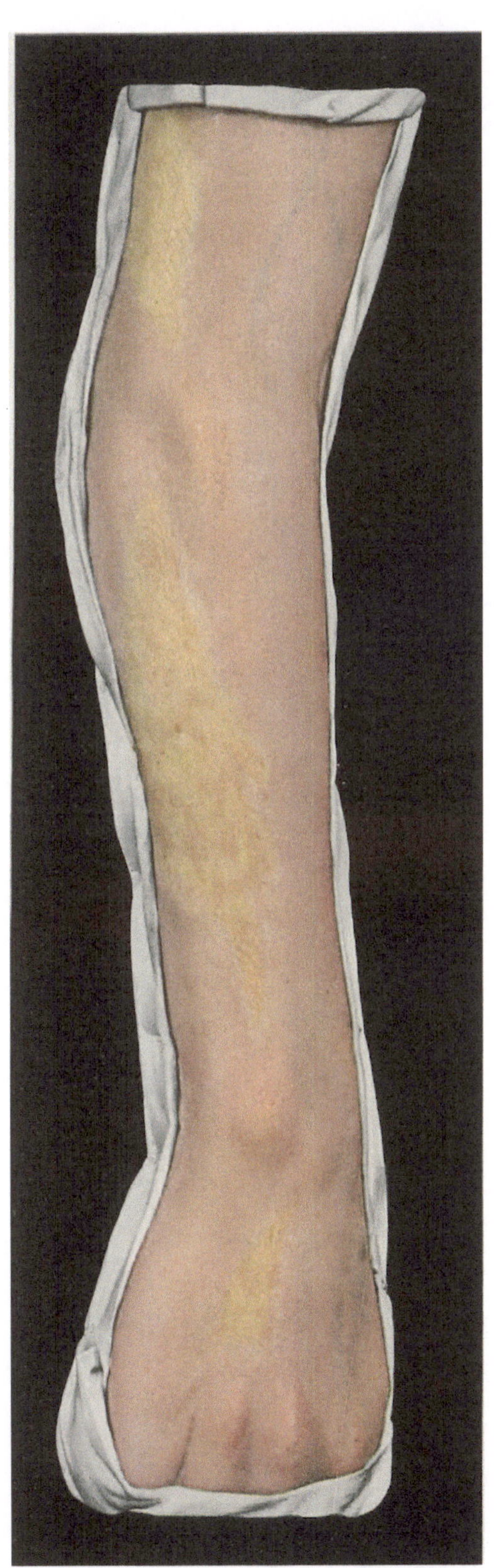

Abb. 45. Sclerodermie (bandförmig).

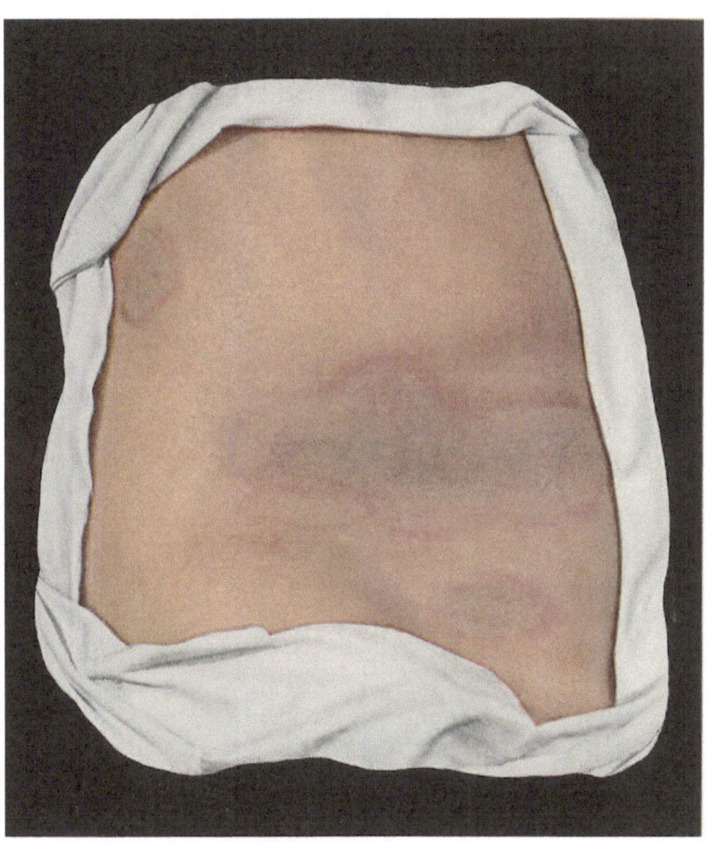

Abb. 46. Sclerodermie (herdförmig, Lilac ring).

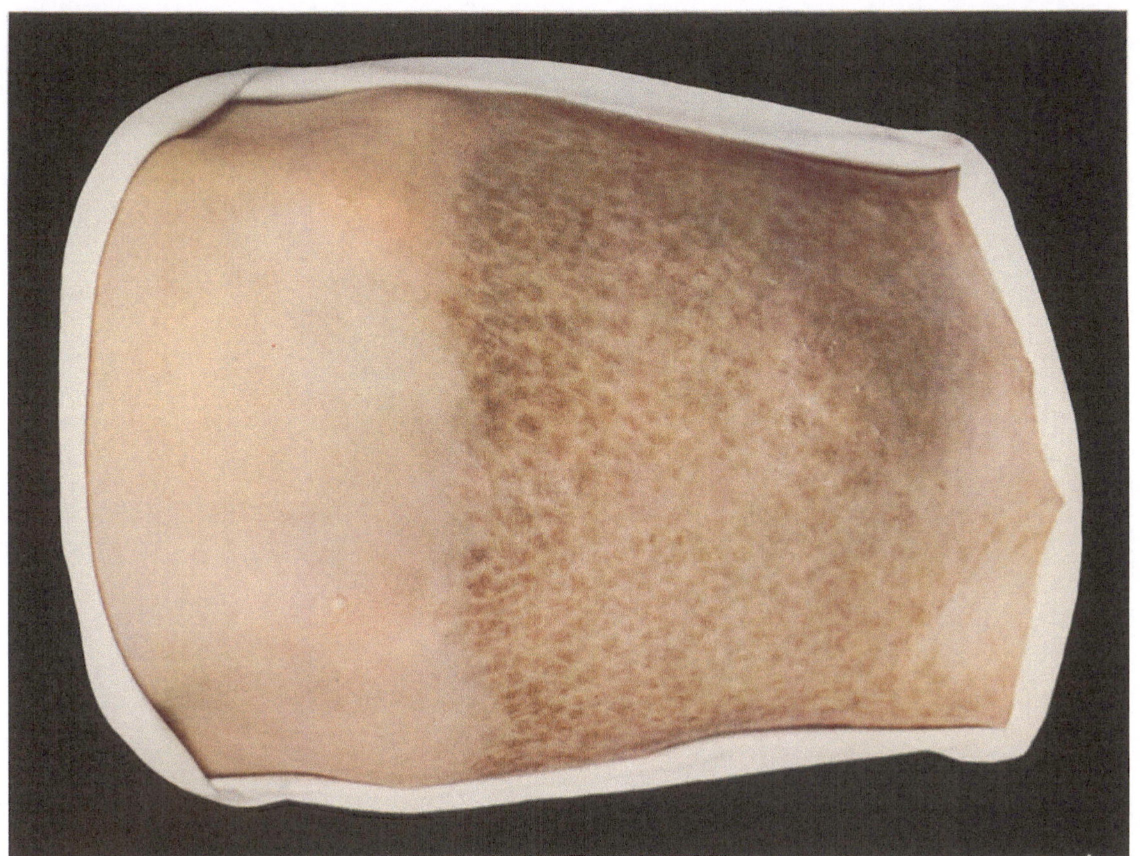

Abb. 48. Sclerodermie.

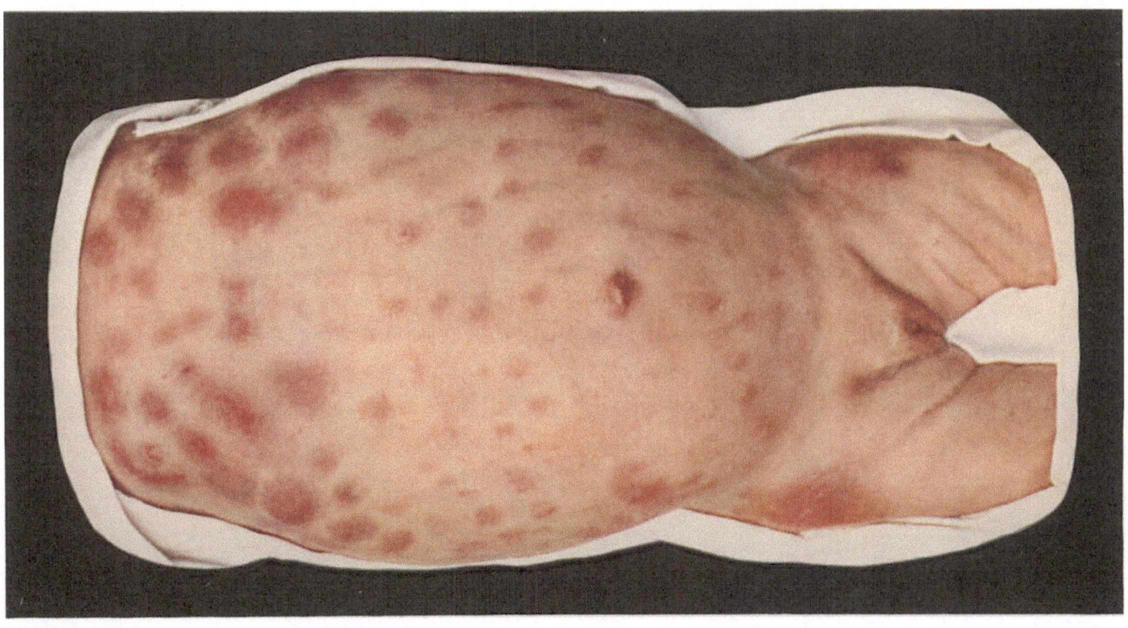

Abb. 47. Fettschwund.

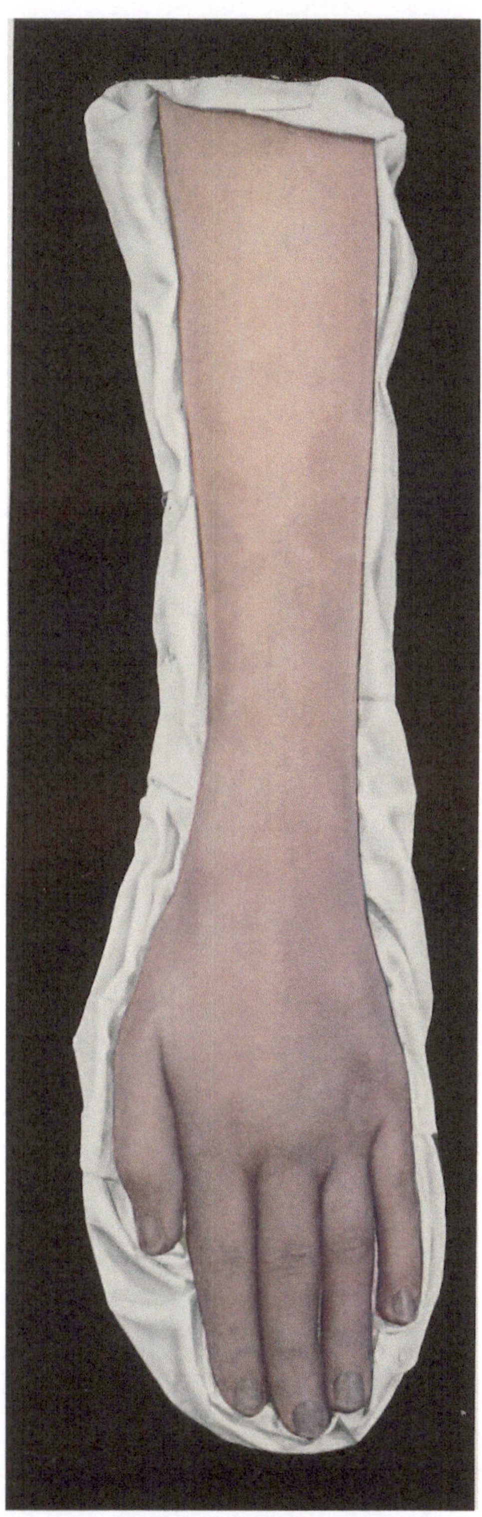

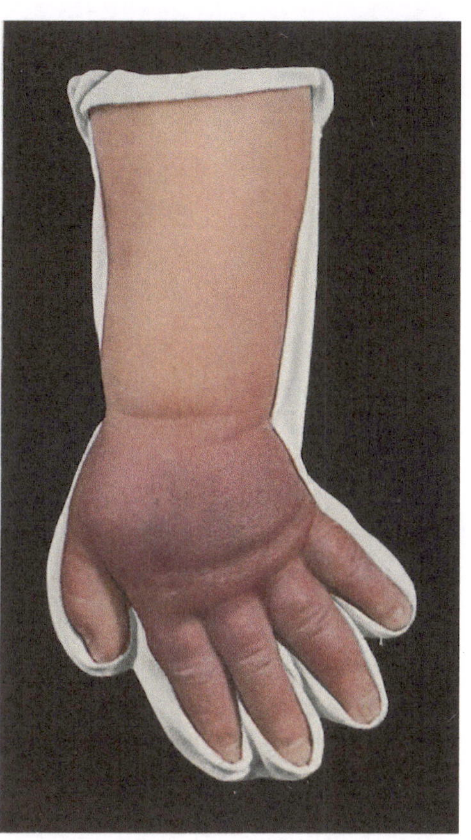

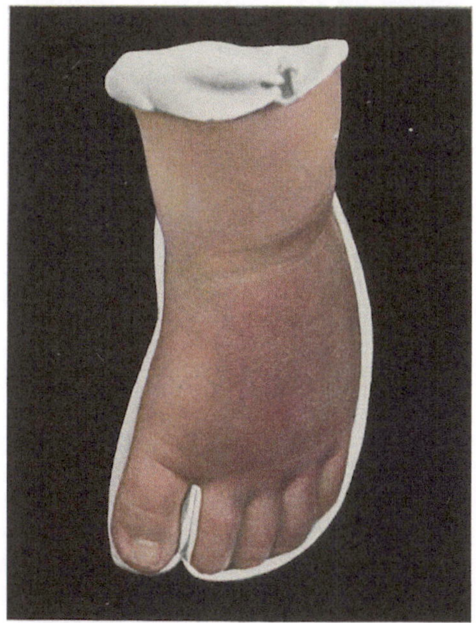

Abb. 49. Akroasphyxie.   Abb. 50 und 51. Hereditäres cyanotisches Ödem.

Verlag von Julius Springer in Berlin.

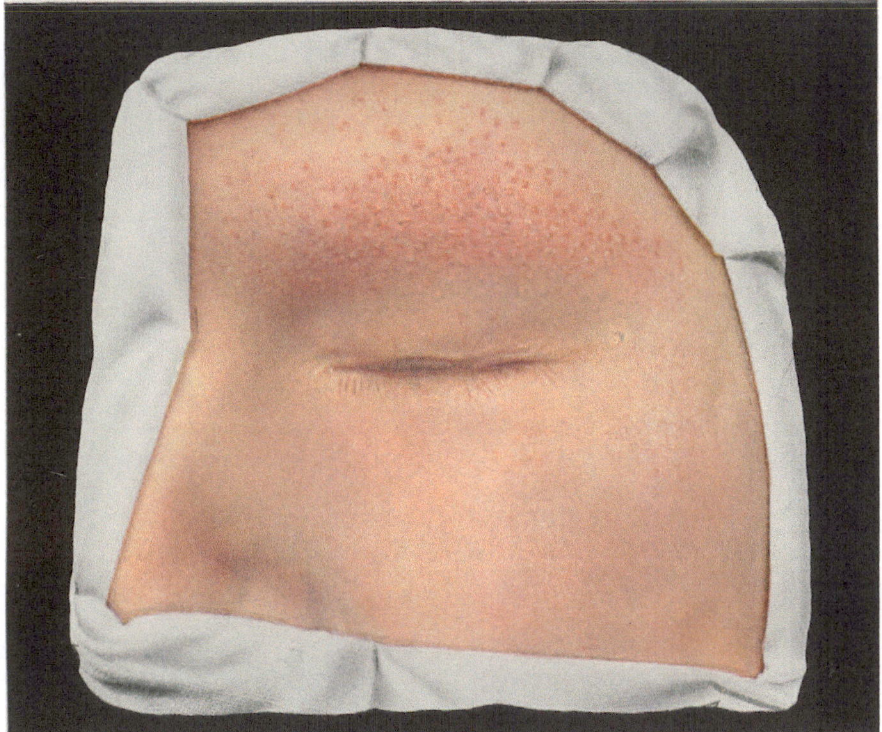

Zu Seite 35.   Abb. 52.   Ulerythema ophryogenes.

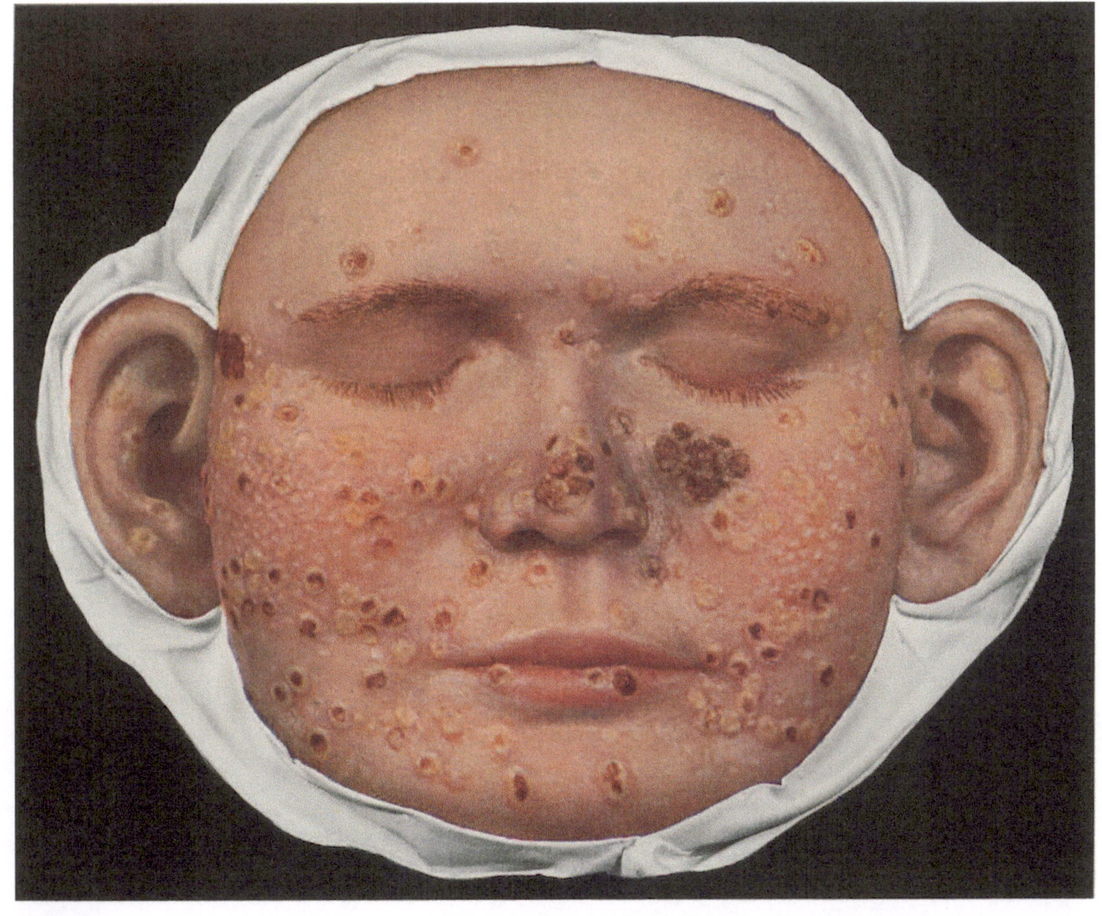

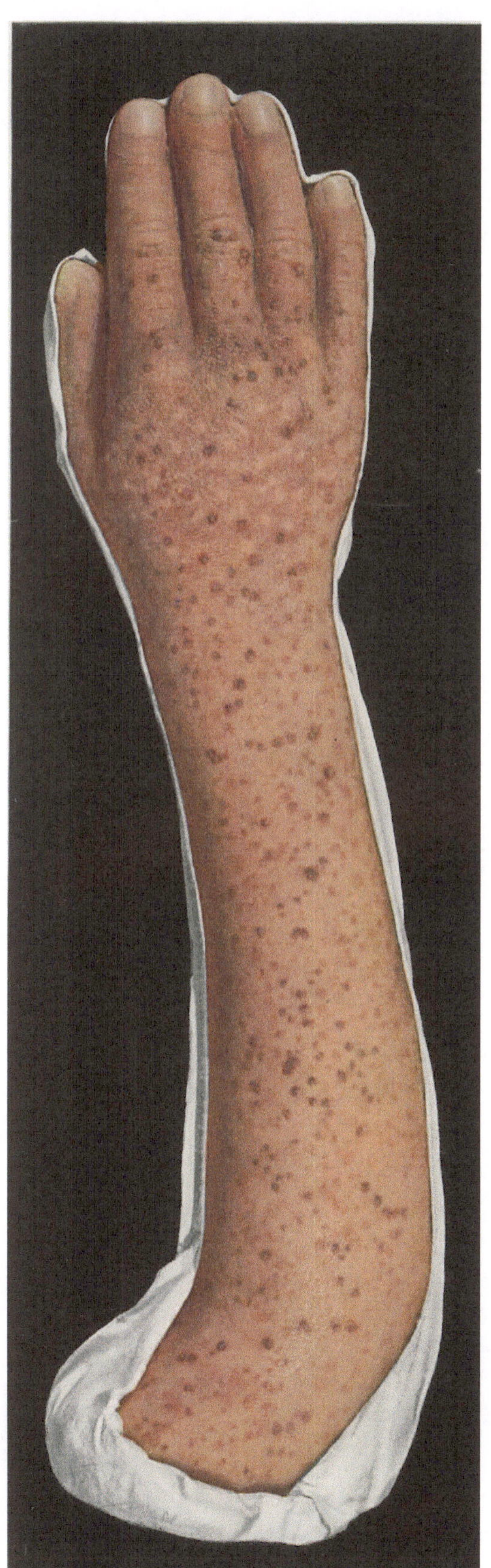

Abb. 54. Xeroderma pigmentosum.
Zu Seite 22.

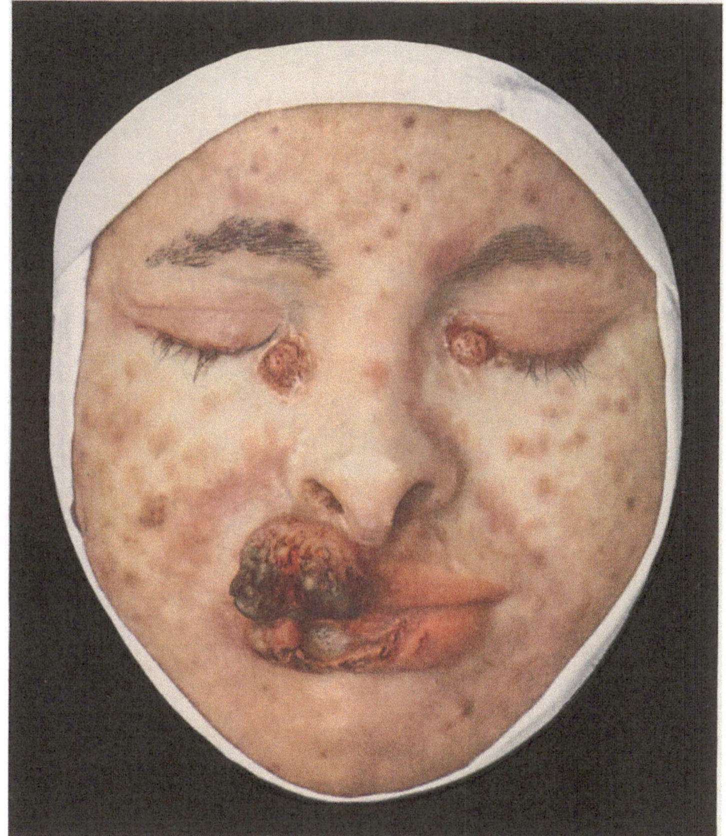

Abb. 55. Xeroderma pigmentosum.
Zu Seite 22.

Verlag von Julius Springer in Berlin.

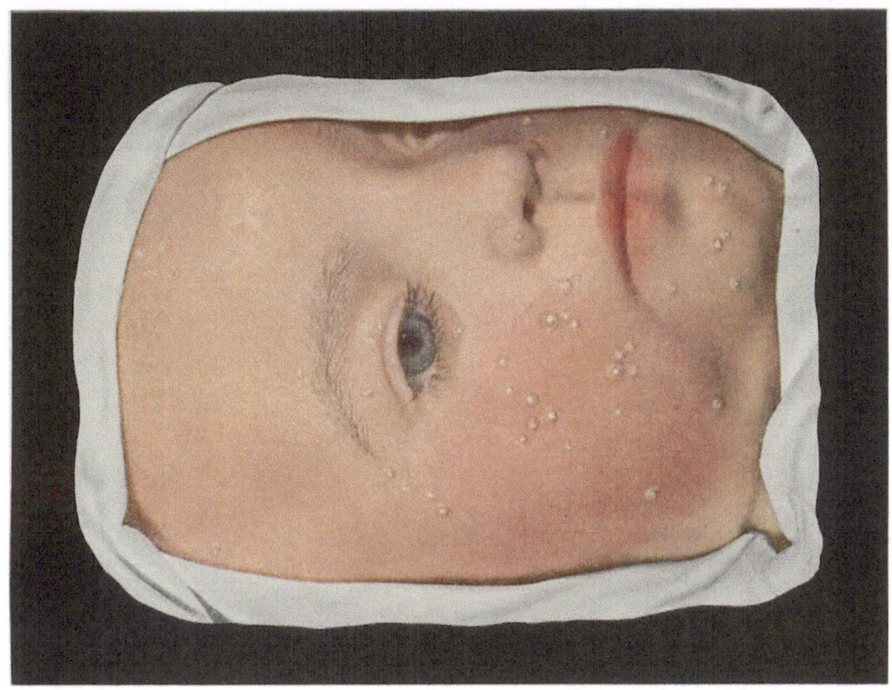

Abb. 57.   Molluscum contagiosum.

Zu Seite 40.

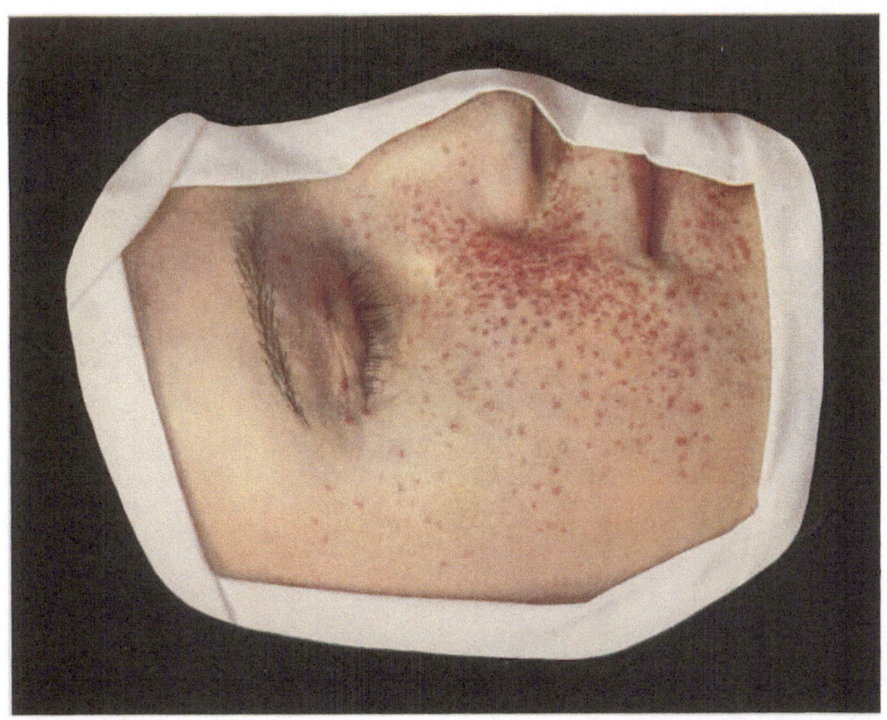

Abb. 56.   Adenoma sebaceum.

Zu Seite 66.

Verlag von Julius Springer in Berlin.

Zu Seite 23.

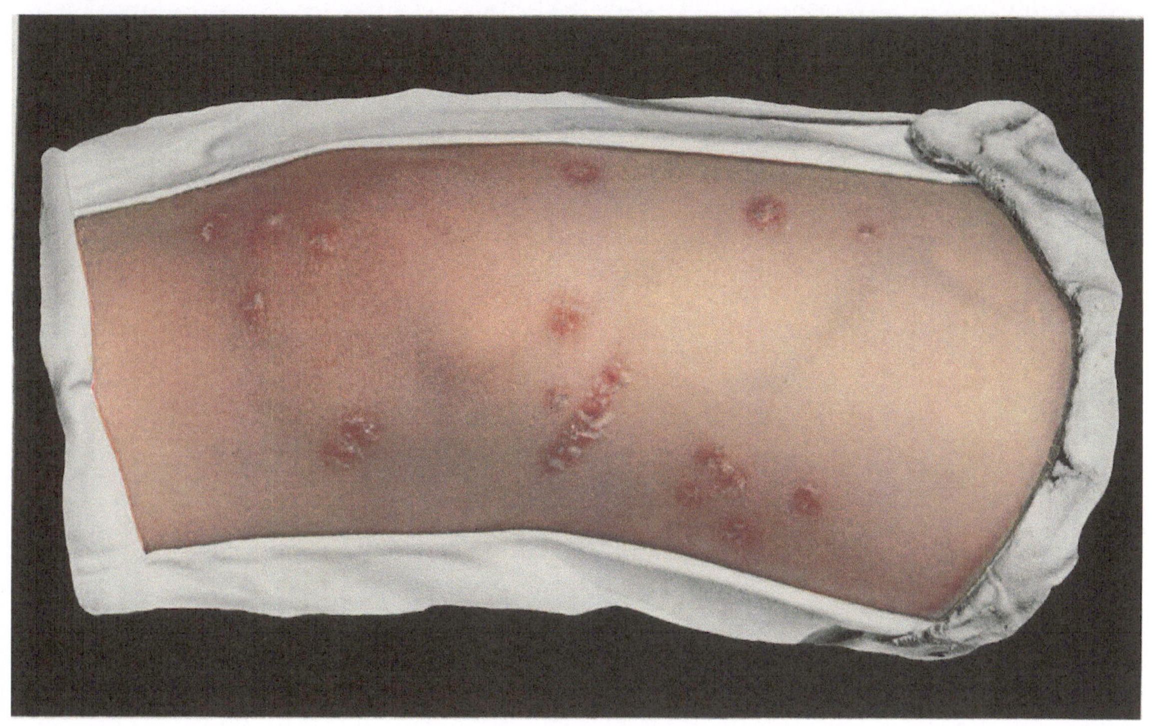

Abb. 58. Psoriasis vulgaris.

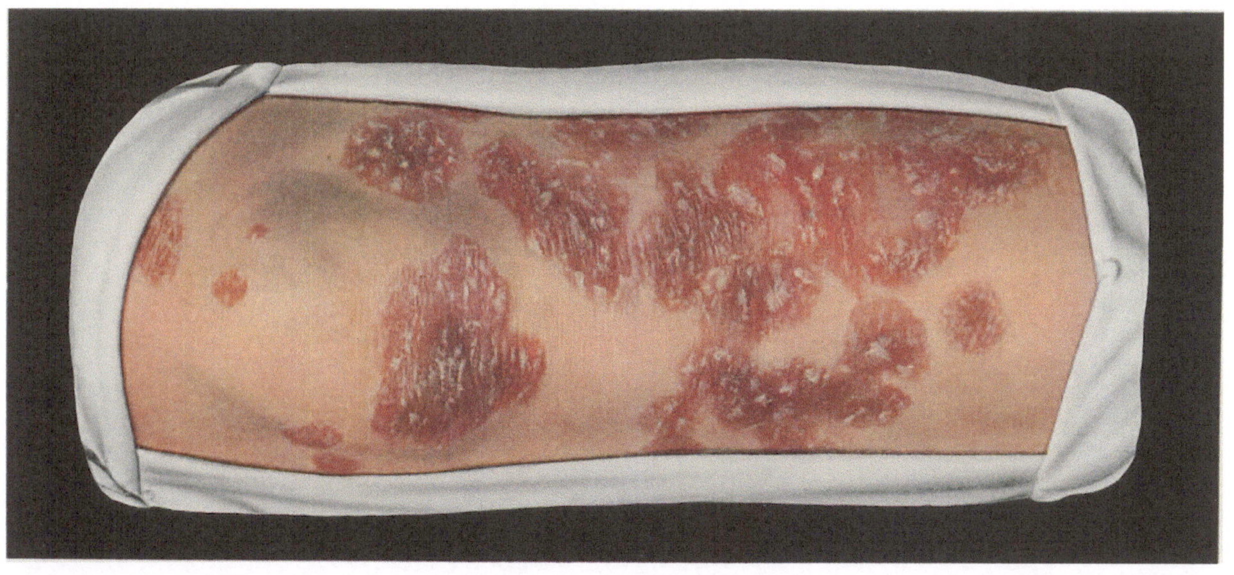

Abb. 59. Psoriasis vulgaris.

Verlag von Julius Springer in Berlin.

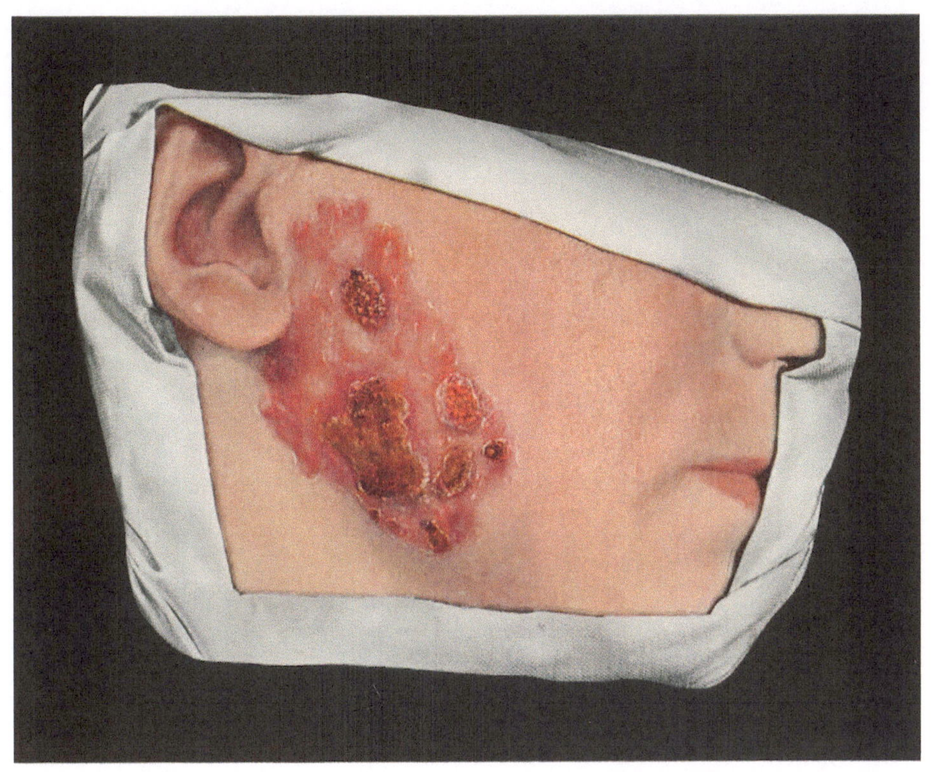

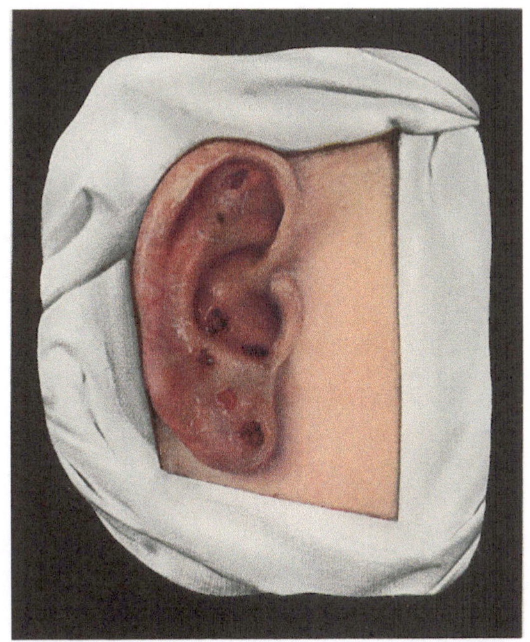

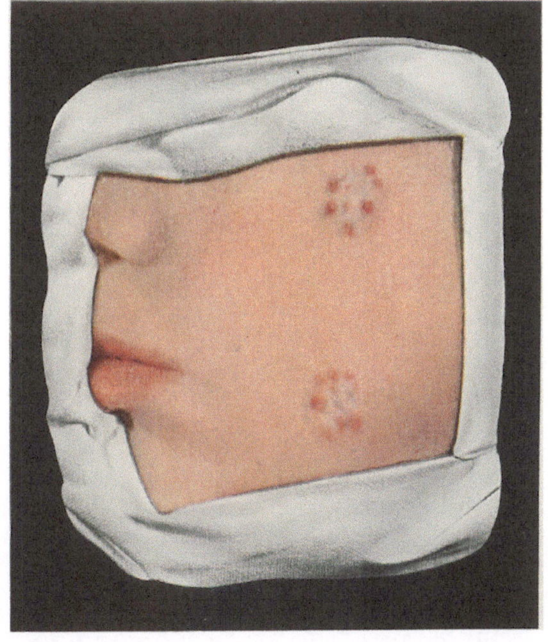

Abb. 60—62. Lupus vulgaris.

Verlag von Julius Springer in Berlin.

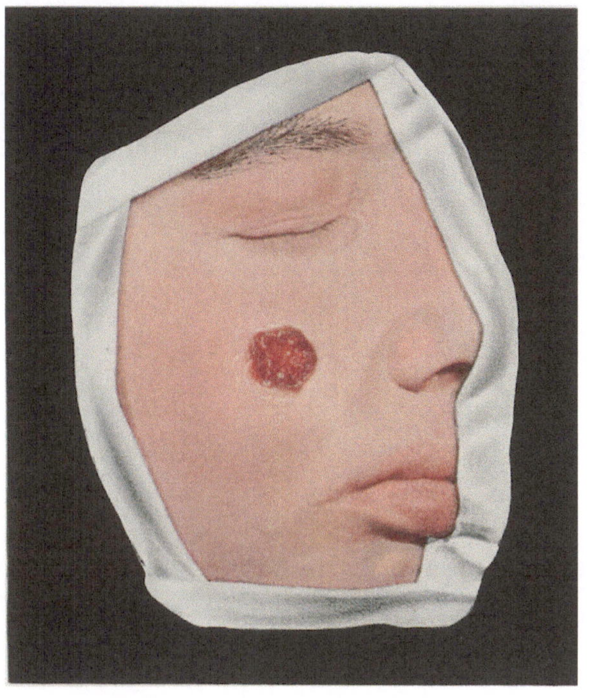

Abb. 63. Lupus vulgaris incipiens.

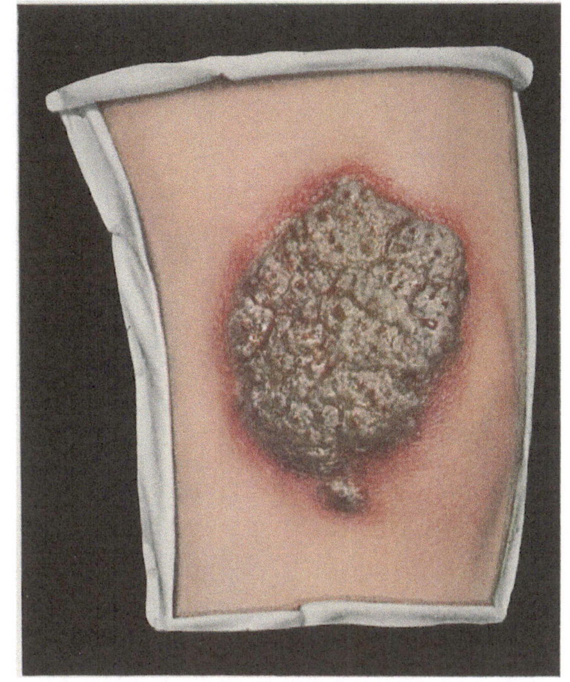

Abb. 64. Lupus verrucosus.

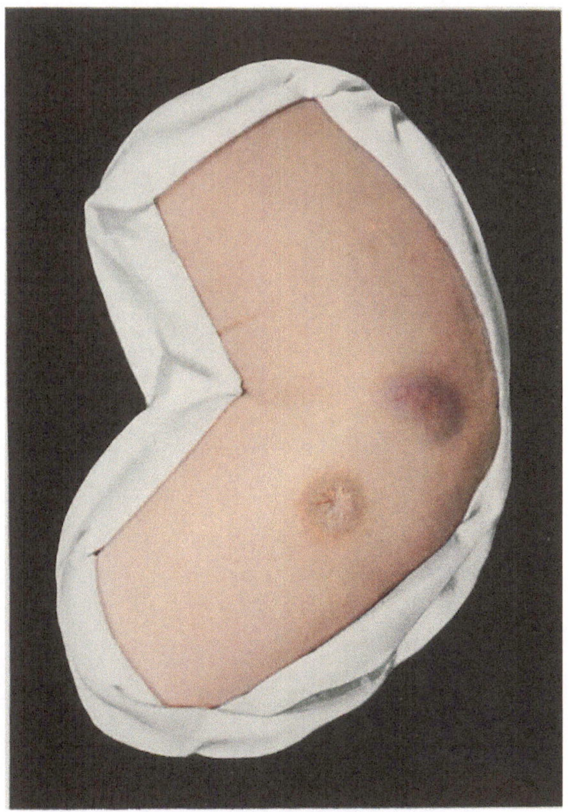

Abb. 65. Scrofuloderma.

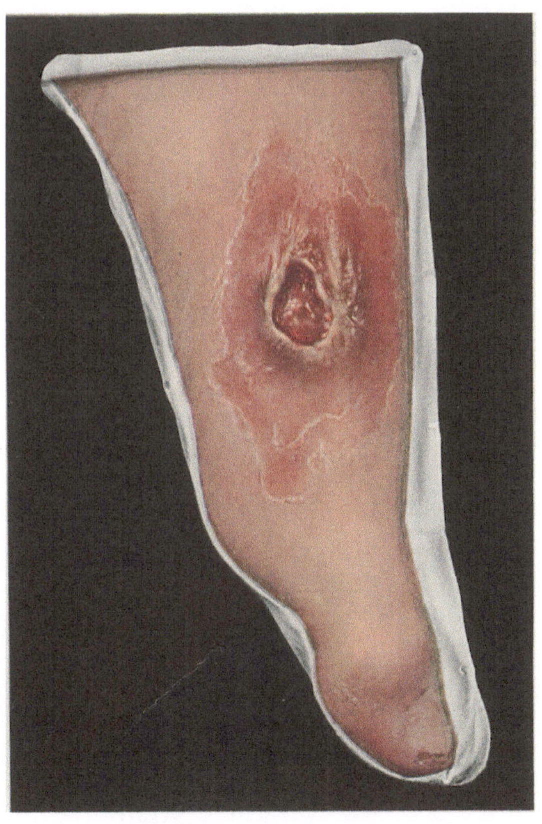

Abb. 66. Ulcus tuberculosum.

Verlag von Julius Springer in Berlin.

Zu Seite 29.

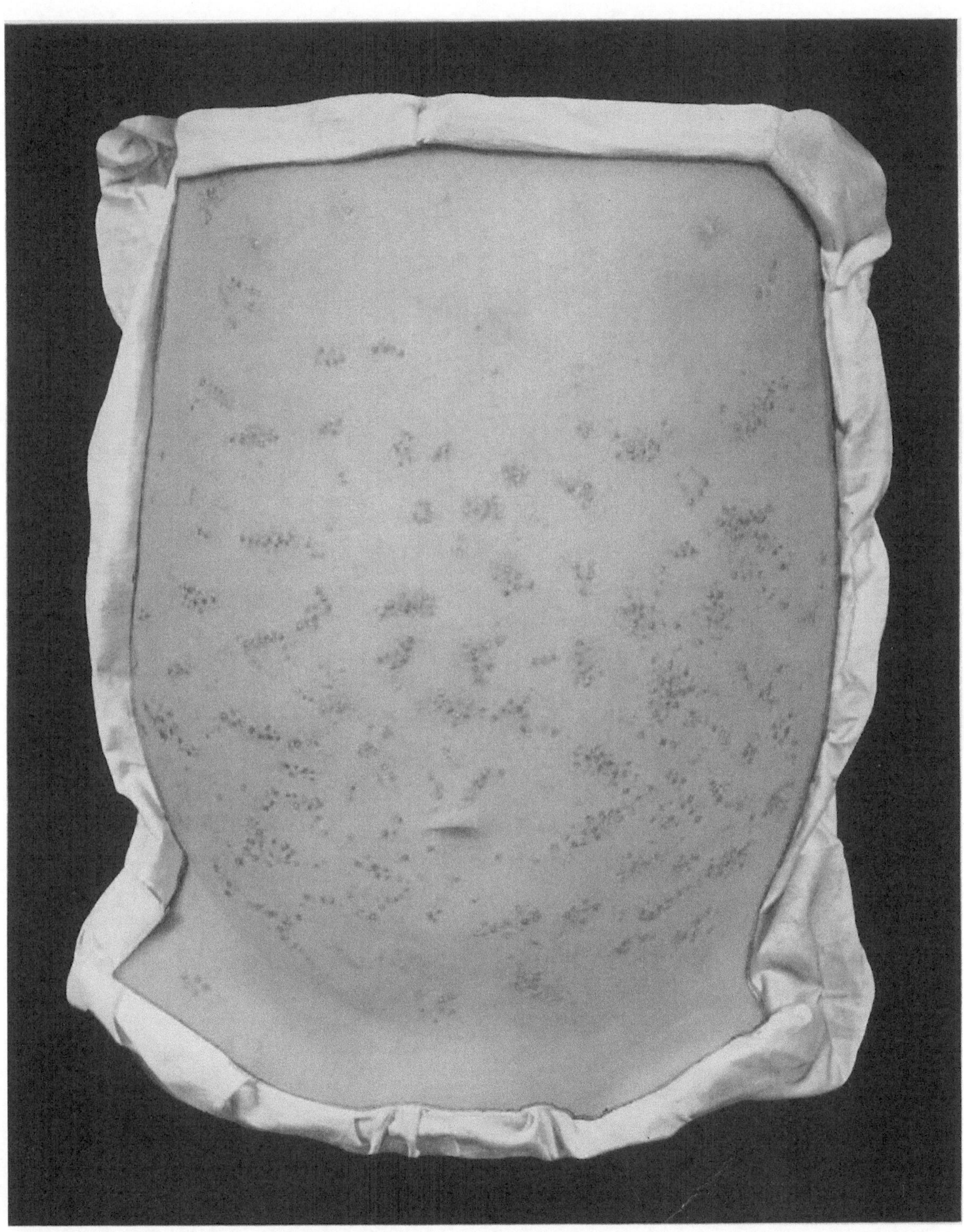

Abb. 67. Lichen scrofulosorum.

Verlag von Julius Springer in Berlin.

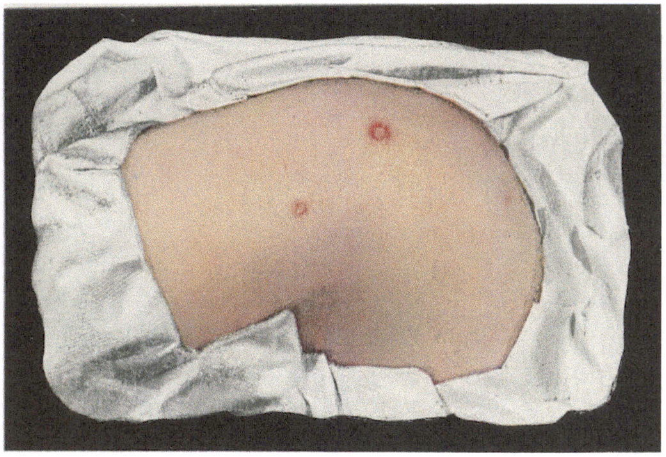

Abb. 68. Klein-papulöses Tuberculid.

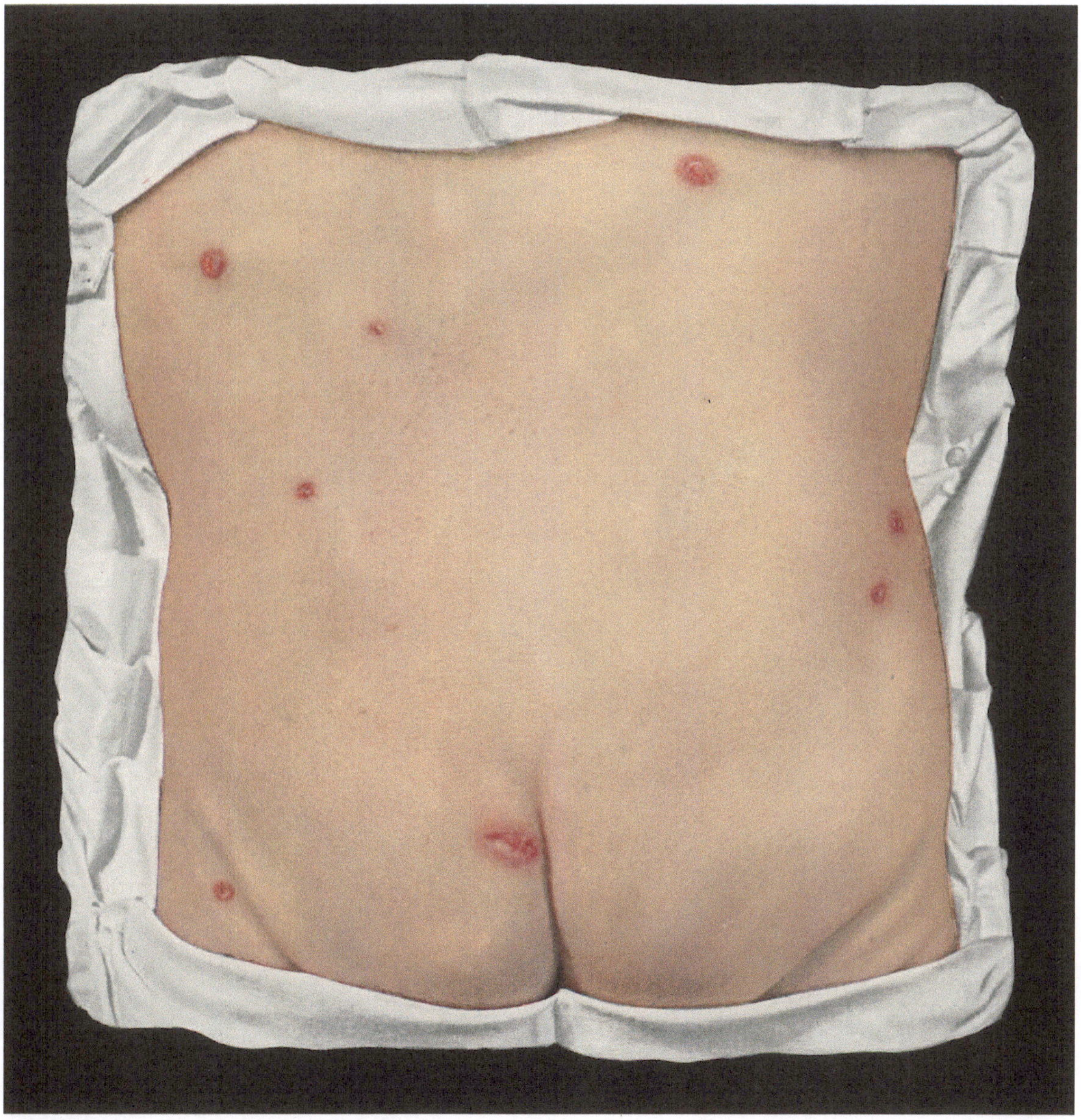

Abb. 69. Groß-papulöses Tuberculid.

Zu Seite 30.

Verlag von Julius Springer in Berlin.

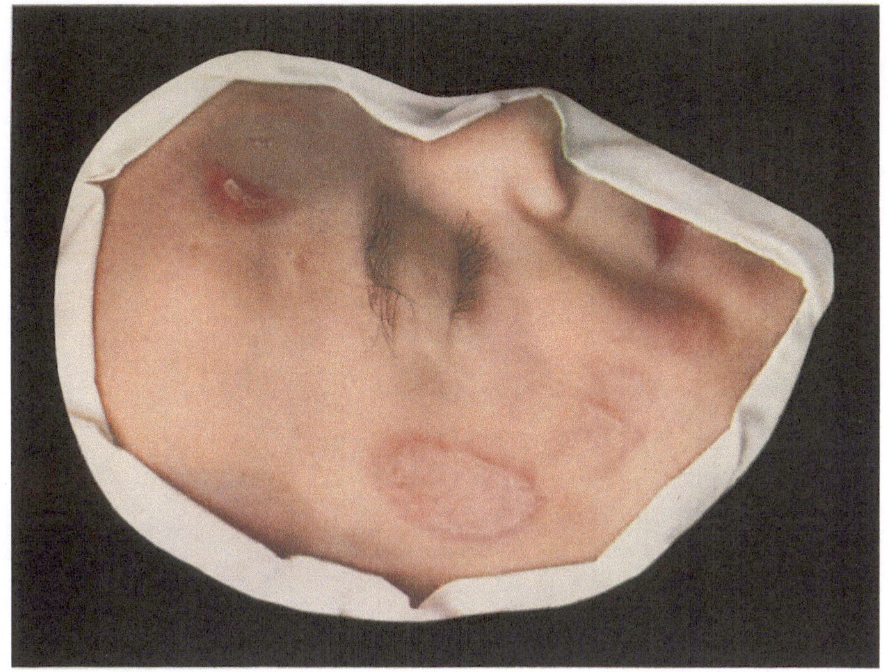

Zu Seite 34.   Abb. 71. Lupus erythematodes.

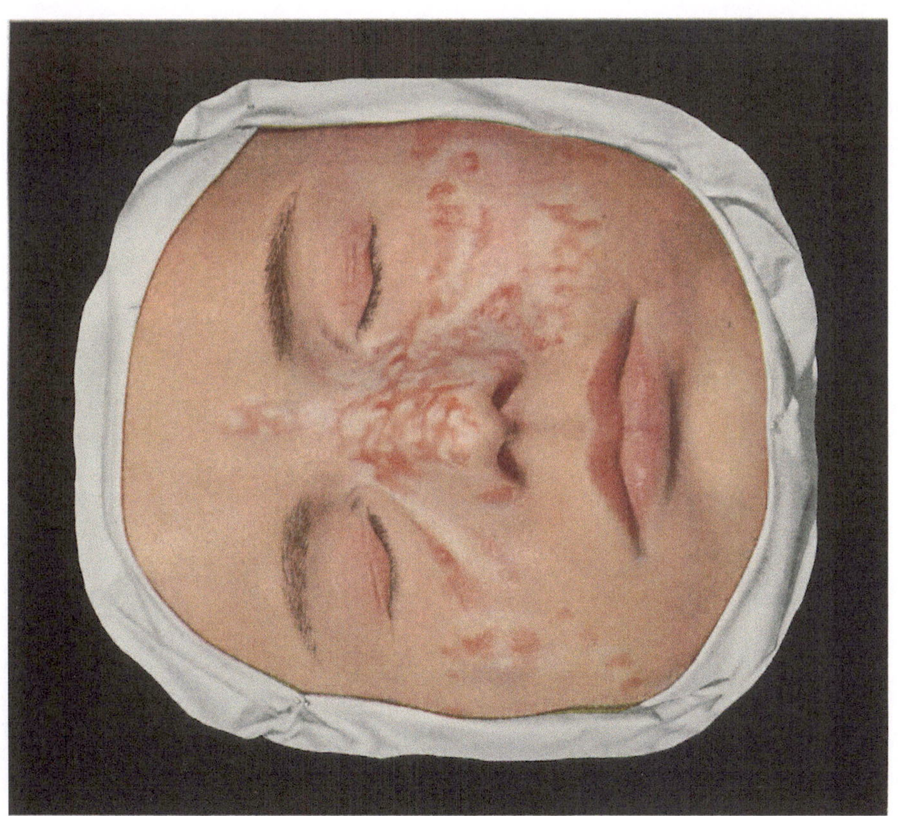

Zu Seite 34.   Abb. 70. Lupus erythematodes.

Verlag von Julius Springer in Berlin.

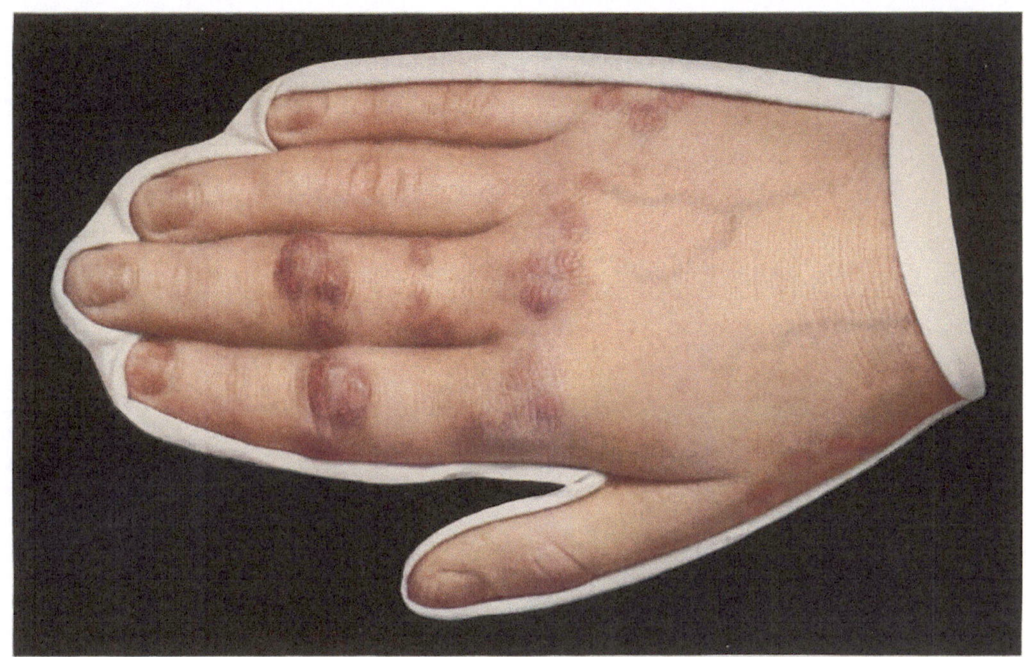

Zu Seite 35.   Abb. 73. Granuloma annulare.

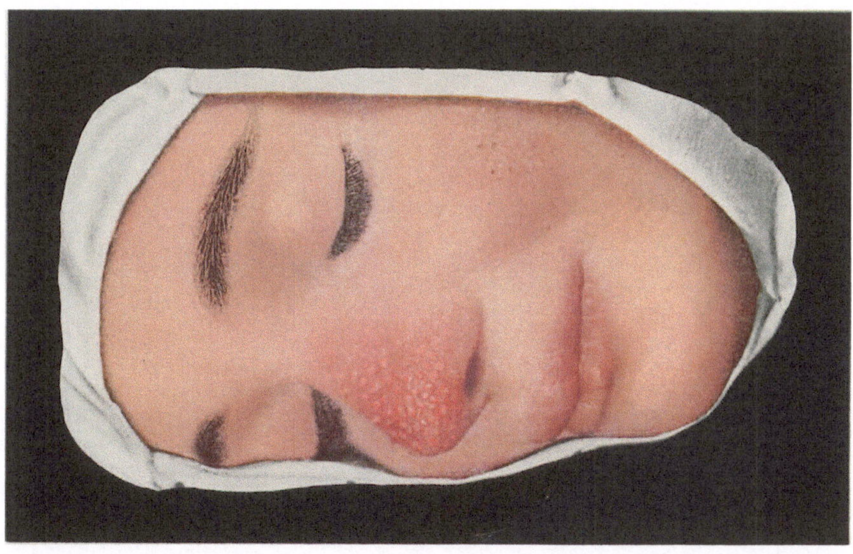

Zu Seite 49.   Abb. 72. Granulosis rubra nasi.

Verlag von Julius Springer in Berlin.

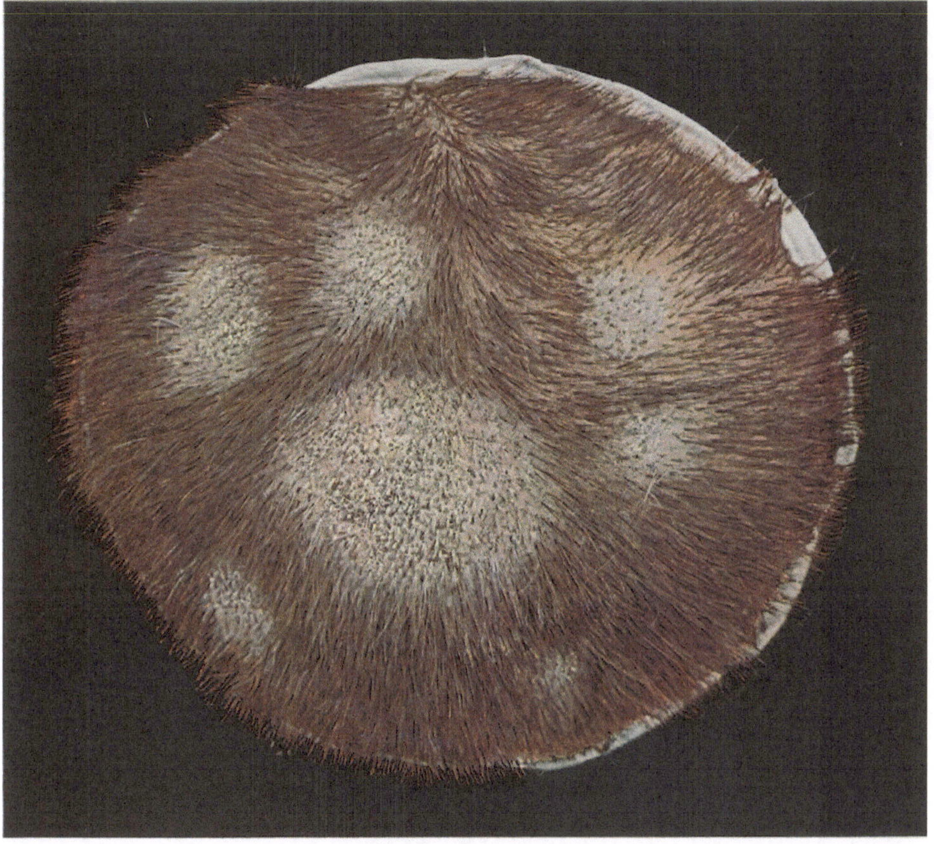

Zu Seite 38.   Abb. 74.   Microsporie.

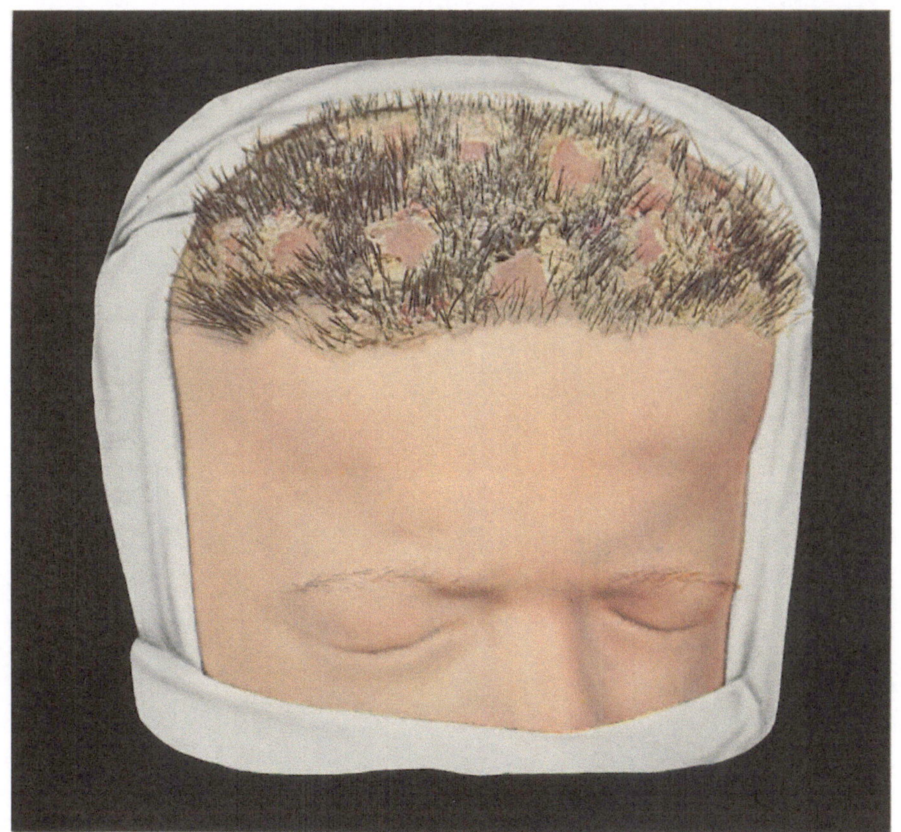

Zu Seite 36.   Abb. 75.   Favus.

Verlag von Julius Springer in Berlin

Zu Seite 36.

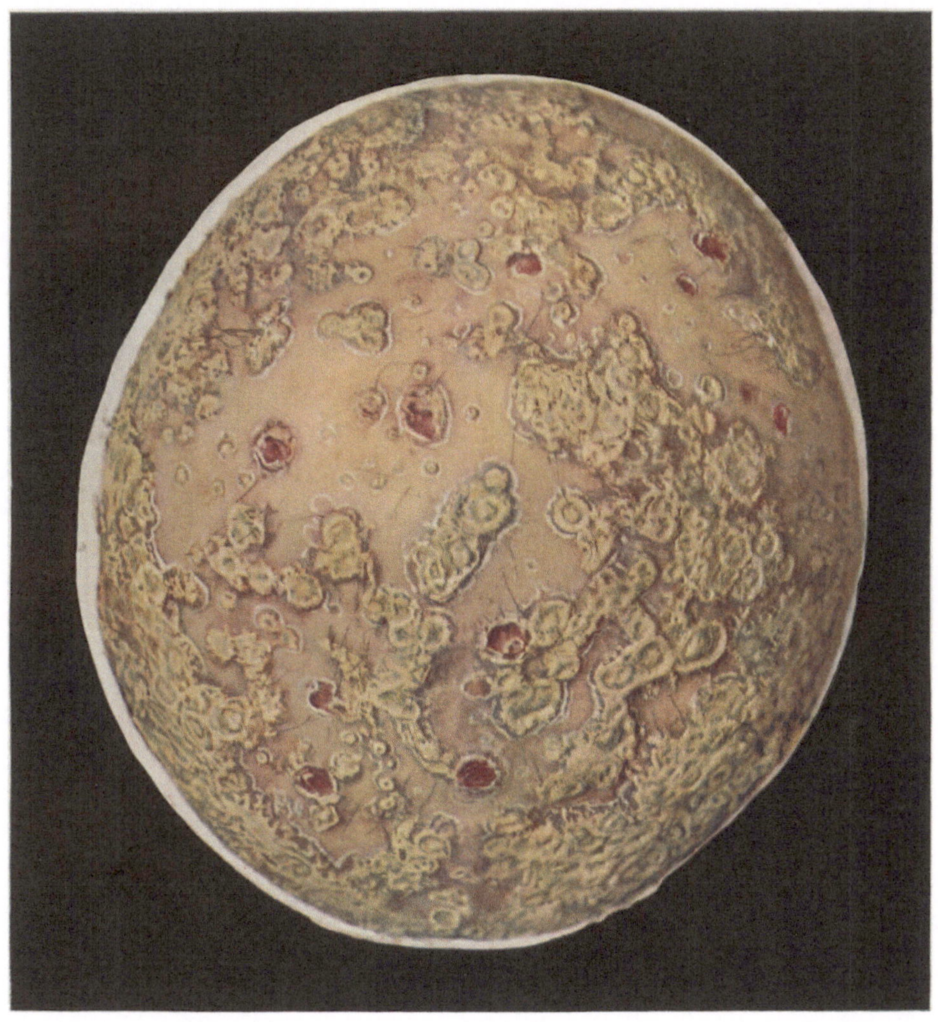

Abb. 76. Favus.

Verlag von Julius Springer in Berlin.

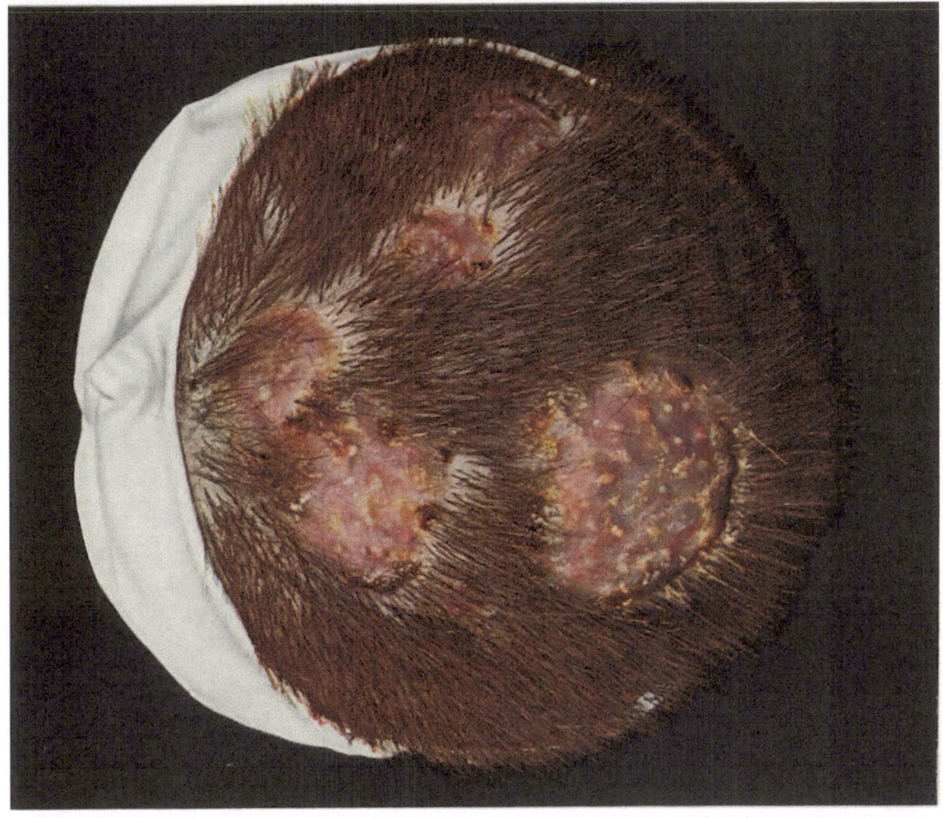

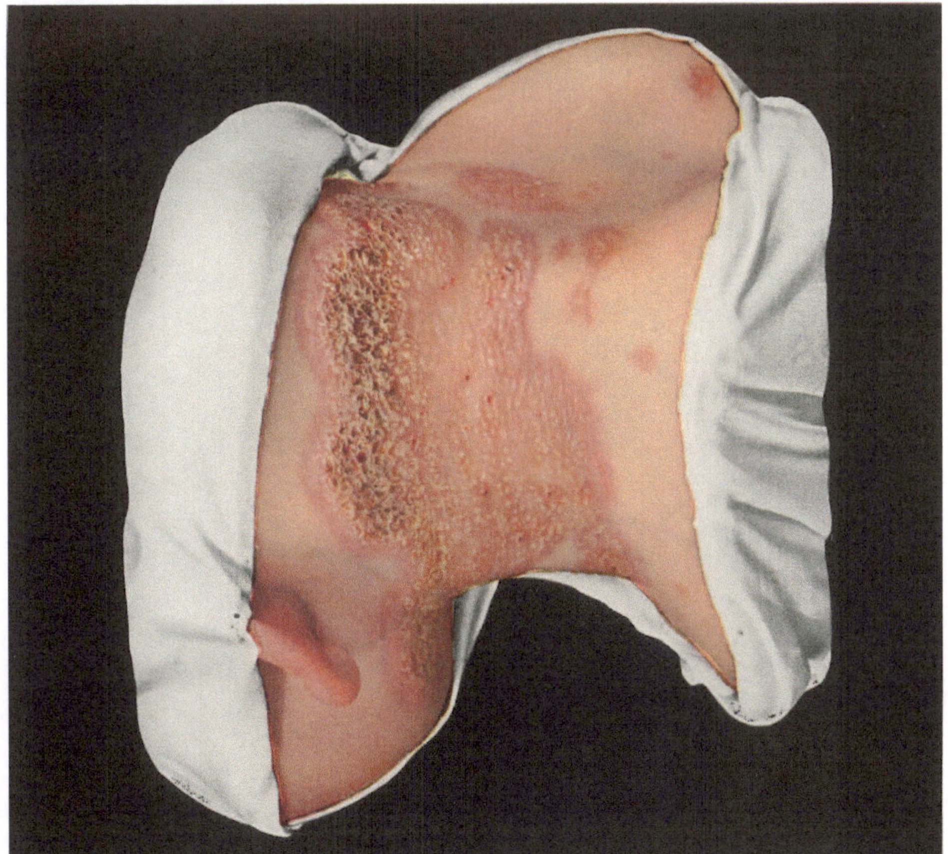

Abb. 77 und 78. Trichophytie.

Verlag von Julius Springer in Berlin.

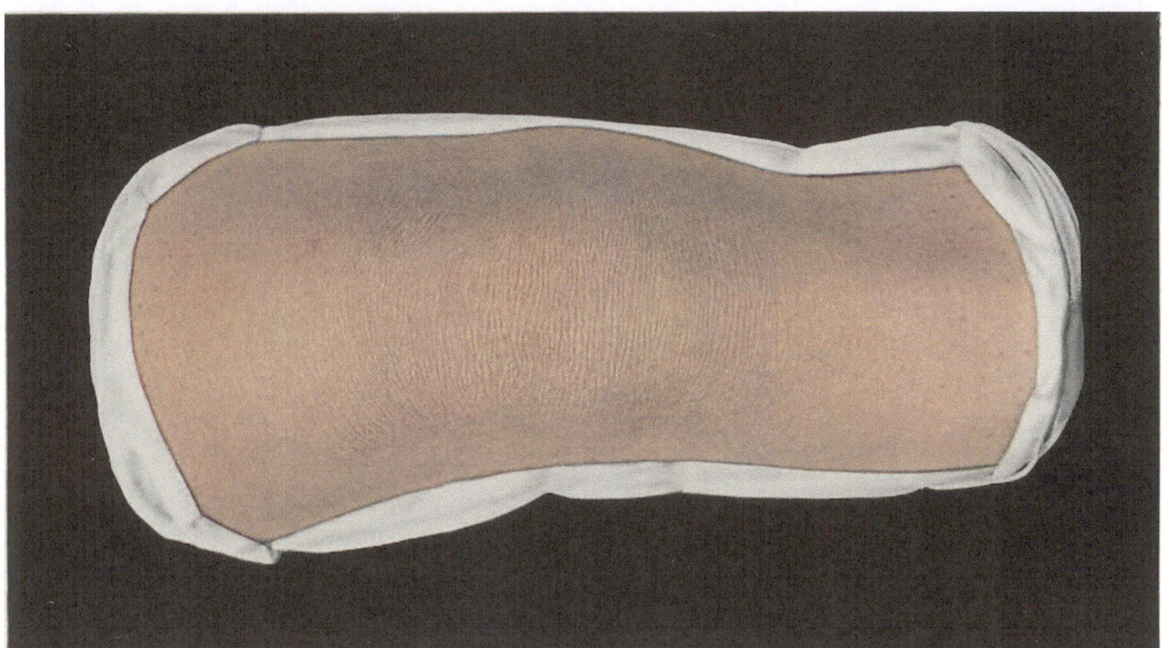

Abb. 80. Ichthyosis.

Zu Seite 50.

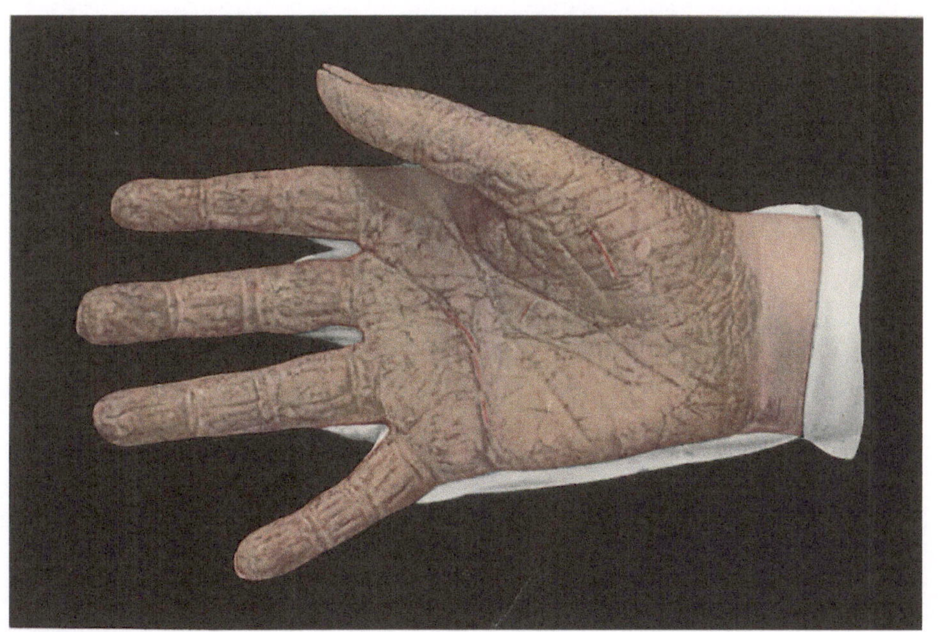

Abb. 79. Keratoma hereditarium palmare.

Zu Seite 40.

Verlag von Julius Springer in Berlin.

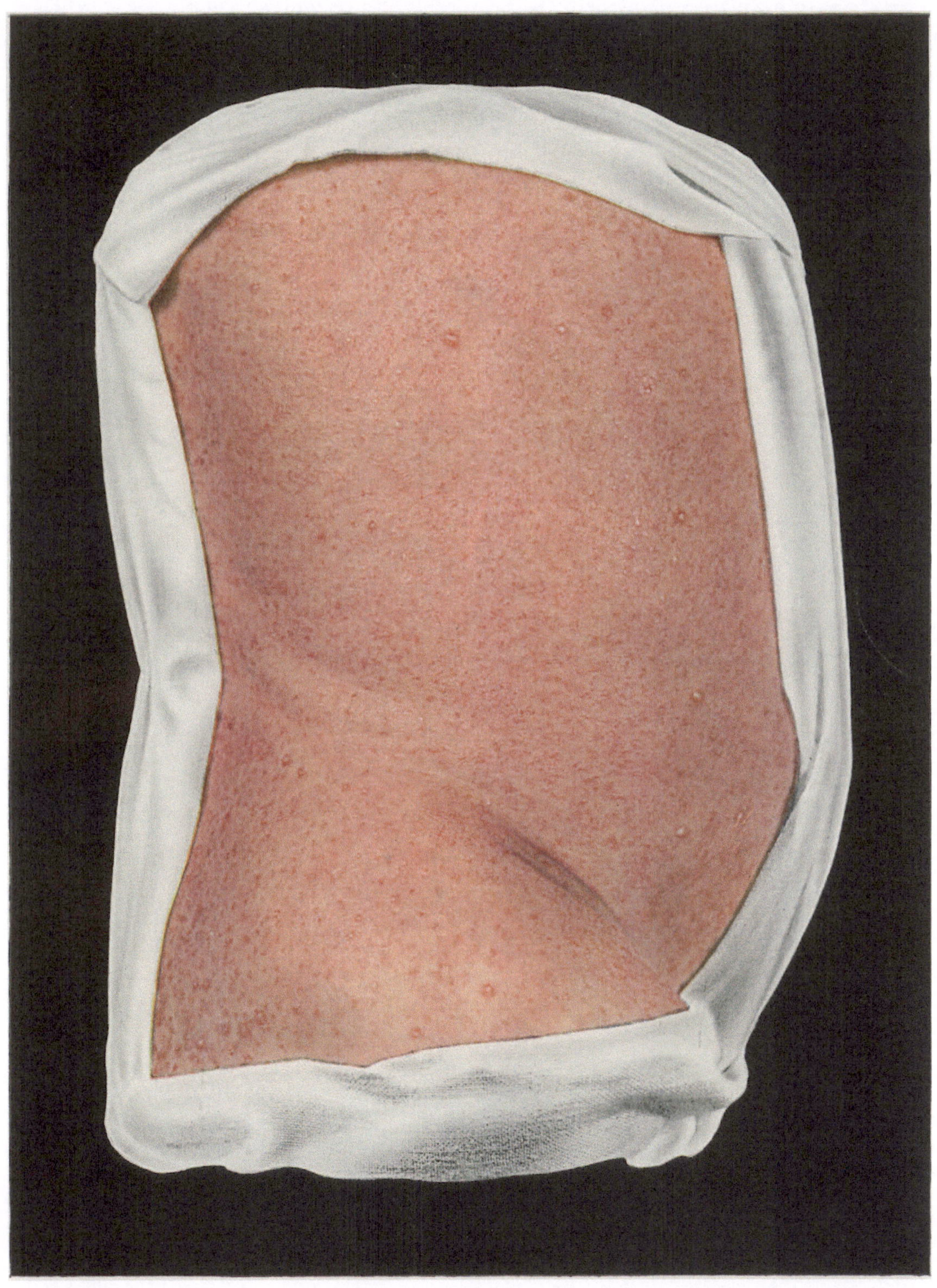

Abb. 81. Miliaria rubra.

Verlag von Julius Springer in Berlin.

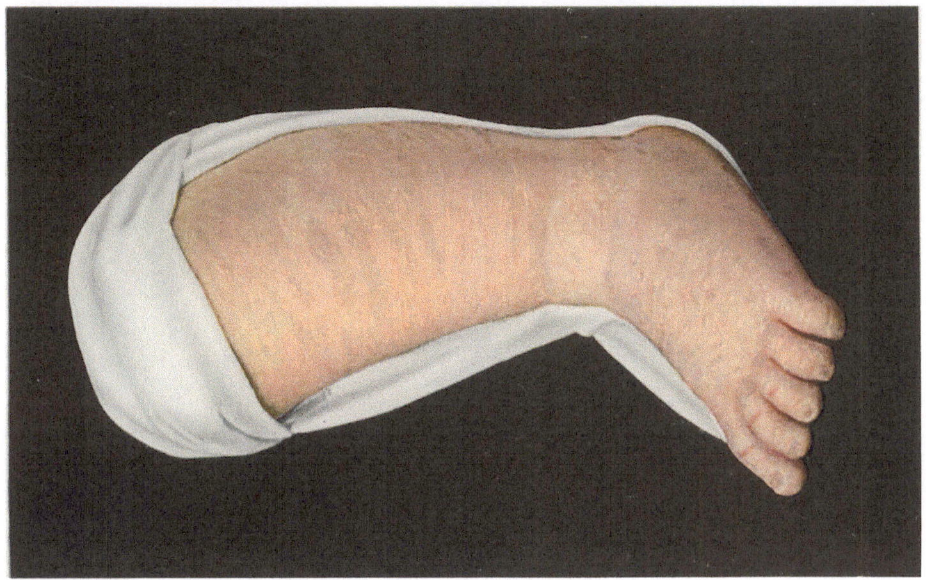

Abb. 83. Seborrhoea desquamativa neonatorum
(Ichthyosis sebacea).

Zu Seite 51.

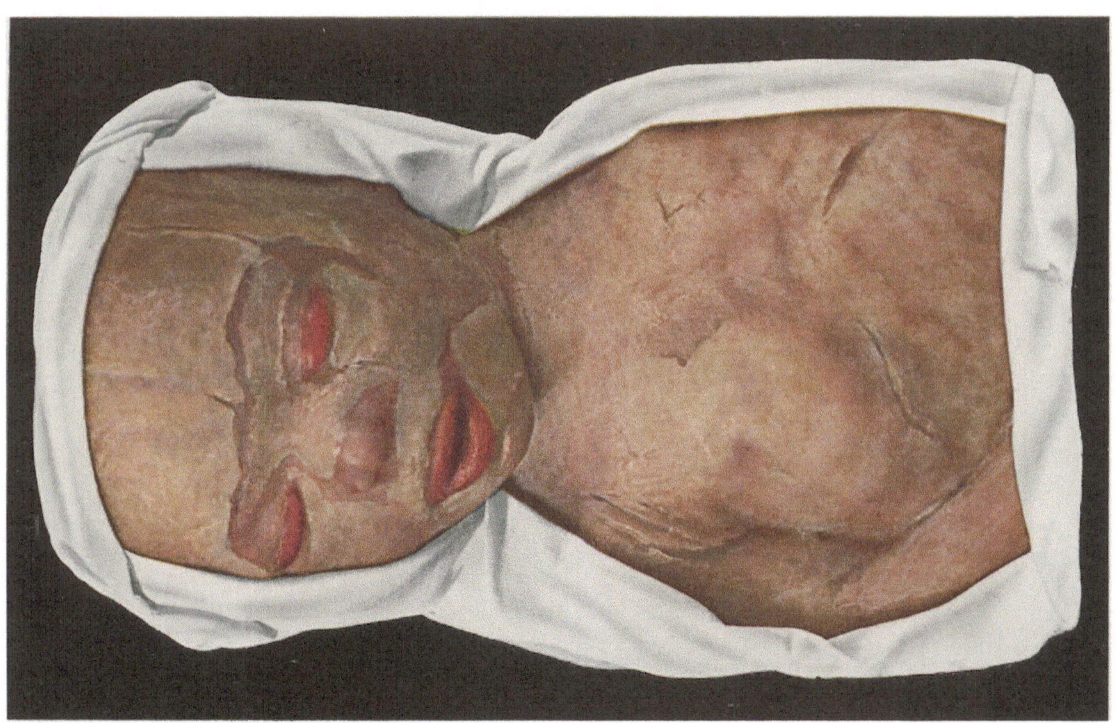

Zu Seite 49.   Abb. 82. Ichthyosis congenita.

Verlag von Julius Springer in Berlin.

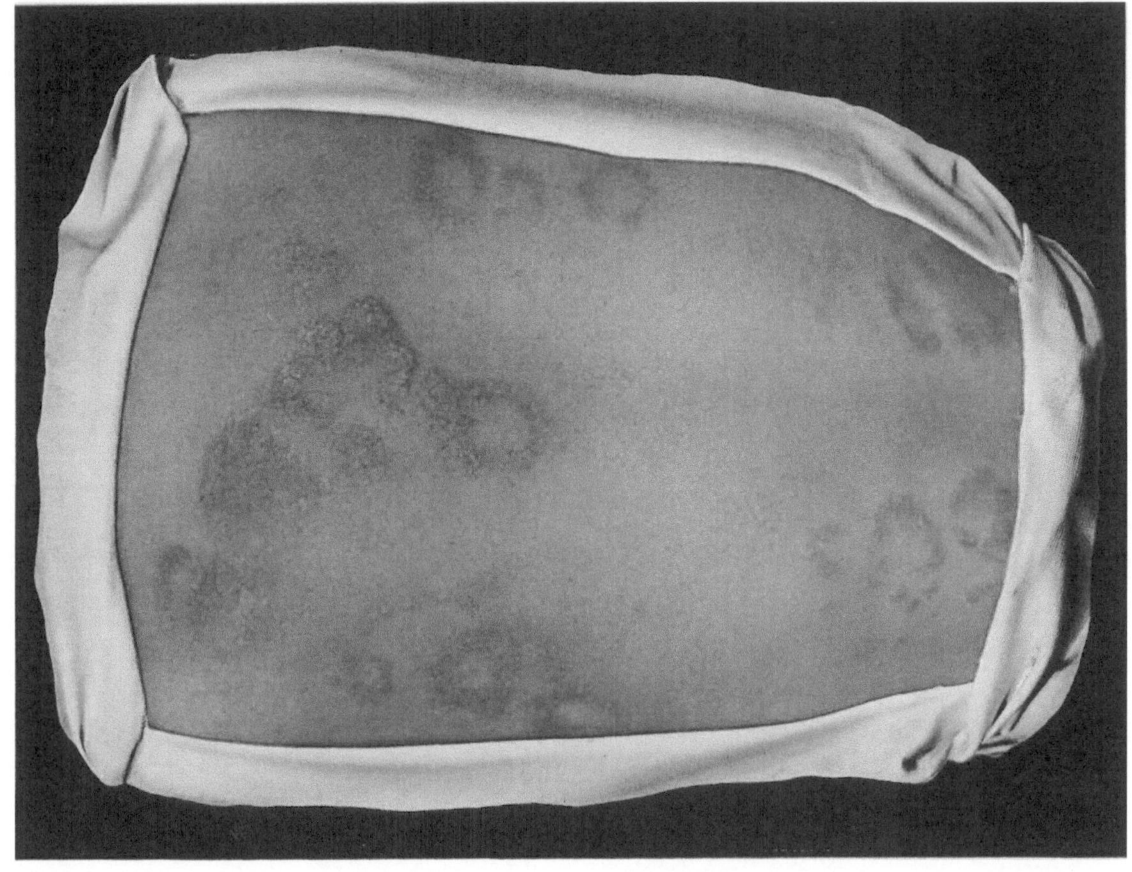

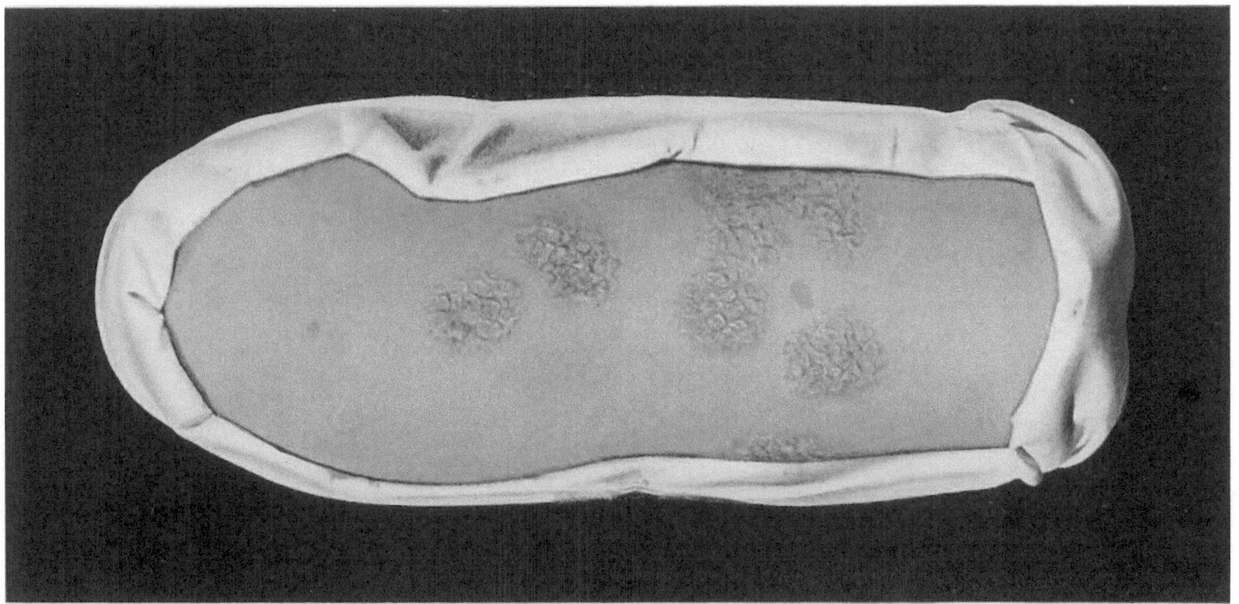

Abb. 84 und 85. Eczema seborrhoicum (Unna).

Verlag von Julius Springer in Berlin.

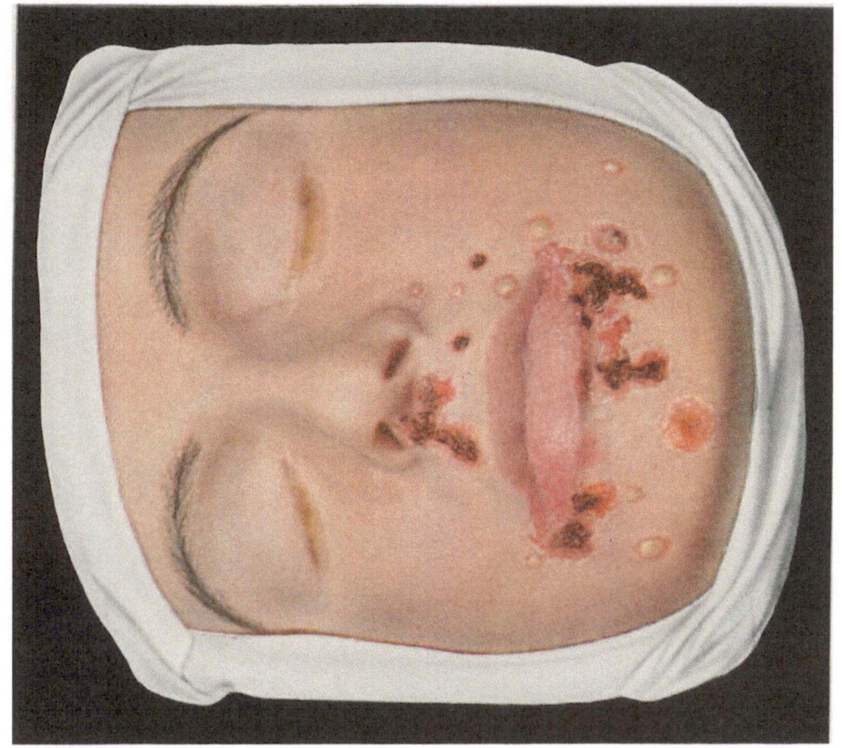

Abb. 87. Impetigo contagiosa.

Zu Seite 42.

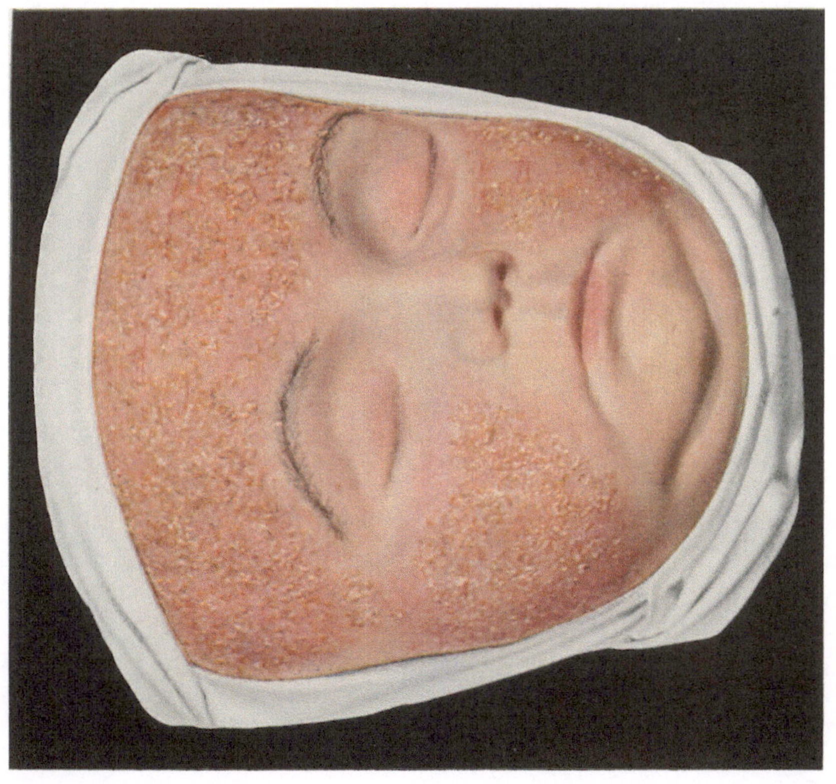

Abb. 86. Eczema seborrhoicum.

Zu Seite 55.

Verlag von Julius Springer in Berlin.

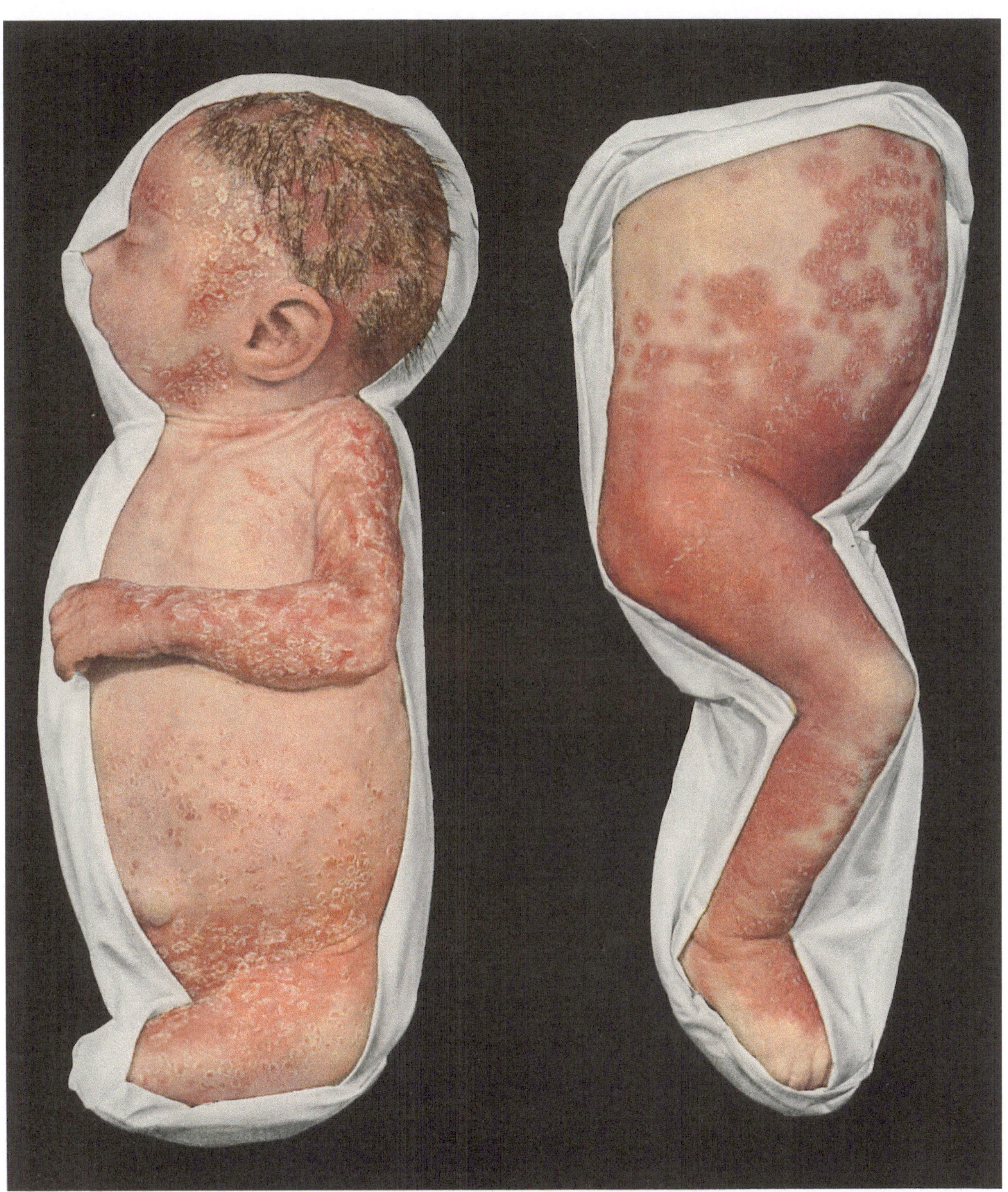

Abb. 88 und 89.   Eczema seborrhoicum et intertriginosum.

Verlag von Julius Springer in Berlin.

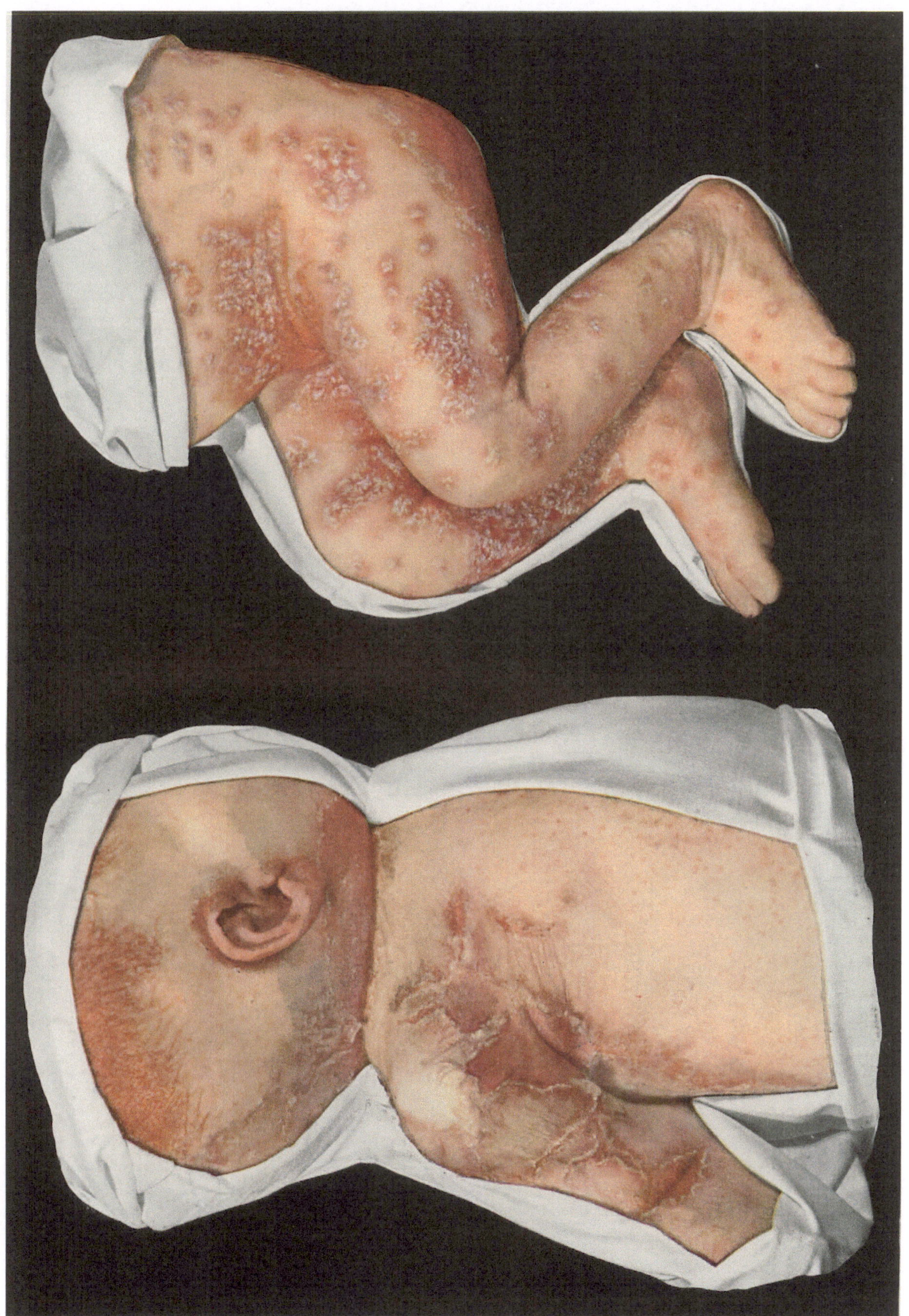

Abb. 90 und 91. Eczema seborrhoicum et intertriginosum.

Verlag von Julius Springer in Berlin.

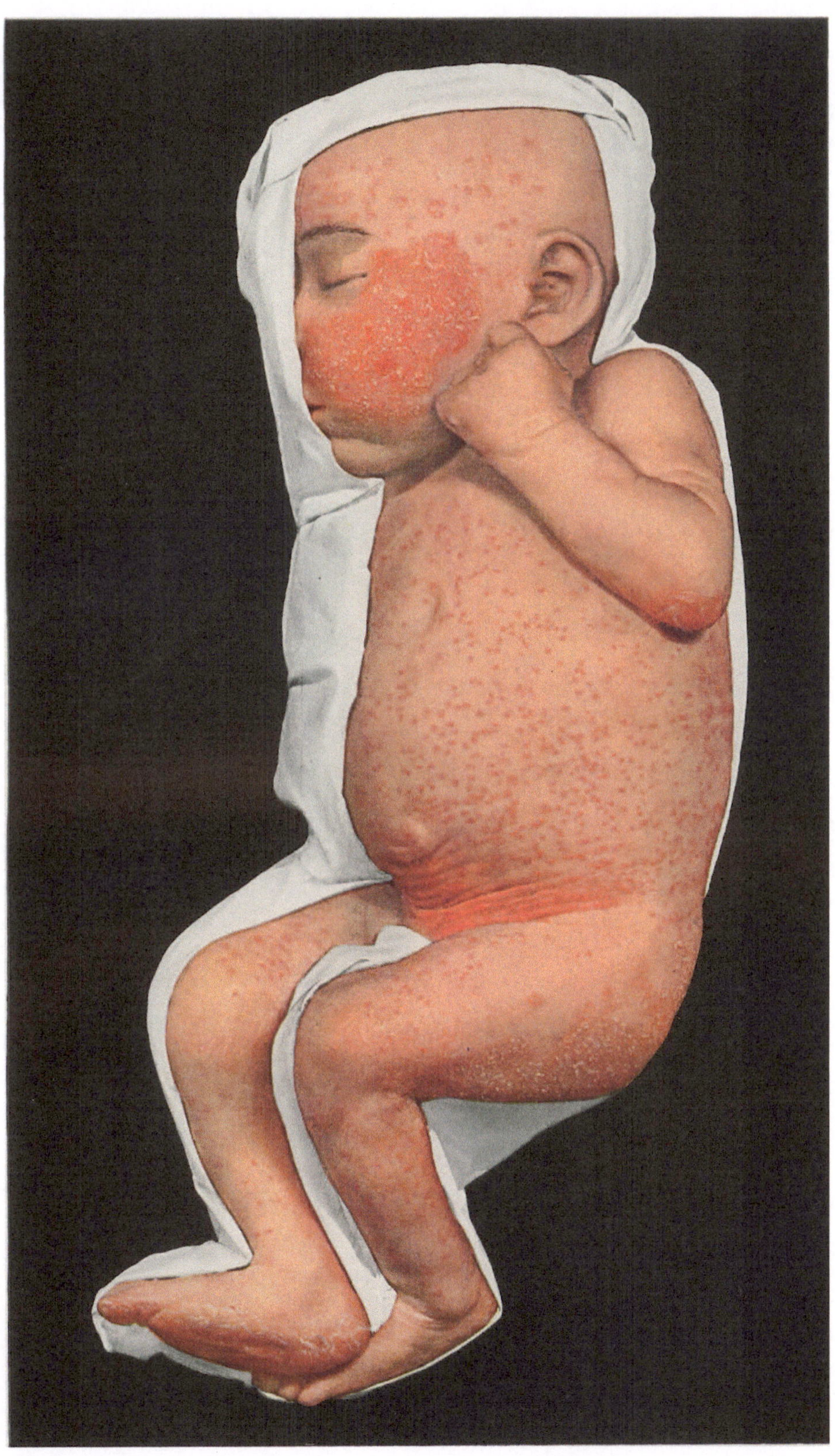

Abb. 92. Eczema seborrhoicum universale.

Verlag von Julius Springer in Berlin.

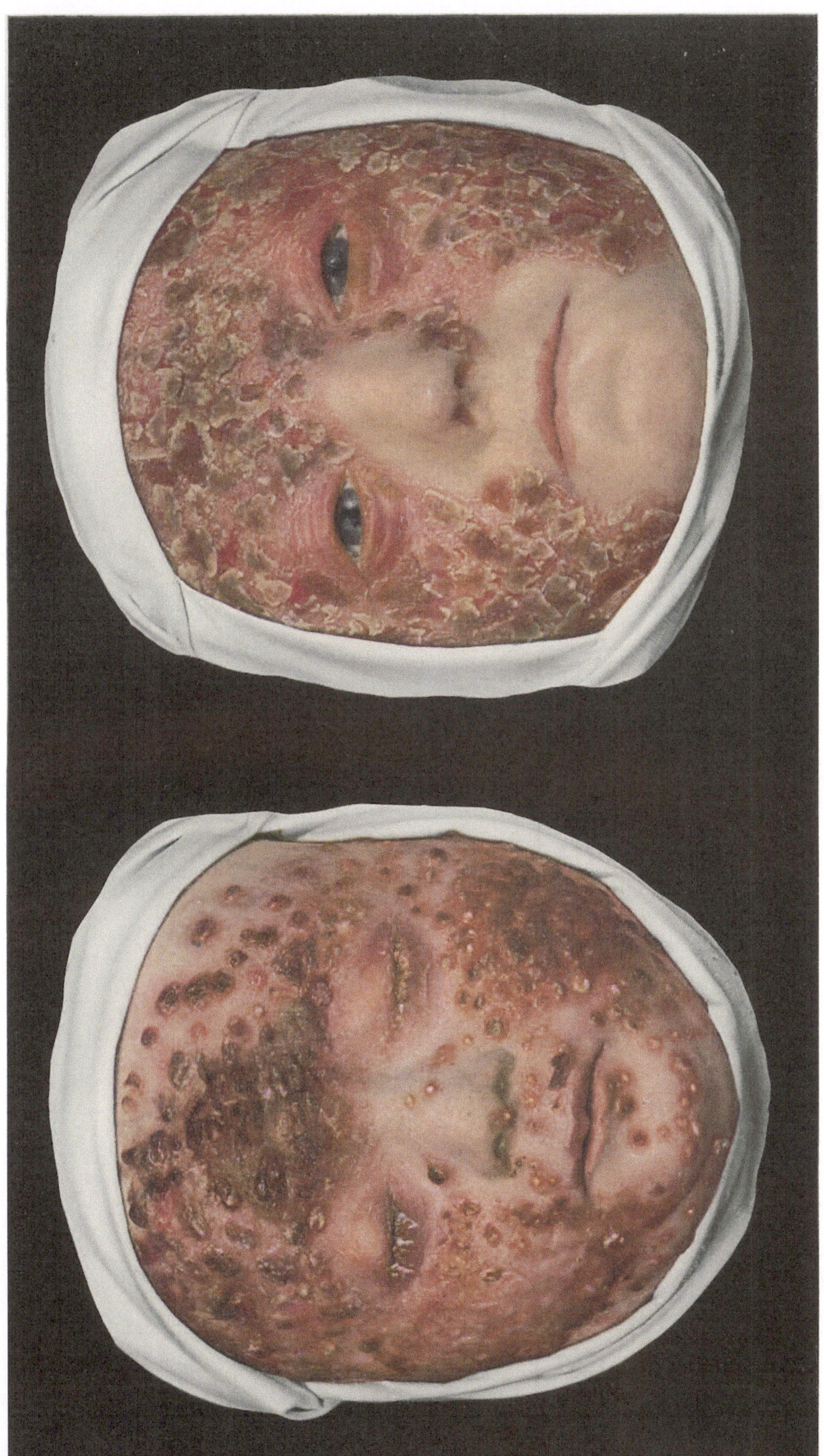

Abb. 94.   Eczema crustosum (scrofulosorum).

Zu Seite 55.

Abb. 93.   Pustulosis acuta auf nässendem Gesichtsekzem.

Zu Seite 56.

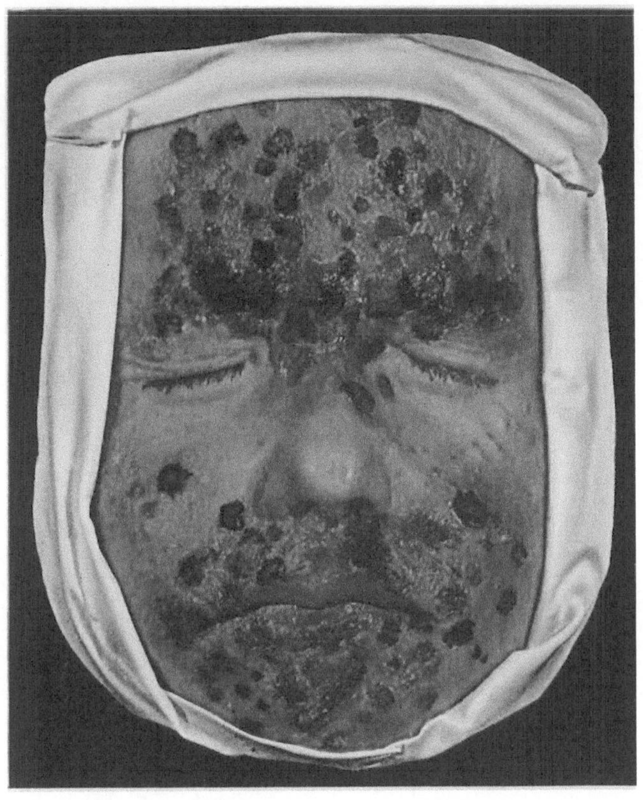

Abb. 95. Eczema impetiginosum.
Zu Seite 56.

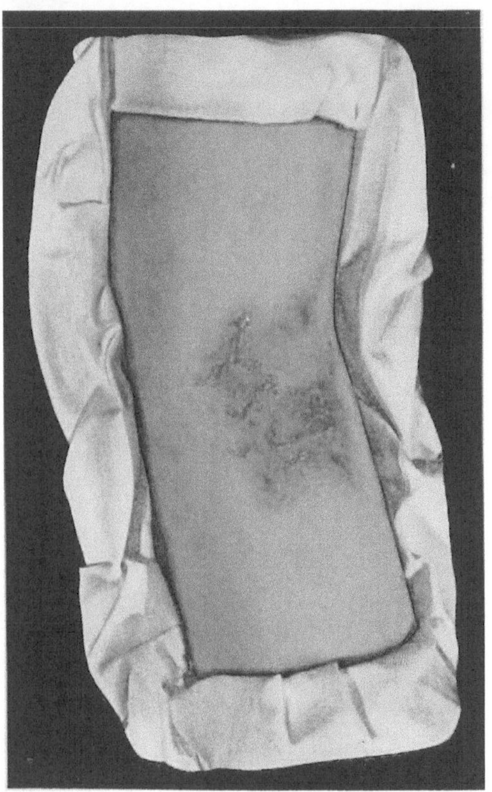

Abb. 97. Eczema flexurarum.
Zu Seite 59.

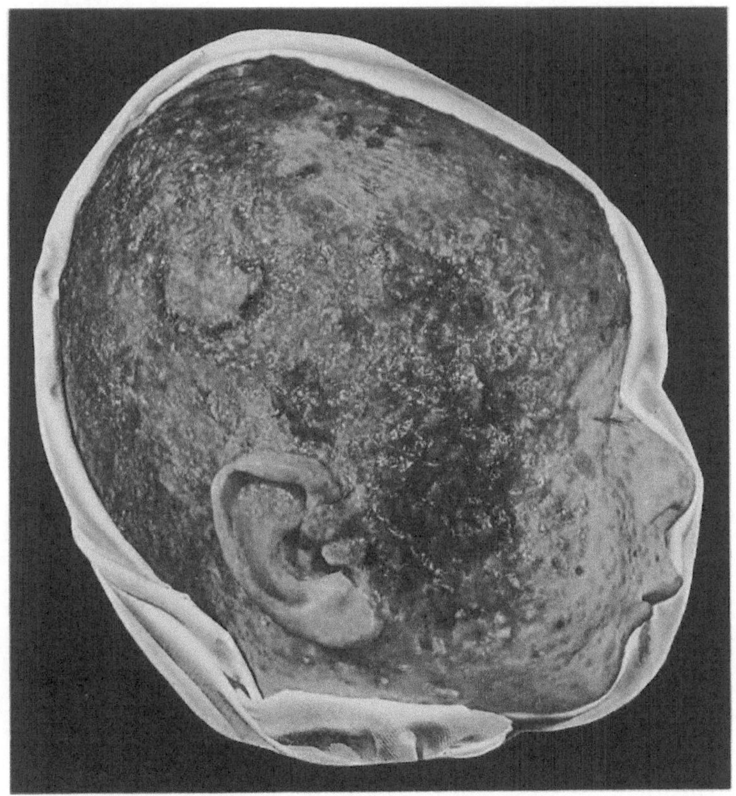

Abb. 96. Eczema impetiginosum.
Zu Seite 56.

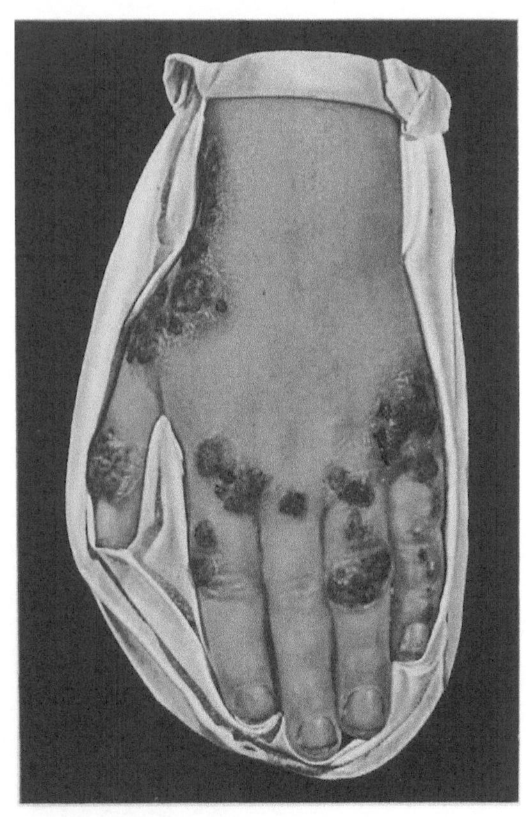

Abb. 98. Eczema impetiginosum.
Zu Seite 55.

Verlag von Julius Springer in Berlin.

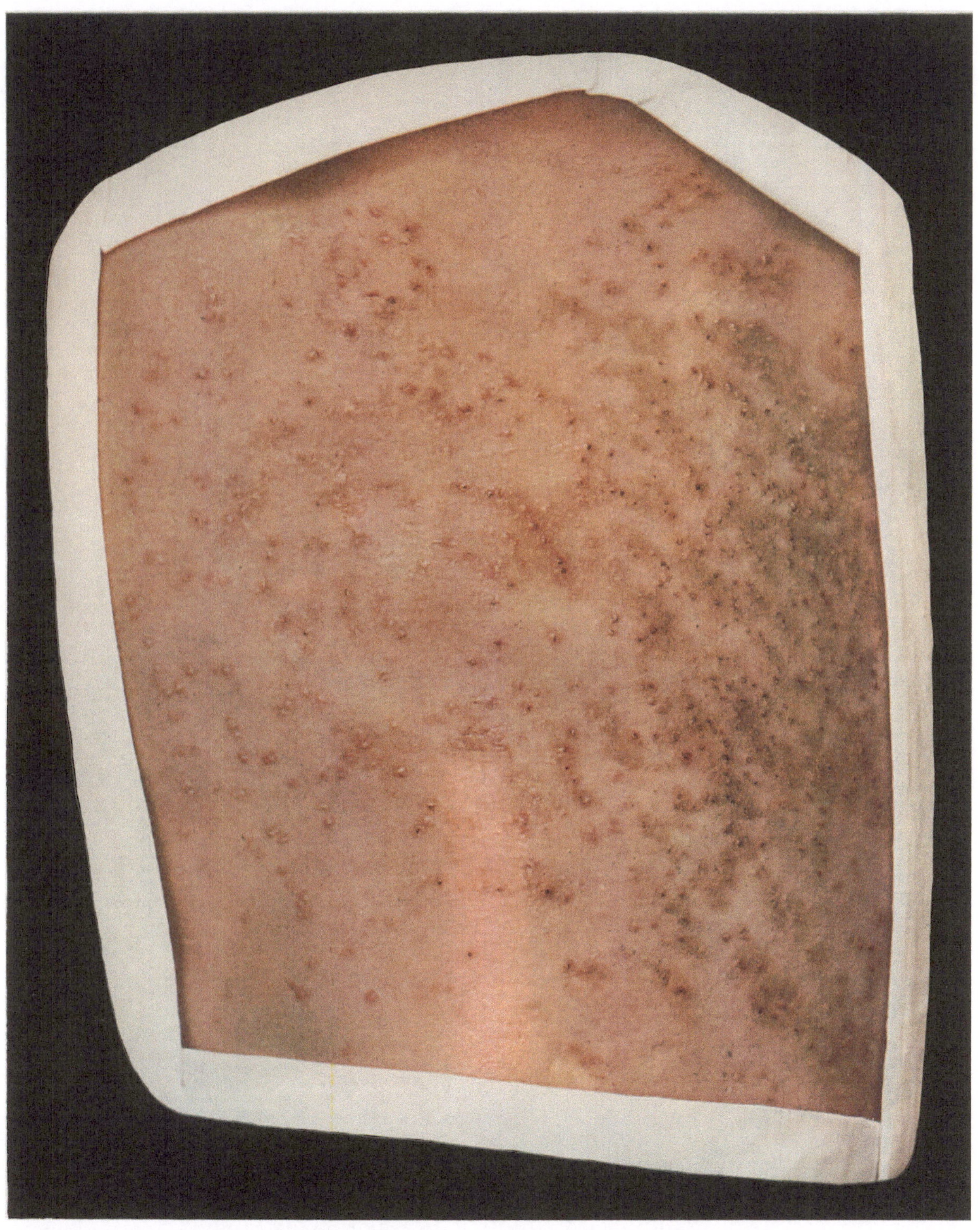

Abb. 99. Neurodermitis.

Verlag von Julius Springer in Berlin.

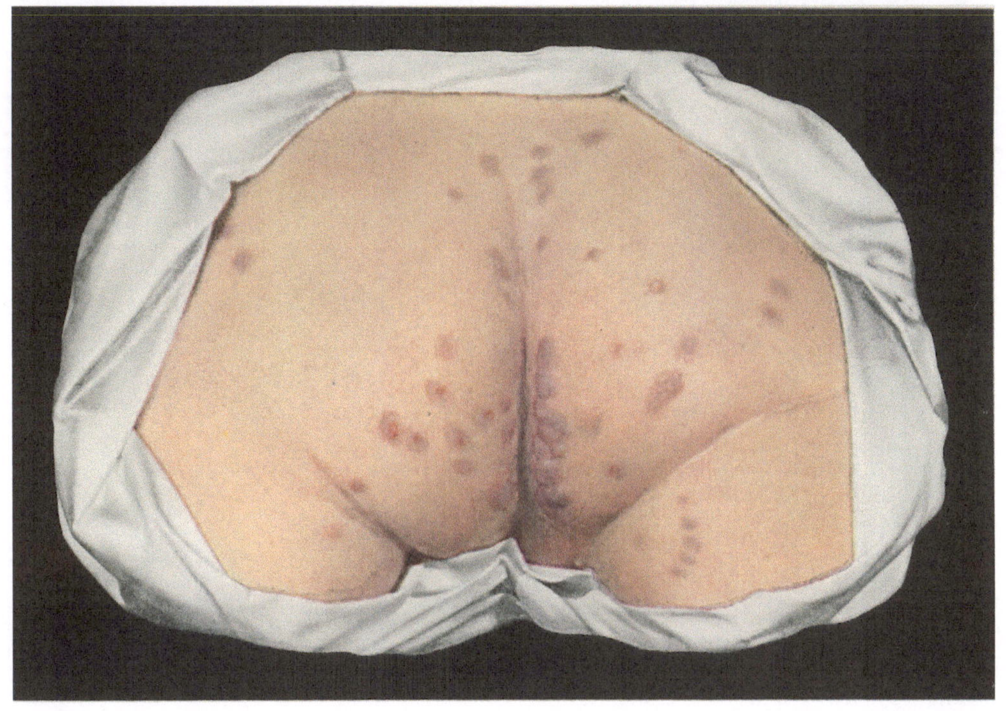

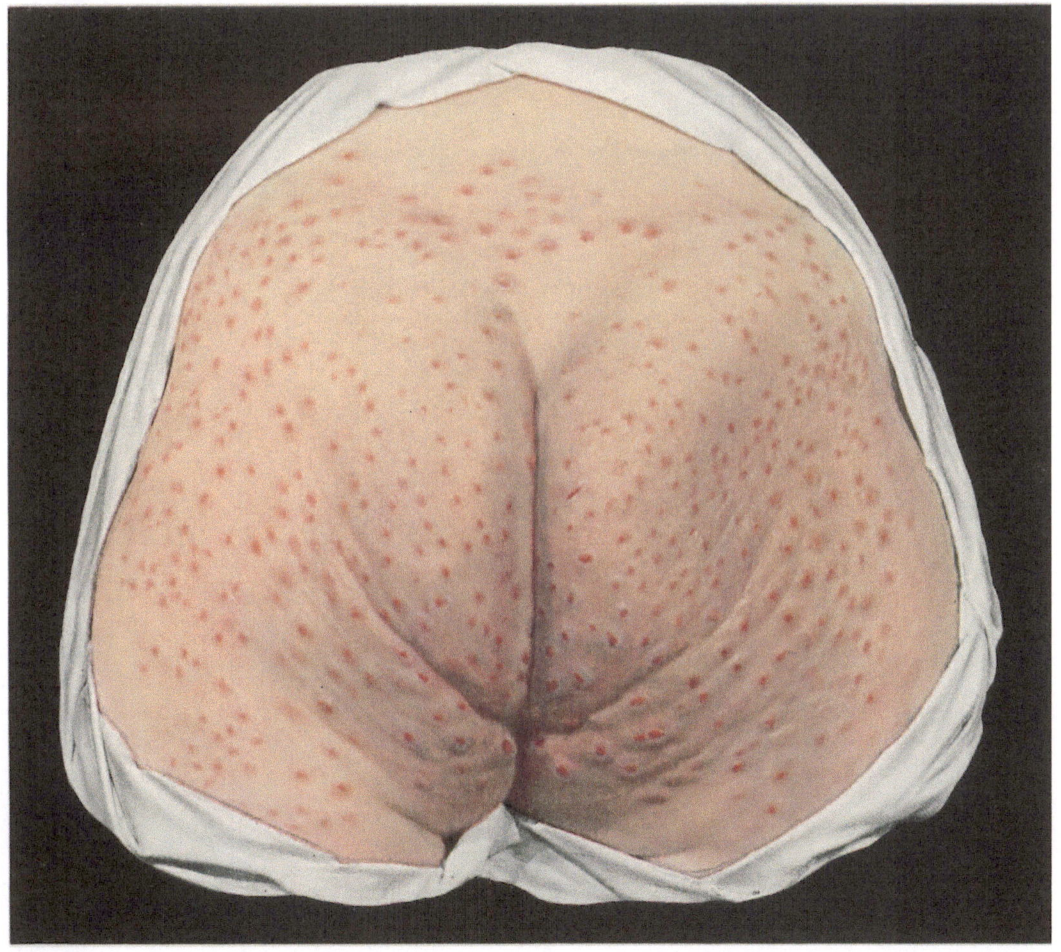

Abb. 100 und 101. Erythema glutaeale.

Verlag von Julius Springer in Berlin.

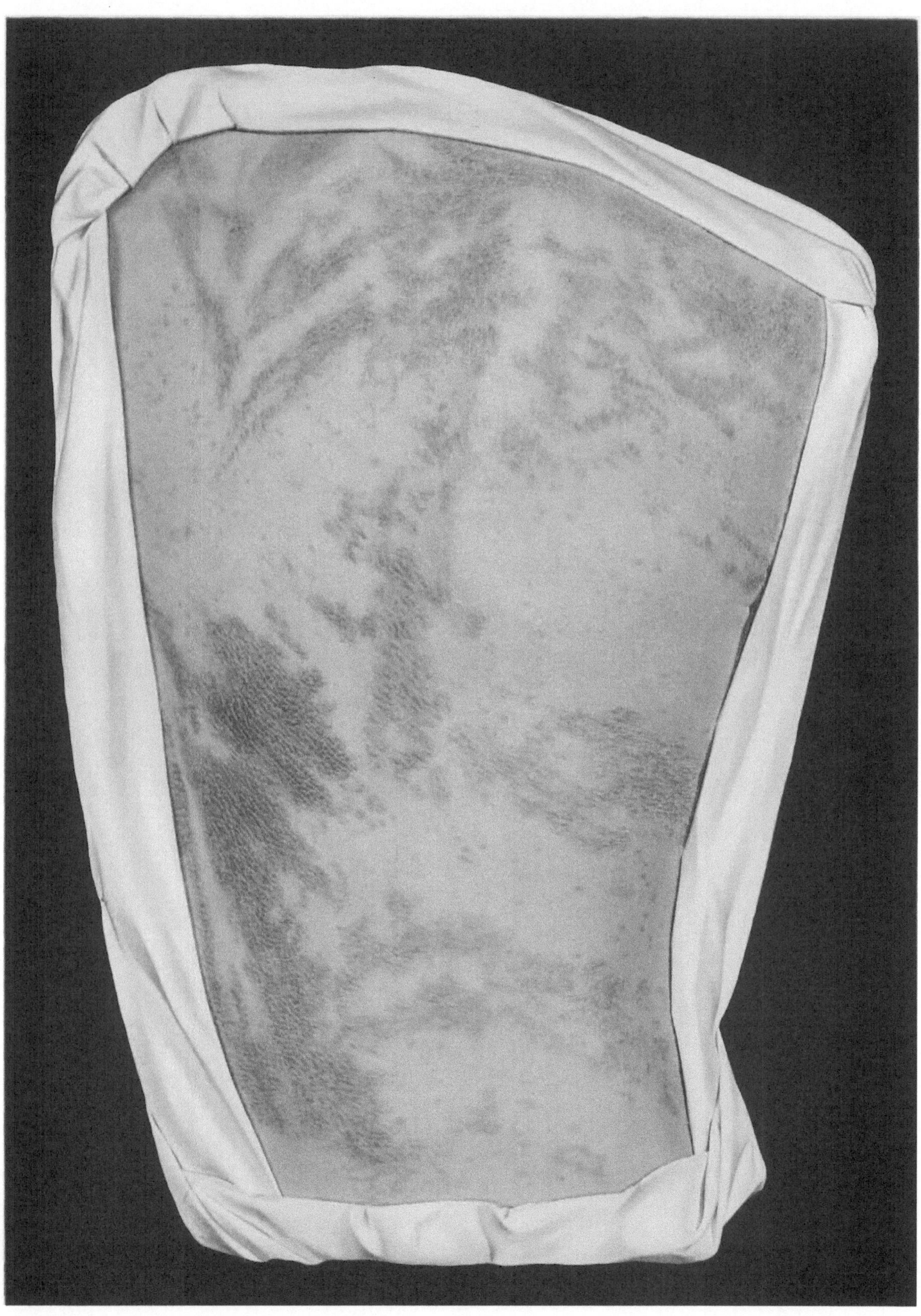

Abb. 102. Naevus pigmentosus.

Verlag von Julius Springer in Berlin.

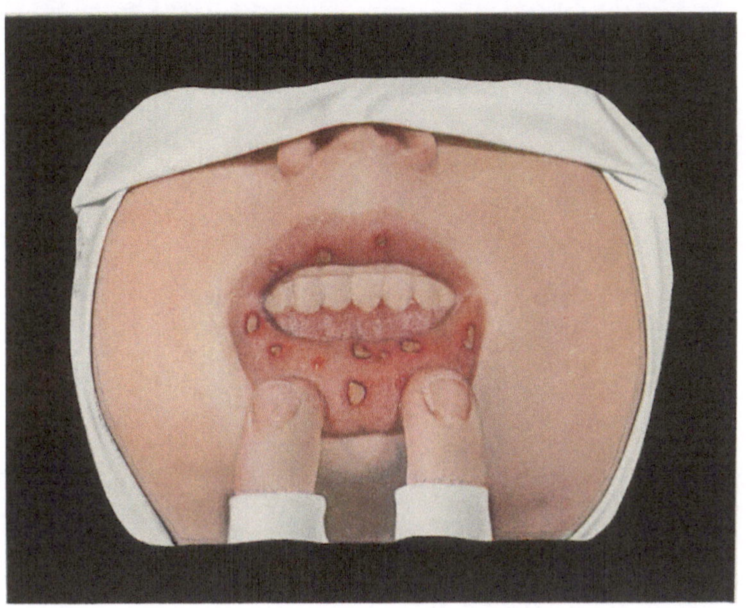

Zu Seite 10.   Abb. 103.   Stomatitis aphthosa.

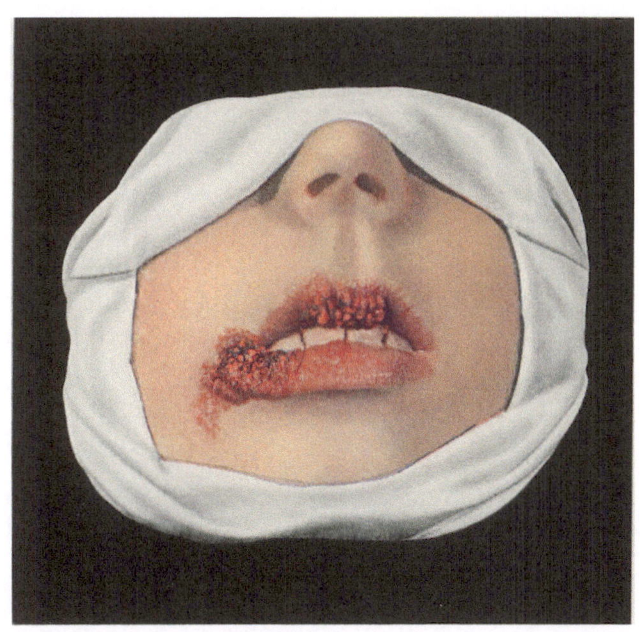

Zu Seite 66.   Abb. 104.   Papillome.

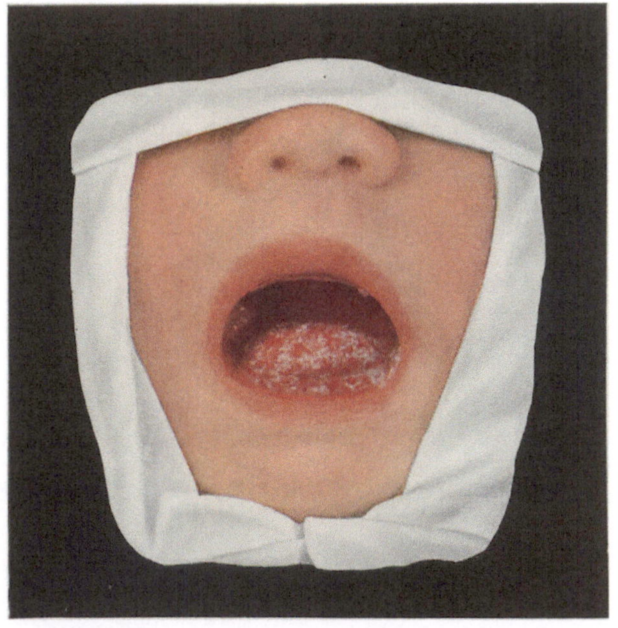

Zu Seite 11.   Abb. 105.   Soor.

Verlag von Julius Springer in Berlin.

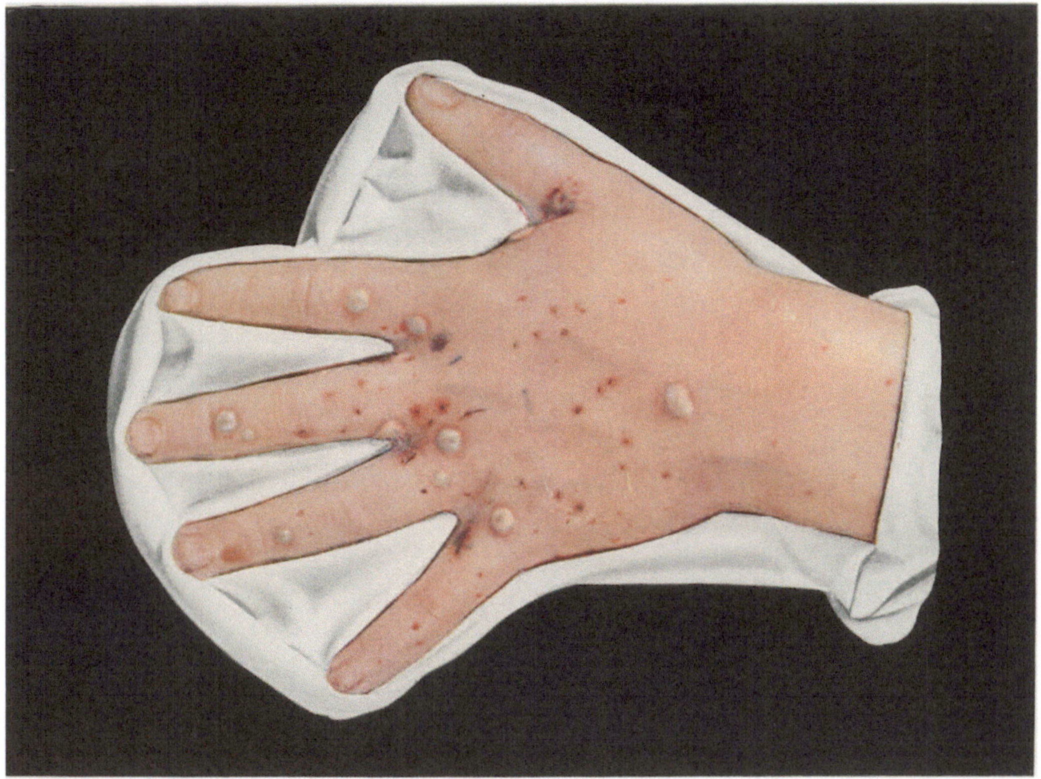

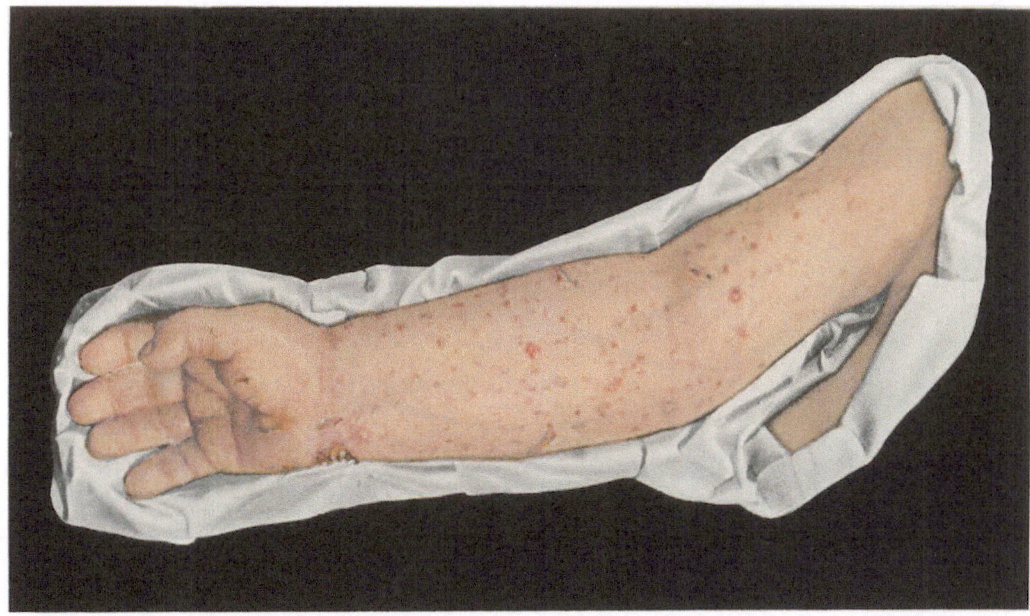

Abb. 106 und 107. Scabies.

Verlag von Julius Springer in Berlin.

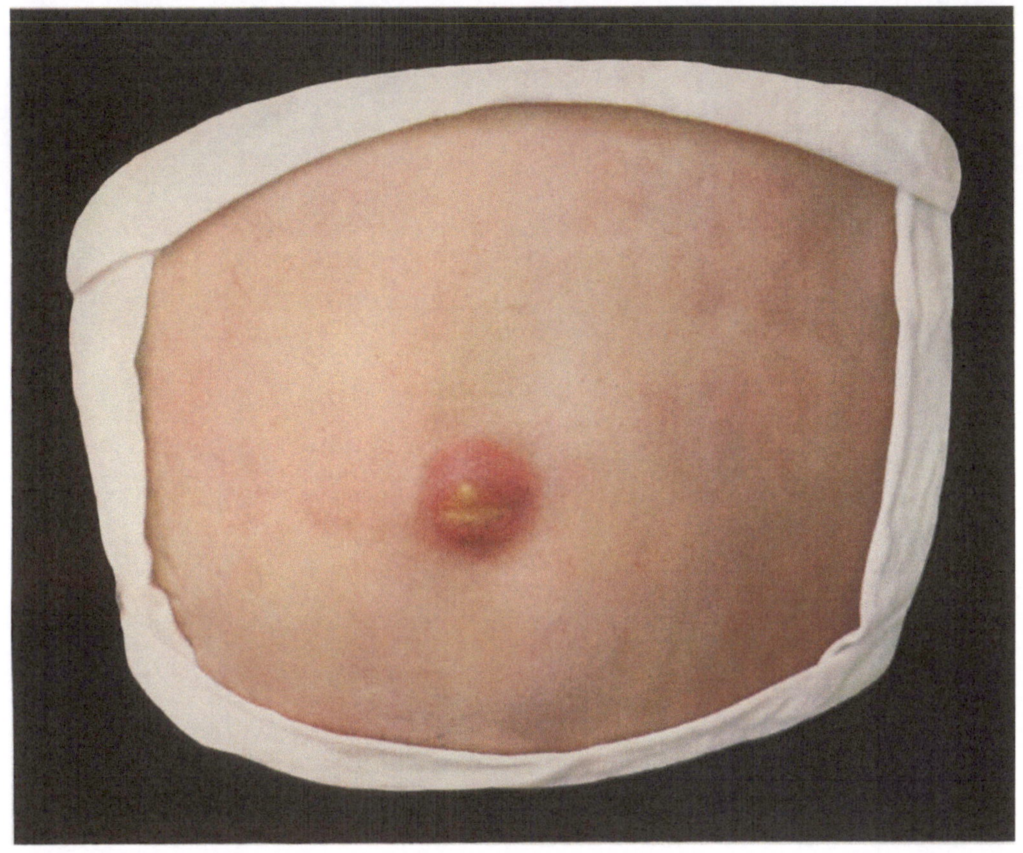

Abb. 108. Primäraffekt am Nabel.

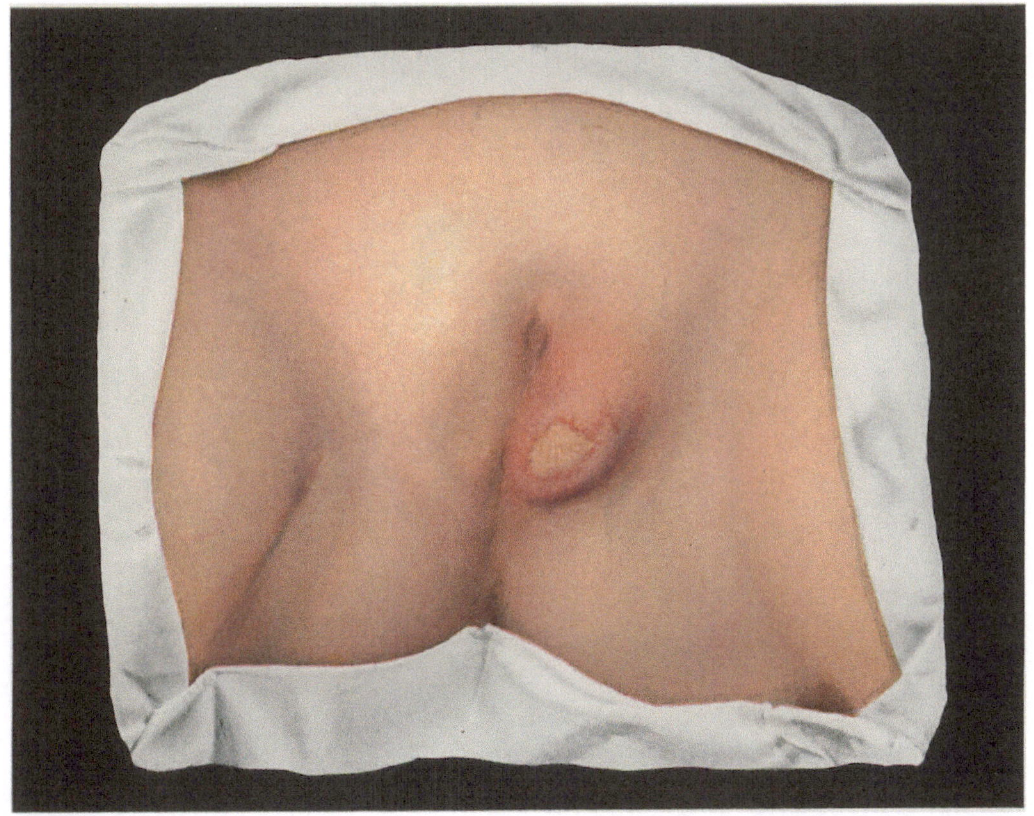

              Abb. 109. Lues (Primäraffekt).

Verlag von Julius Springer in Berlin.

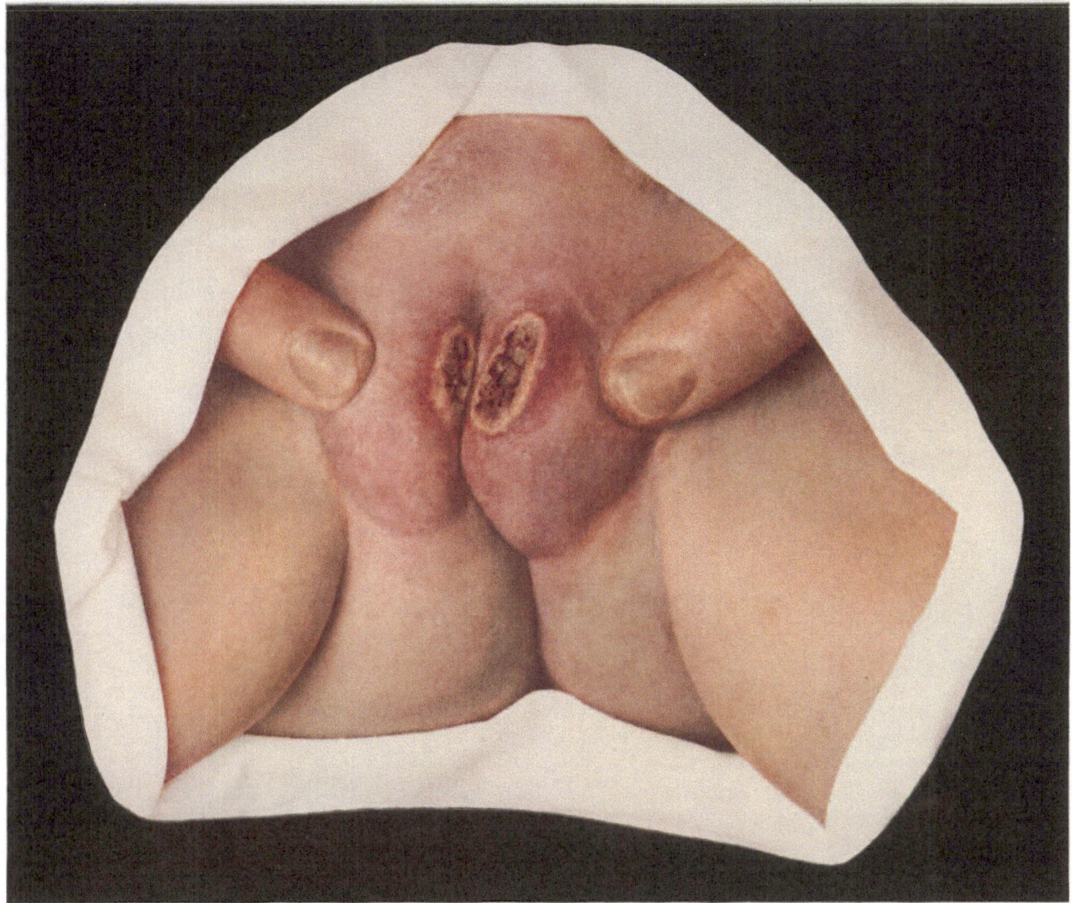

Zu Seite 78. Abb. 110. Ulcus non venereum.

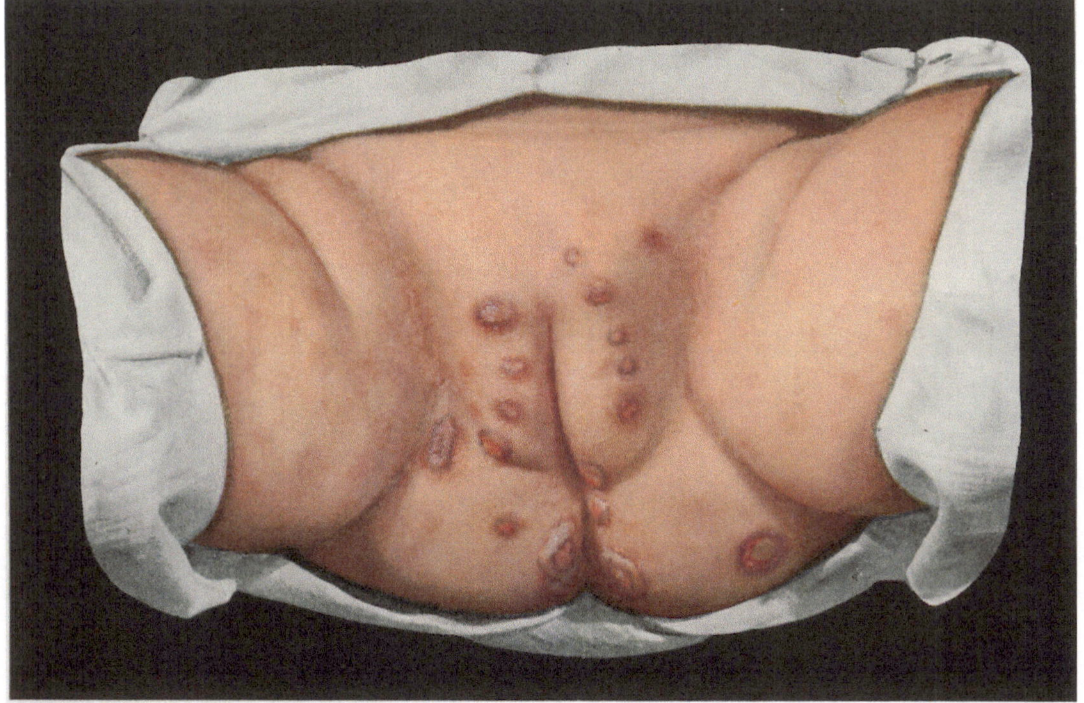

Zu Seite 74. Abb. 111. Lues maculo-papulosa et condylomatosa.

Verlag von Julius Springer in Berlin.

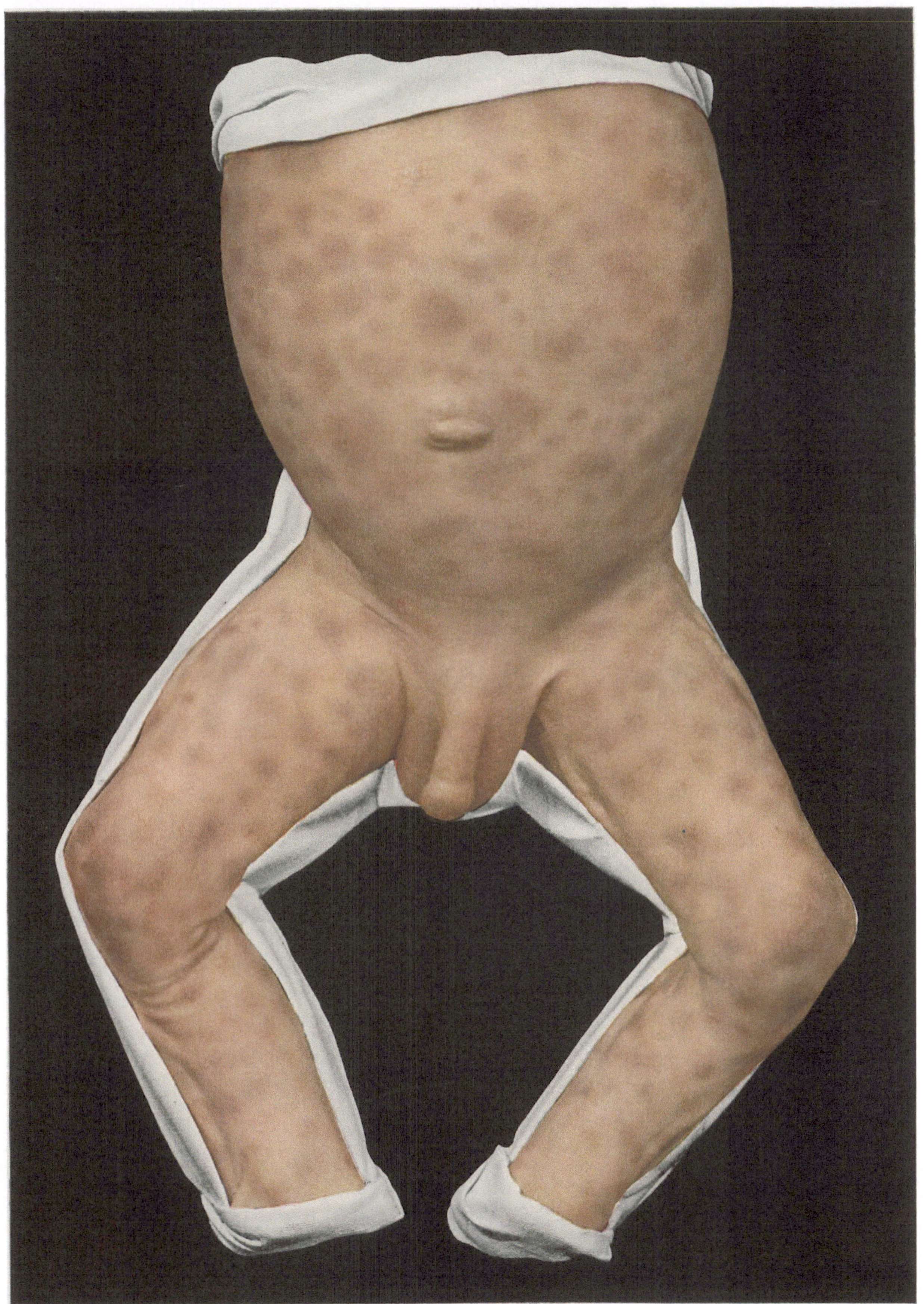

Abb. 112. Lues maculosa.

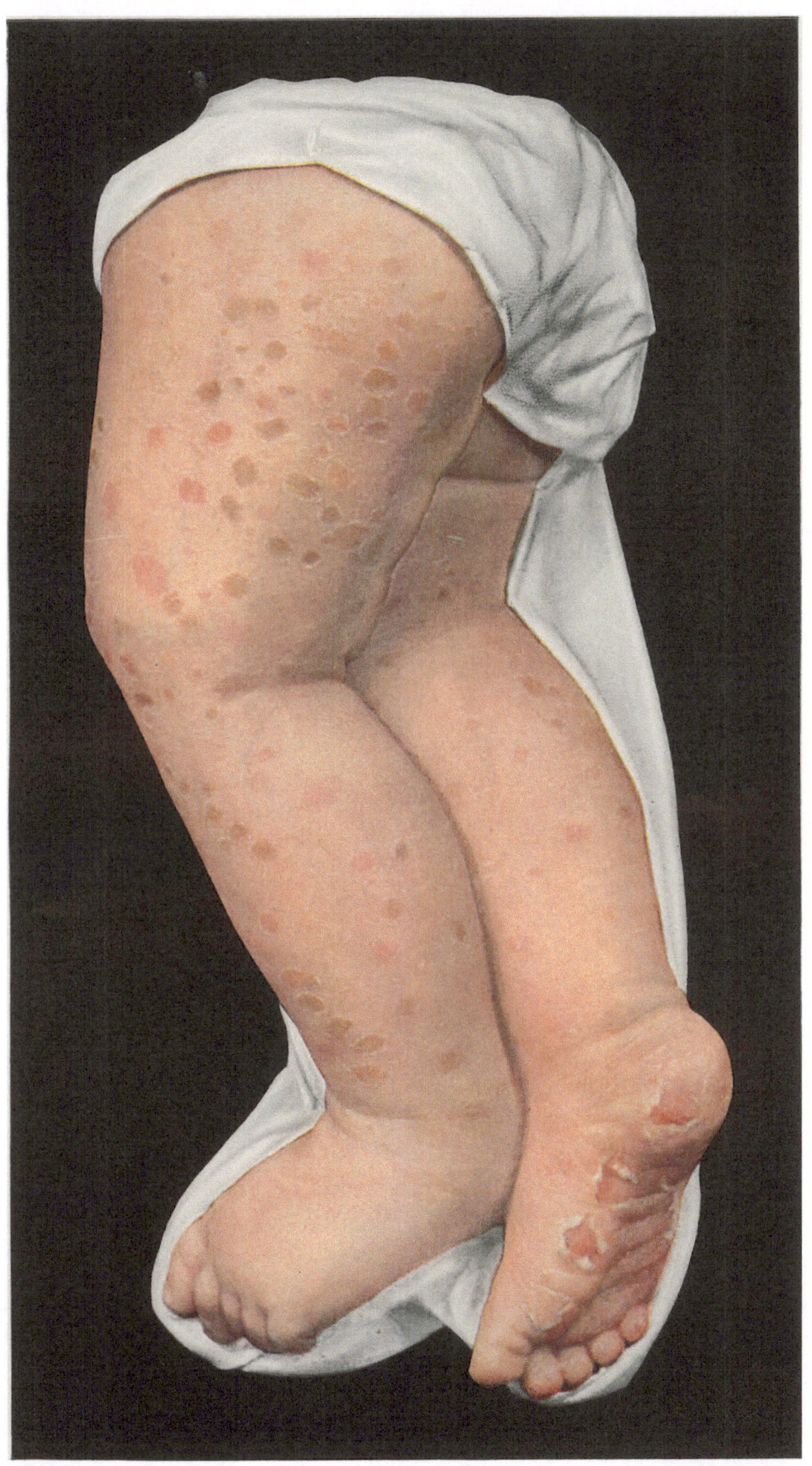

Abb. 113. Lues squamosa.

Verlag von Julius Springer in Berlin.

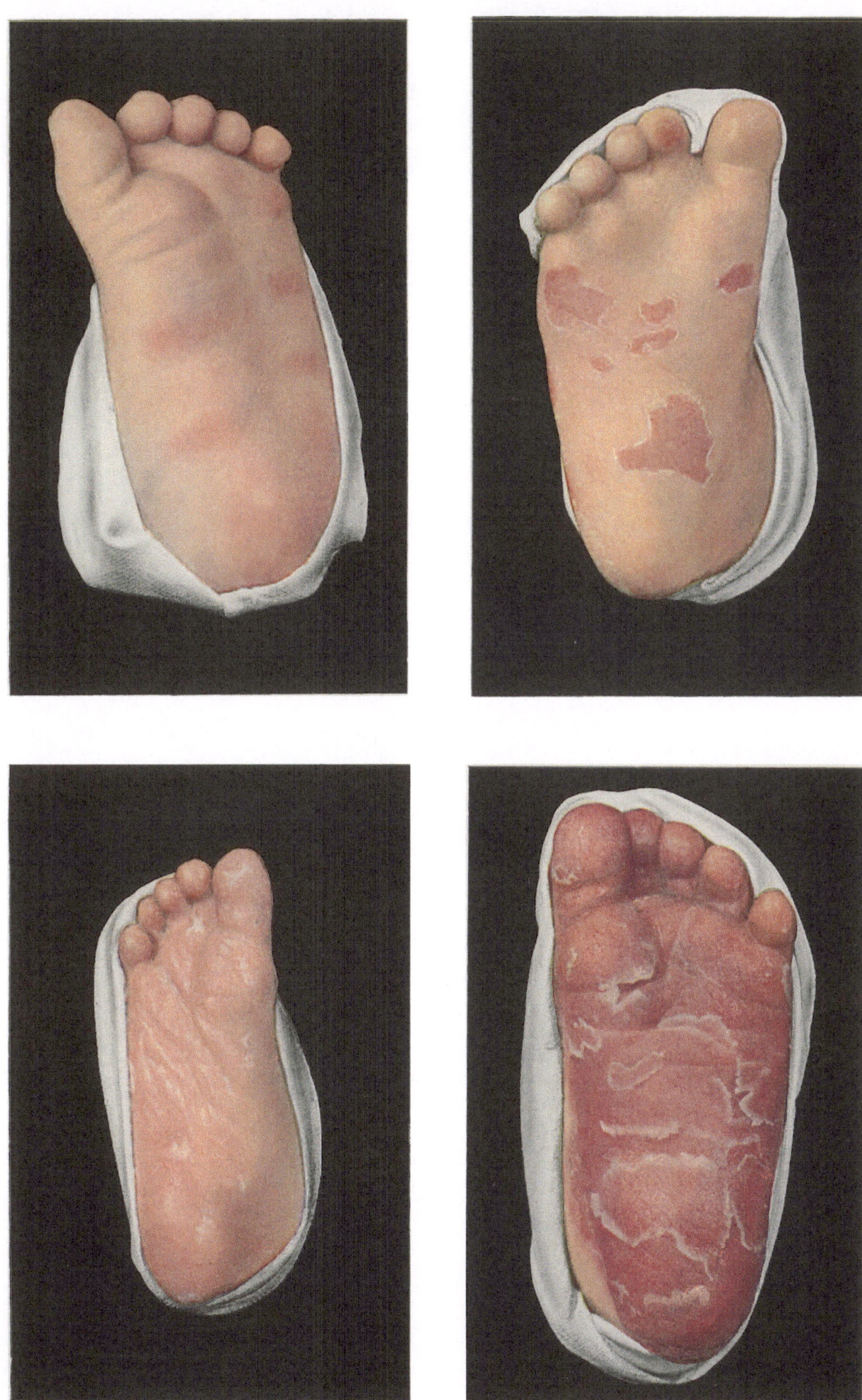

Abb. 114—117. Hautveränderungen der Fußsohle bei Lues.

Verlag von Julius Springer in Berlin.

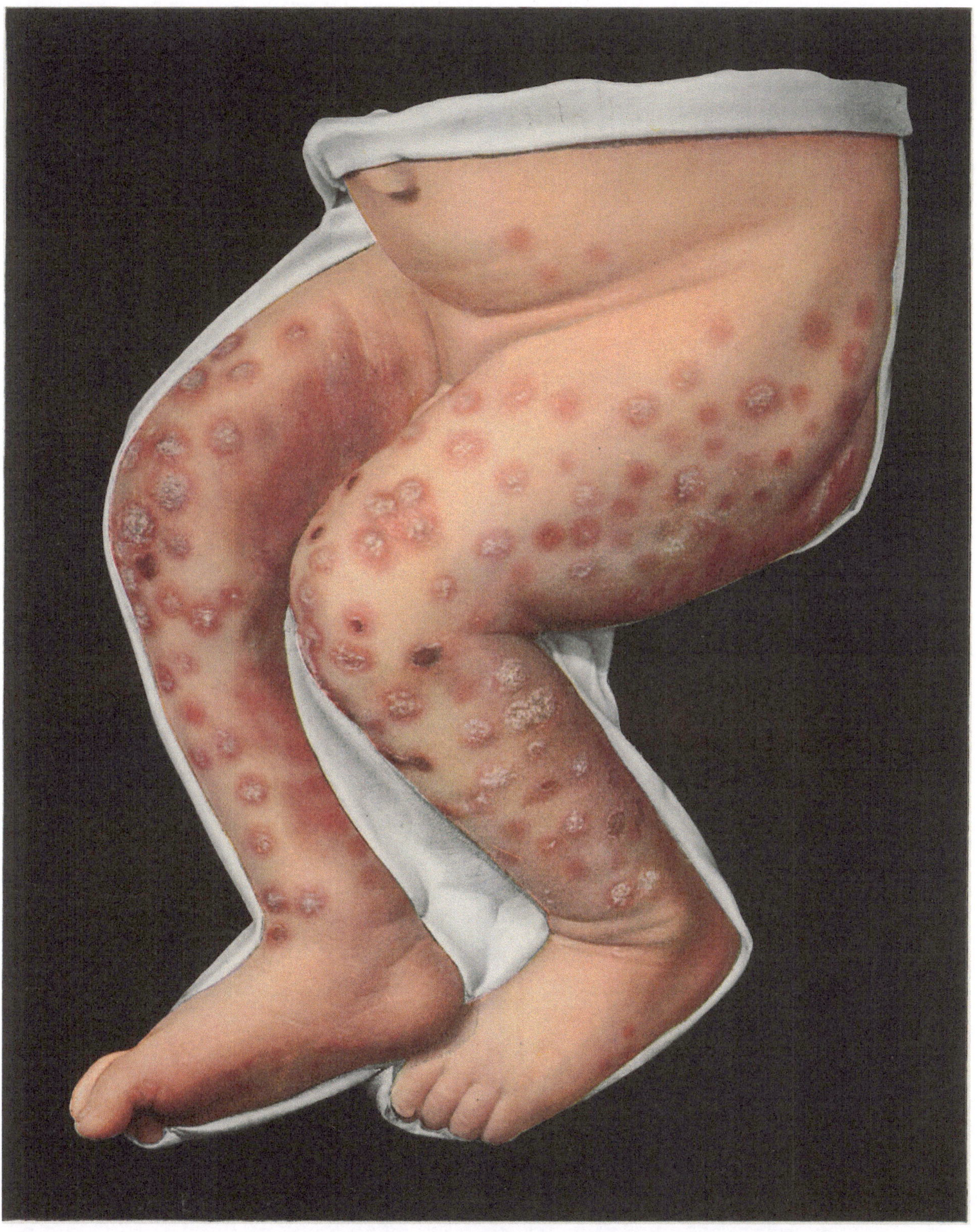

Abb. 118. Lues papulo-squamosa.

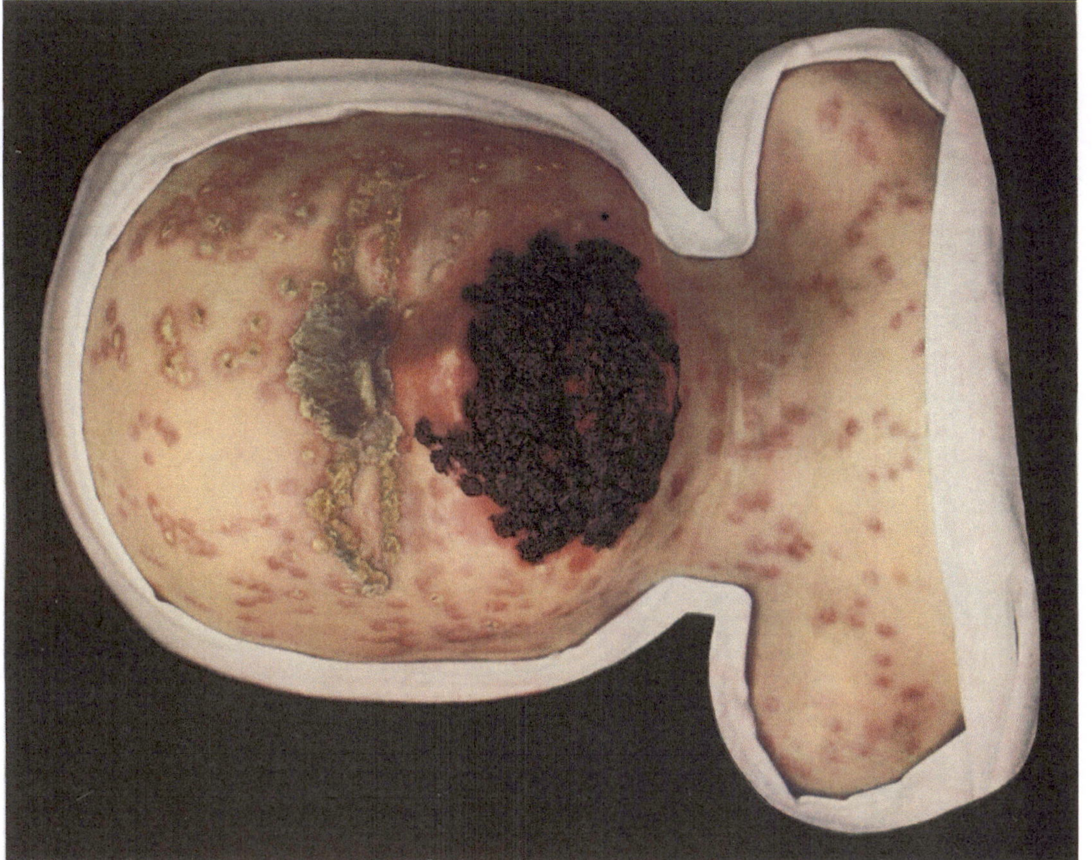

Abb. 120. Kongenitale Lues.

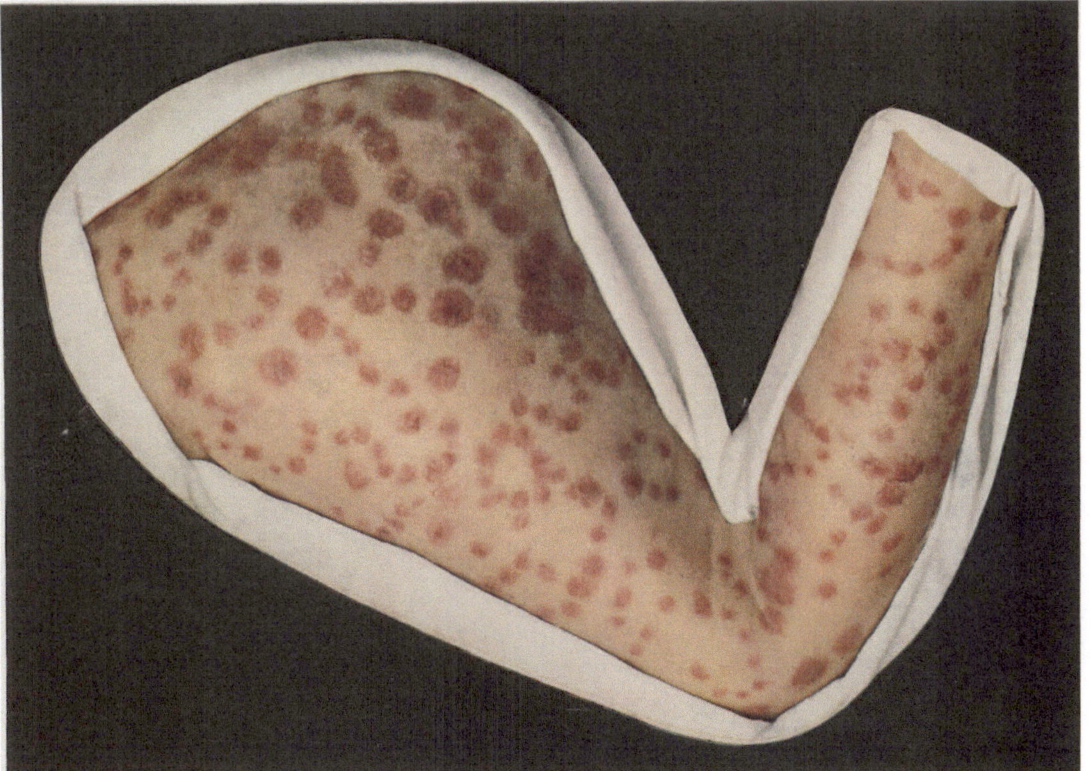

Abb. 119. Kongenitale Lues.

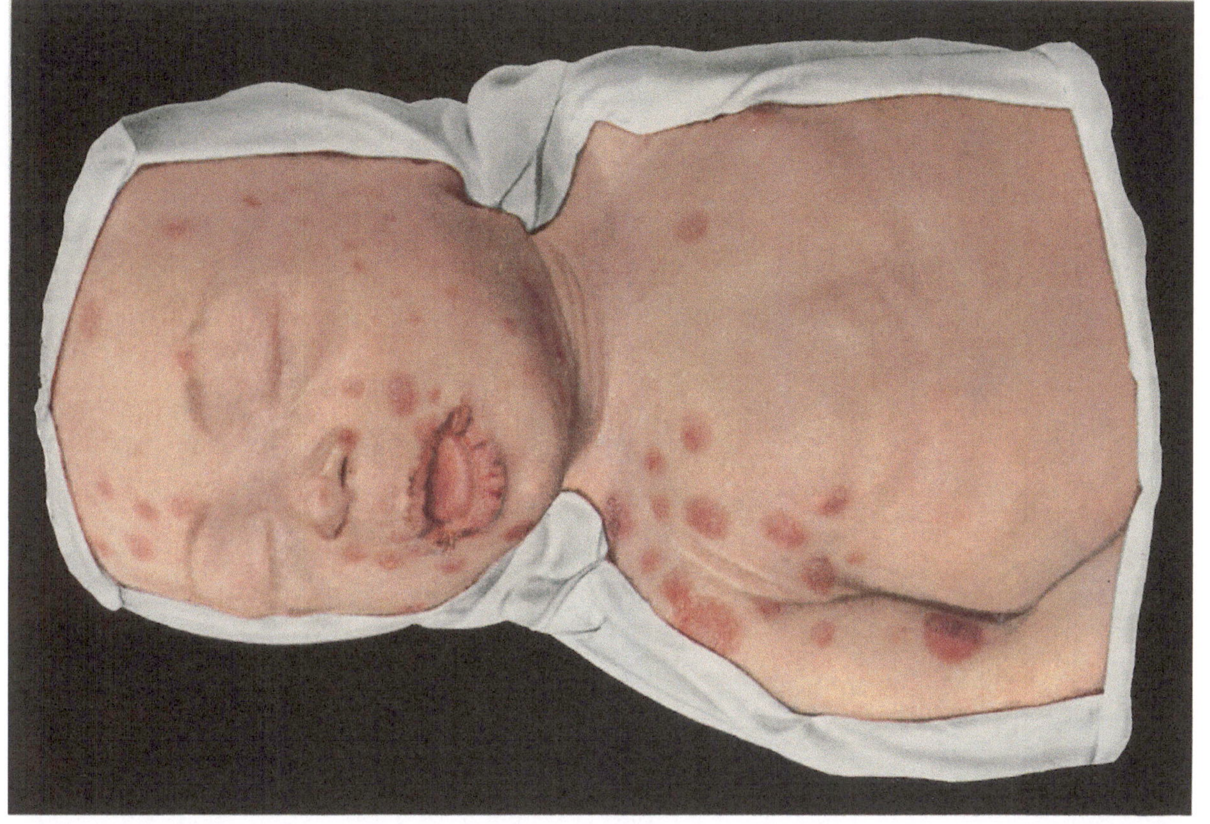

Abb. 122. Lues papulosa mit Mundrhagaden.

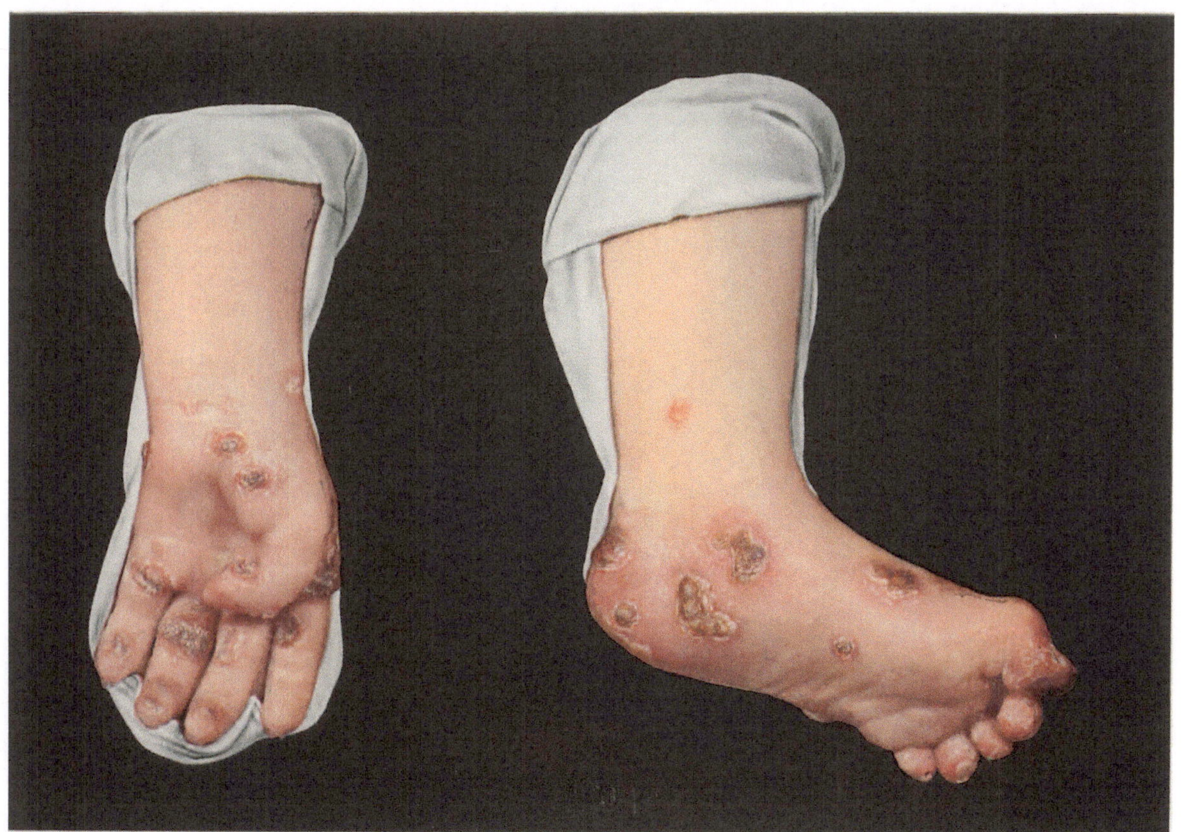

Abb. 121. Lues (rupiaähnlich).

Verlag von Julius Springer in Berlin.

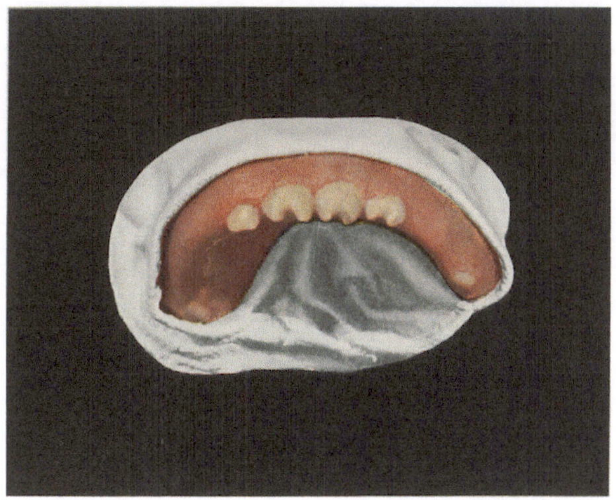

Abb. 123. Lues (Hutchinsonsche Zähne).

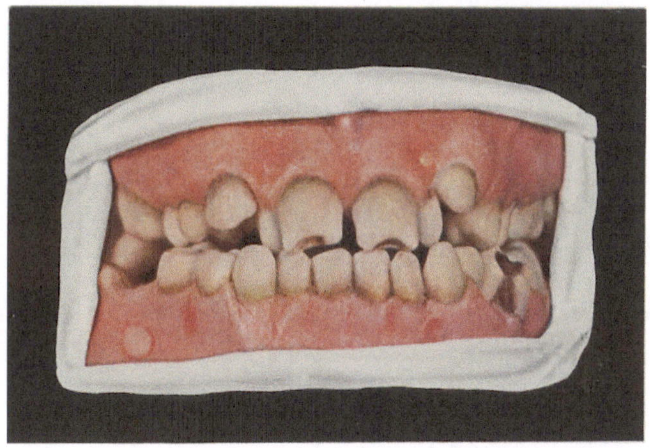

Abb. 124. Lues (Hutchinsonsche Zähne).

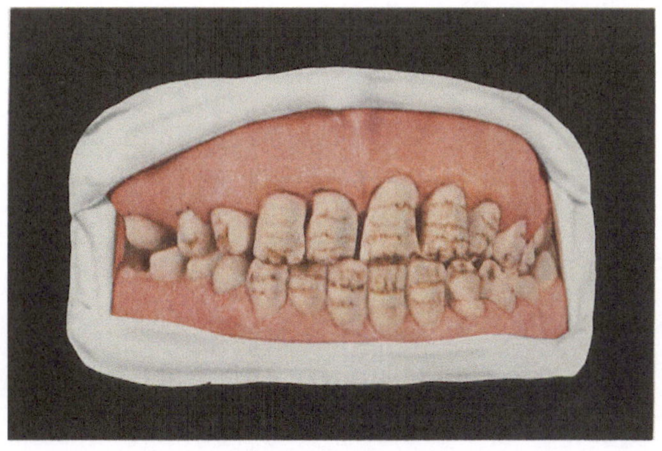

Abb. 125. Rachitis.

Verlag von Julius Springer in Berlin.

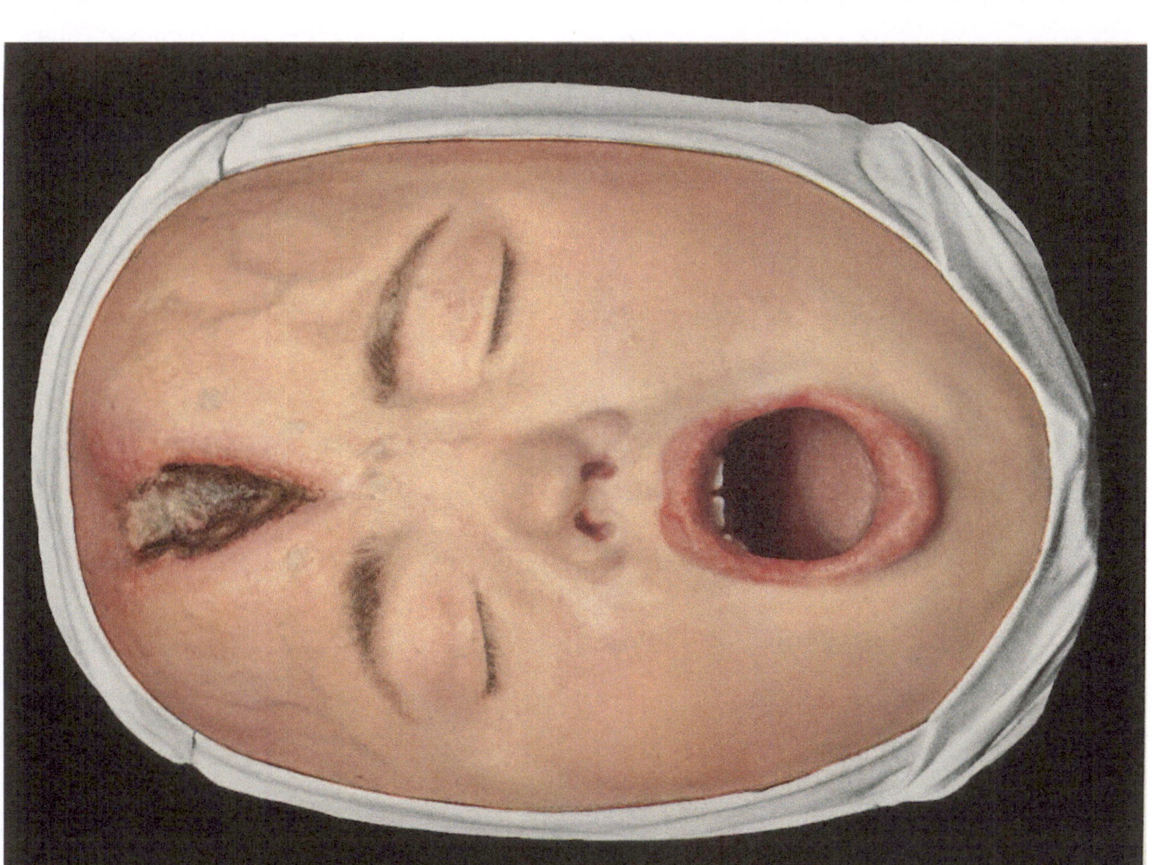

Zu Seite 73. Abb. 127. Lues rhagadiforme.

Zu Seite 74. Abb. 126. Lues gummosa.

Verlag von Julius Springer in Berlin.

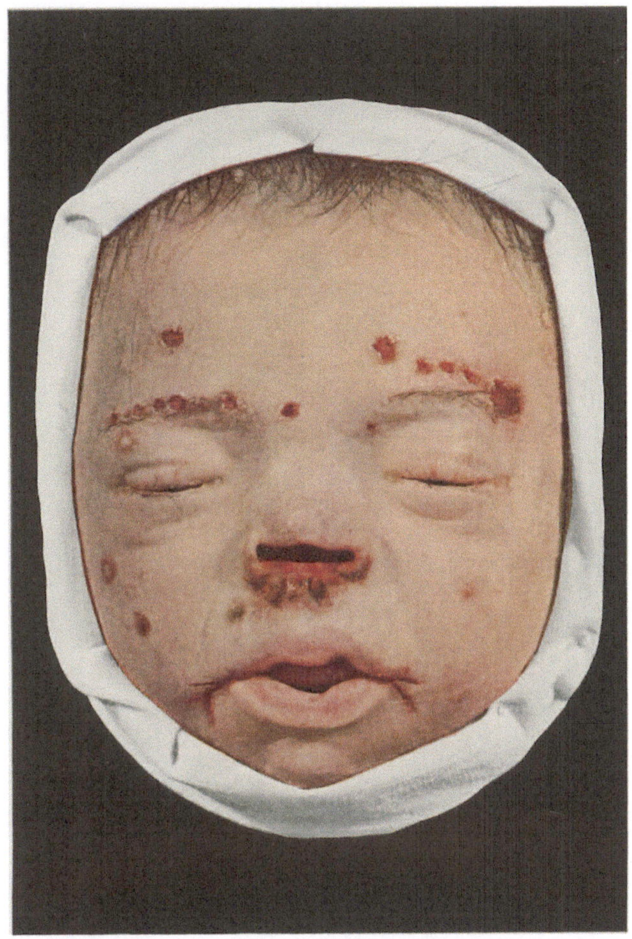

Zu Seite 73.   Abb. 128. Lues ulcerosa.

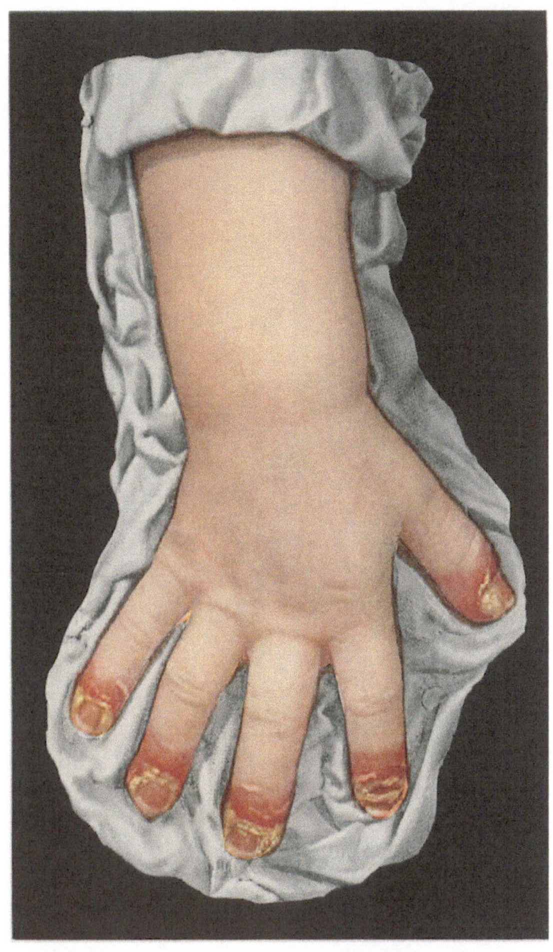

Zu Seite 73. Abb. 129. Paronychia luetica.

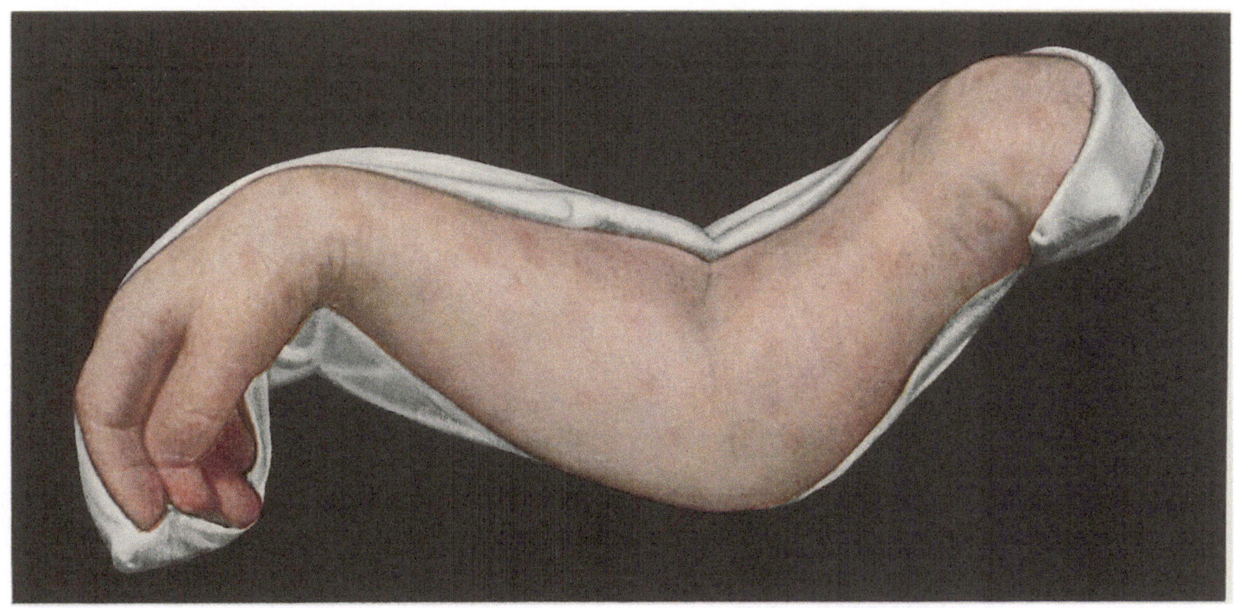

Zu Seite 74.   Abb. 130. Lues maculosa. Osteochondritis. Parrotsche Pseudoparalyse.

Verlag von Julius Springer in Berlin.

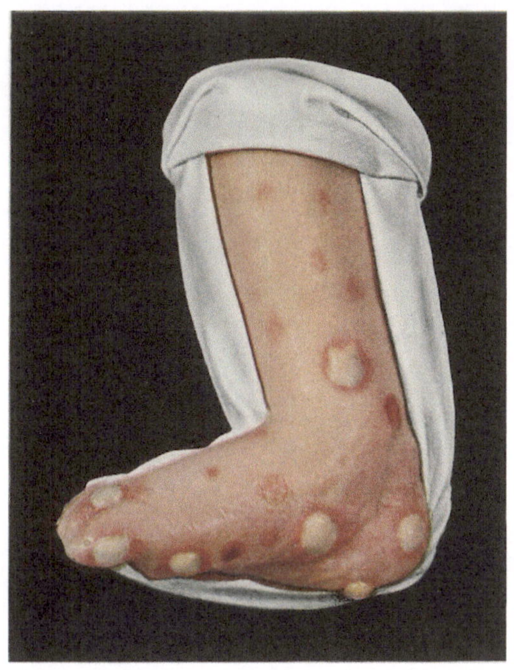

Abb. 131. Pemphigus lueticus.
Zu Seite 73.

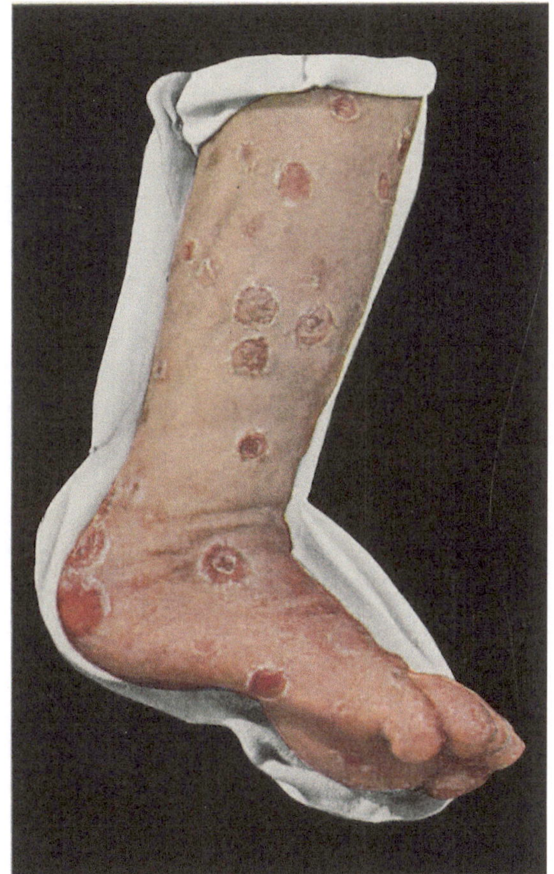

Abb. 133. Lues bullosa.
Zu Seite 72.

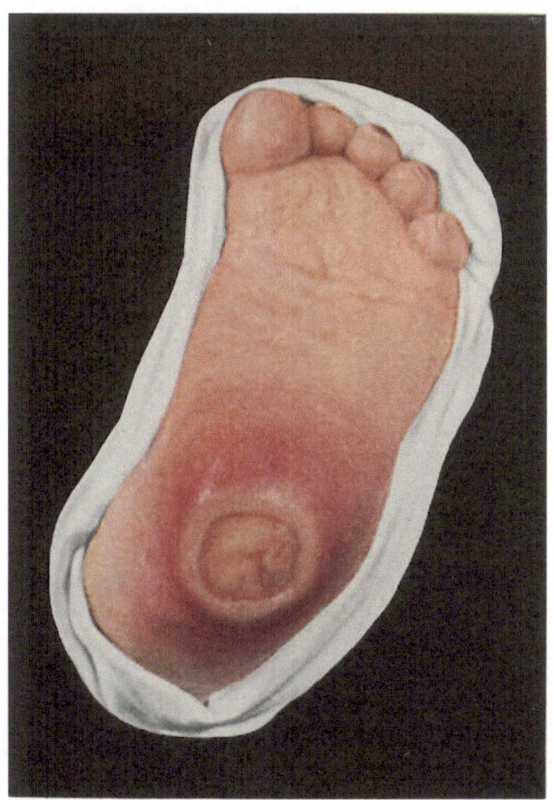

Abb. 132. Ulcus decubitale.
Zu Seite 76.

Verlag von Julius Springer in Berlin.

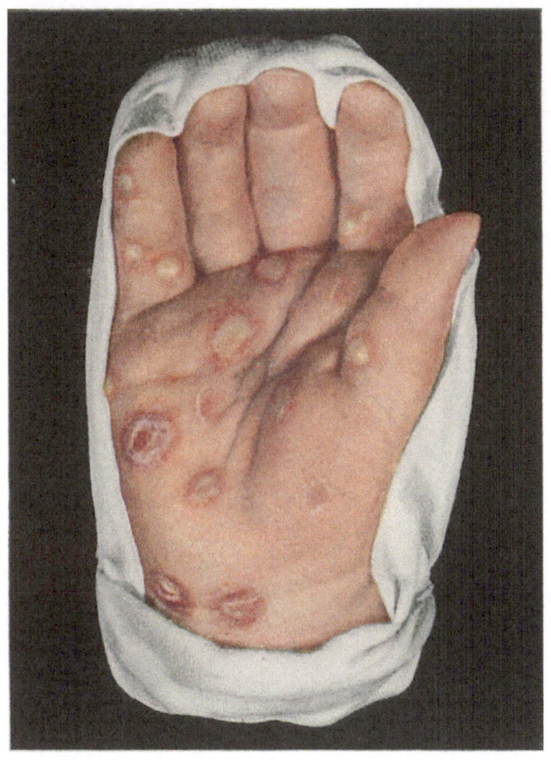

Abb. 134. Scabies.

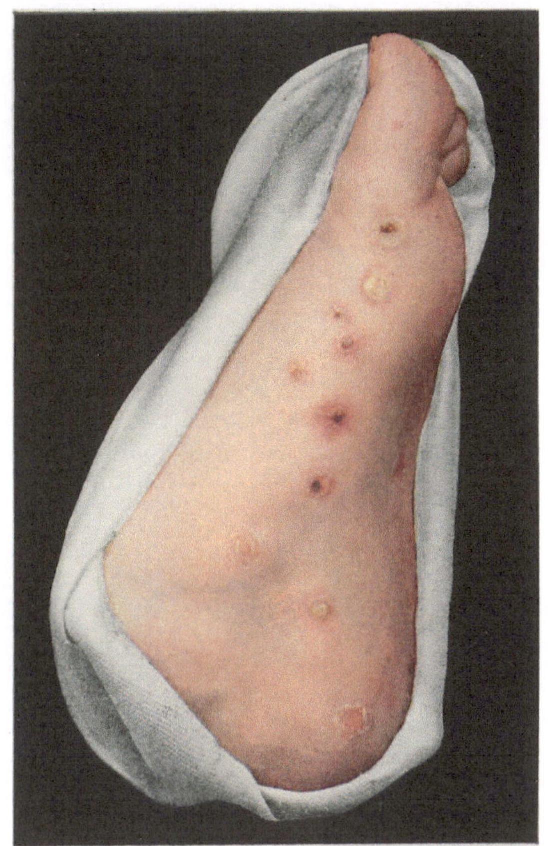

Abb. 135. Scabies.

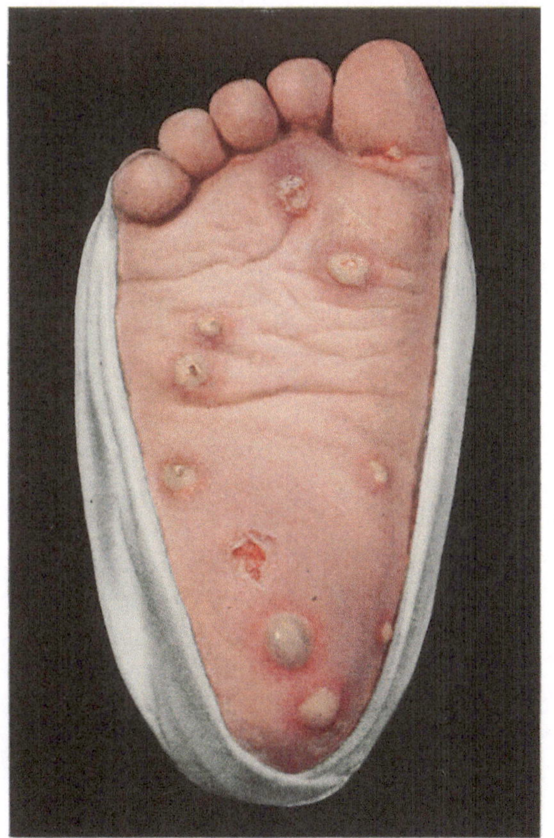

Abb. 136. Impetigo contagiosa.

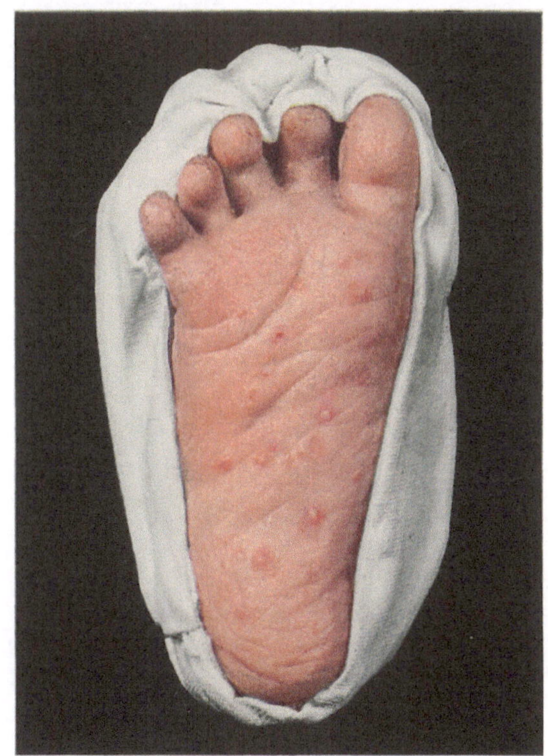

Abb. 137. Strophulus.

Verlag von Julius Springer in Berlin.

Lehrbuch der Säuglingskrankheiten von Professor Dr. H. Finkelstein,

Berlin. Dritte, vollständig umgearbeitete Auflage. Mit 178 zum Teil farbigen Textabbildungen. (XV u. 898 S.) 1924. Gebunden 38 Goldmark / Gebunden 9.05 Dollar

Inhaltsübersicht:

Erster Abschnitt. Entwicklung und Ernährung des Säuglings.

A. Entwicklung. — B. Die Nahrung der Säuglinge. — C. Stoffwechsel und Wachstum. — D. Die Praxis der natürlichen Ernährung. — E. Die Praxis der künstlichen Ernährung.

Zweiter Abschnitt. Die Störungen des Überganges aus dem fötalen ins extrauterine Leben.

A. Asphyxie und Lungenatelektasen der Neugeborenen. — B. Die durch Geburtstraumen hervorgerufenen Krankheiten. — C. Frühgeburt und Lebensschwäche. — D. Die Störungen des Nabelverschlusses. — E. Funktionsstörungen im Beginne des extrauterinen Lebens.

Dritter Abschnitt. Die allgemeinen Störungen des Körperaufbaues.

A. Konstitutionsstörungen. — B. Ernährungsstörungen.

Vierter Abschnitt. Allgemeine Infektionskrankheiten.

A. Sepsis. — B. Erysipel. — C. Die kongenitale Syphilis. — D. Tuberkulose.

Fünfter Abschnitt. Erkrankungen einzelner Organe.

A. Erkrankungen des Nervensystems. — B. Erkrankungen der Atmungsorgane. — C. Erkrankungen des Brustfelles. — D. Erkrankungen der Schilddrüse. — E. Erkrankungen der Thymus und Status thymicolymphaticus. — F. Die Erkrankungen des Herzens. — G. Die Krankheiten des Mundes. — H. Erkrankungen des Pharynx. — I. Die retropharyngeale Lymphadenitis und der Retropharyngealabszeß. — K. Die örtlichen Krankheiten des Magendarmkanales. — L. Die infektiösen Gastroenteritiden. — M. Erkrankungen des Peritoneum. — N. Erkrankungen der Leber. — O. Erkrankungen der Milz und des Blutes. — P. Erkrankungen der Harnorgane. — Q. Erkrankungen der Nebennieren. — R. Ödematöse Zustände nicht nephritischer Grundlage und Sklerödem. — S. Die Erkrankungen der Haut. — T. Erkrankungen der Knochen und Gelenke. — U. Die Otitis media. Sachverzeichnis.

Die Krankheiten des Neugeborenen. Von Dr. August Ritter von Reuß,

Assistent an der Universitäts-Kinderklinik, Leiter der Neugeborenenstation an der I. Universitäts-Frauenklinik zu Wien. Mit 90 Textabbildungen. (Aus: „Enzyklopädie der klinischen Medizin". Spezieller Teil.) (VIII u. 550 S.) 1914.

22 Goldmark / 5.25 Dollar

Einführung in die Kinderheilkunde. Ein Lehrbuch für Studierende und Ärzte.

Von Dr. B. Salge, o. ö. Professor der Kinderheilkunde, zur Zeit in Marburg an der Lahn. Vierte, erweiterte Auflage. Mit 15 Textabbildungen. (X u. 448 S.) 1920.

Gebunden 8.40 Goldmark / Gebunden 2 Dollar

Diagnostik der Kinderkrankheiten mit besonderer Berücksichtigung des

Säuglings. Eine Wegleitung für praktische Ärzte und Studierende. Von Professsor Dr. E. Feer, Direktor der Universitäts-Kinderklinik in Zürich. Dritte, vermehrte und verbesserte Auflage. Mit 267 Textabbildungen. (Aus: „Enzyklopädie der klinischen Medizin". Allgemeiner Teil.) (XI u. 340 S.) 1924. Gebunden 18 Goldmark / Gebunden 4.35 Dollar

---

Die Nasen-, Rachen- und Ohrerkrankungen des Kindes in der täglichen Praxis. Von Professor Dr. F. Göppert, Direktor der Universitäts-Kinder-

klinik zu Göttingen. Mit 21 Textabbildungen. (Aus „Enzyklopädie der klinischen Medizin". Spezieller Teil.) (XIII u. 169 S.) 1914. 9 Goldmark / 2.15 Dollar

Prophylaxe und Therapie der Kinderkrankheiten mit besonderer Berücksichtigung der Ernährung, Pflege und Erziehung des gesunden und kranken Kindes nebst therapeutischer Technik, Arzneimittellehre und Heilstättenverzeichnis. Von Professor Dr. **F. Göppert,** Direktor der Universitätskinderklinik zu Göttingen, und Professor Dr. **L. Langstein,** Direktor des Kaiserin Auguste Viktoria-Hauses zur Bekämpfung der Säuglingssterblichkeit im Deutschen Reiche in Berlin-Charlottenburg. Mit 37 Textabbildungen. (XXII u. 607 S.) 1920.
13.50 Goldmark; gebunden 15 Goldmark / 3.25 Dollar; gebunden 3.60 Dollar

Bibliographie der gesamten Kinderheilkunde für das Jahr 1921. Herausgegeben von Dr. **H. Putzig.** (VIII u. 464 S.) 1923. 40 Goldmark / 9.50 Dollar

Die Geschichte der Kinderheilkunde. Von Dr. **Johann von Bókay,** Universitätsprofessor. Mit 99 Abbildungen. Aus Anlaß des 80 jährigen Bestehens des Budapester Stefanie-Kinderspitals vormals Pester Armenkinderspital und zur 100. Geburtstagswende Johann Bokais sen. (IV u. 122 S.) 1922. 6.30 Goldmark / 1.50 Dollar

Handbuch der Serodiagnose der Syphilis. Von Professor Dr. **C. Bruck,** Leiter der Dermatologischen Abteilung des Städtischen Krankenhauses Altona, Privatdozent Dr. **E. Jacobsthal,** Leiter der Serologischen Abteilung des Allgemeinen Krankenhauses Hamburg-St. Georg, Privatdozent Dr. **V. Kafka,** Leiter der Serologischen Abteilung der Psychiatrischen Universitätsklinik und Staatskrankenanstalt Hamburg-Friedrichsberg und Oberarzt Dr. **J. Zeißler,** Leiter der Serologischen Abteilung des Städtischen Krankenhauses Altona. Herausgegeben von **Carl Bruck.** Zweite, neubearbeitete und vermehrte Auflage. Mit 46 zum Teil farbigen Abbildungen. (VIII u. 546 S.) 1924.
30 Goldmark; gebunden 32 Goldmark / 7.20 Dollar; gebunden 7.70 Dollar

Die Syphilis. Kurzes Lehrbuch der gesamten Syphilis mit besonderer Berücksichtigung der inneren Organe. Unter Mitarbeit von Fachgelehrten mit einem Schlußwort von A. v. Wassermann, herausgegeben von **E. Meirowsky,** Köln und **Felix Pinkus,** Berlin. Mit 79 zum Teil farbigen Abbildungen. (Fachbücher für Ärzte, Band IX.) (VIII u. 572 S.) 1923. Gebunden 27 Goldmark / Gebunden 6.50 Dollar

Syphilis und Auge. Von Professor Dr. **Josef Igersheimer,** Oberarzt an der Universitäts-Augenklinik zu Göttingen. Mit 150 zum Teil farbigen Textabbildungen. (XVI u. 625 S.) 1918. 31 Goldmark / 7.40 Dollar

Die Syphilis des Zentralnervensystems. Ihre Ursachen und Behandlung. Von Professor Dr. **Wilhelm Gennerich,** Kiel. Zweite, durchgesehene und ergänzte Auflage. Mit 7 Abbildungen. (VIII u. 295 S.) 1922. 9 Goldmark / 2.15 Dollar

Die Salvarsanbehandlung der Syphilis. Versuch einer gemeinverständlichen Darstellung. Von Professor Dr. **J. Jadassohn,** Direktor der Universitäts-Hautklinik in Breslau. Vortrag, gehalten in der Ortsgruppe Breslau der Deutschen Gesellschaft zur Bekämpfung der Geschlechtskrankheiten. (20 S.) 1923. 0.40 Goldmark / 0.10 Dollar

Die Hauterscheinungen der Pellagra. Von Dr. **Ludwig Merk,** a. o. Professor für Dermatologie und Syphilis an der Universität Innsbruck. Mit 7 Abbildungen im Text und 21 Tafeln. Aus den Erträgnissen des Legates Wedl subventioniert von der Akademie der Wissenschaften Wien. (VII u. 105 S.) 1909. Deutsche, franz. und engl. Ausgabe.
16 Goldmark; gebunden 18 Goldmark / 3.85 Dollar; gebunden 4.35 Dollar

Praktische Anleitung zur Syphilisdiagnose auf biologischem Wege. (Spirochäten-Nachweis, Wassermannsche Reaktion.) Von Dr. **Paul Mulzer,** I. Assistenzarzt der Universitätsklinik für Haut- und Geschlechtskrankheiten zu Straßburg i. E. Zweite Auflage. Mit 20 Abbildungen und 4 Tafeln. (VIII u. 129 S.) **1912.**
Gebunden 4.80 Goldmark / Gebunden 1.15 Dollar